Aktuelle Forschung Medizintechnik

Editor-in-Chief:
Th. M. Buzug, Lübeck, Deutschland

AF211845

Unter den Zukunftstechnologien mit hohem Innovationspotenzial ist die Medizintechnik in Wissenschaft und Wirtschaft hervorragend aufgestellt, erzielt überdurchschnittliche Wachstumsraten und gilt als krisensichere Branche. Wesentliche Trends der Medizintechnik sind die Computerisierung, Miniaturisierung und Molekularisierung. Die Computerisierung stellt beispielsweise die Grundlage für die medizinische Bildgebung, Bildverarbeitung und bildgeführte Chirurgie dar. Die Miniaturisierung spielt bei intelligenten Implantaten, der minimalinvasiven Chirurgie, aber auch bei der Entwicklung von neuen nanostrukturierten Materialien eine wichtige Rolle in der Medizin. Die Molekularisierung ist unter anderem in der regenerativen Medizin, aber auch im Rahmen der sogenannten molekularen Bildgebung ein entscheidender Aspekt. Disziplinen übergreifend sind daher Querschnittstechnologien wie die Nano- und Mikrosystemtechnik, optische Technologien und Softwaresysteme von großem Interesse.

Diese Schriftenreihe für herausragende Dissertationen und Habilitationsschriften aus dem Themengebiet Medizintechnik spannt den Bogen vom Klinikingenieurwesen und der Medizinischen Informatik bis hin zur Medizinischen Physik, Biomedizintechnik und Medizinischen Ingenieurwissenschaft.

Editor-in-Chief:
Prof. Dr. Thorsten M. Buzug
Institut für Medizintechnik,
Universität zu Lübeck

Editorial Board:
Prof. Dr. Olaf Dössel
Institut für Biomedizinische Technik,
Karlsruhe Institute for Technology

Prof. Dr. Heinz Handels
Institut für Medizinische Informatik,
Universität zu Lübeck

Prof. Dr.-Ing. Joachim Hornegger
Lehrstuhl für Bildverarbeitung,
Universität Erlangen-Nürnberg

Prof. Dr. Marc Kachelrieß
Institut für Medizinische Physik
Universität Erlangen-Nürnberg

Prof. Dr. Edmund Koch,
Klinisches Sensoring und Monitoring,
TU Dresden

Prof. Dr.-Ing. Tim C. Lüth
Micro Technology
and Medical Device Technology,
TU München

Prof. Dr. Dietrich Paulus
Institut für Computervisualistik,
Universität Koblenz-Landau

Prof. Dr. Bernhard Preim
Institut für Simulation und Graphik,
Universität Magdeburg

Prof. Dr.-Ing. Georg Schmitz
Lehrstuhl für Medizintechnik,
Universität Bochum

Robert Couronné

Erfassung der Pulswelle am Unterarm

Optisch-transmissives
Mehrkanalsensorsystem
und Simulationsmodelle

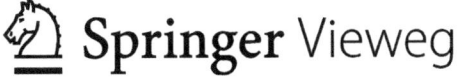 Springer Vieweg

RESEARCH

Robert Couronné
Erlangen, Deutschland
robert.couronne@t-online.de

Dissertation Friedrich-Alexander-Universität Erlangen-Nürnberg, 2011

ISBN 978-3-8348-2402-8   ISBN 978-3-8348-2403-5 (Ebook)
DOI 10.1007/978-3-8348-2403-5

Die Deutsche Nationalbibliothek verzeichnet diese Publikation in der Deutschen National-
bibliografie; detaillierte bibliografische Daten sind im Internet über http://dnb.d-nb.de
abrufbar.

Springer Vieweg
© Springer Fachmedien Wiesbaden 2012
Das Werk einschließlich aller seiner Teile ist urheberrechtlich geschützt. Jede Verwertung,
die nicht ausdrücklich vom Urheberrechtsgesetz zugelassen ist, bedarf der vorherigen Zu-
stimmung des Verlags. Das gilt insbesondere für Vervielfältigungen, Bearbeitungen, Über-
setzungen, Mikroverfilmungen und die Einspeicherung und Verarbeitung in elektronischen
Systemen.

Die Wiedergabe von Gebrauchsnamen, Handelsnamen, Warenbezeichnungen usw. in diesem
Werk berechtigt auch ohne besondere Kennzeichnung nicht zu der Annahme, dass solche
Namen im Sinne der Warenzeichen- und Markenschutz-Gesetzgebung als frei zu
betrachten wären und daher von jedermann benutzt werden dürften.

Einbandentwurf: KünkelLopka GmbH, Heidelberg

Gedruckt auf säurefreiem und chlorfrei gebleichtem Papier

Springer Vieweg ist eine Marke von Springer DE. Springer DE ist Teil der Fachverlagsgruppe
Springer Science+Business Media
www.springer-vieweg.de

Geleitwort des Herausgebers

Das Werk "Erfassung der Pulswelle am Unterarm - Optisch-transmissives Mehrkanalsensorsystem und Simulationsmodelle" von Dr. Robert Couronné ist der vierte Band der neuen Reihe exzellenter Dissertationen des Forschungsbereiches Medizintechnik im Springer Vieweg Verlag. Die Arbeit von Dr. Couronné wurde durch einen hochrangigen wissenschaftlichen Beirat dieser Reihe ausgewählt. Springer Vieweg verfolgt mit dieser Reihe das Ziel, für den Bereich Medizintechnik eine Plattform für junge Wissenschaftlerinnen und Wissenschaftler zur Verfügung zu stellen, auf der ihre Ergebnisse schnell eine breite Öffentlichkeit erreichen.

Autorinnen und Autoren von Dissertationen mit exzellentem Ergebnis können sich bei Interesse an einer Veröffentlichung ihrer Arbeit in dieser Reihe direkt an den Herausgeber wenden.

Prof. Dr. Thorsten M. Buzug
Reihenherausgeber Medizintechnik

Institut für Medizintechnik
Universität zu Lübeck
Ratzeburger Allee 160
23562 Lübeck
Web: www.imt.uni-luebeck.de
Email: buzug@imt.uni-luebeck.de

Geleitwort

Die Menschen werden immer älter und bleiben dabei länger gesund als je zuvor. Ursache dafür sind die Fortschritte der Medizin, nicht zuletzt auch der technische Fortschritt in der medizinischen Bildverarbeitung, der in Erlangen durch die gute Zusammenarbeit zwischen Medizin und Technik zum angestrebten Ruf als "Medizinhauptstadt" beiträgt. Die vorgelegte Arbeit entstand am Fraunhofer-Institut für Integrierte Schaltungen in diesem Umfeld: Sie könnte den Anstoßgeben zu einem neuen Gerät, mit dem die Menschen noch älter werden dadurch, dass Herzkreislauf-Erkrankungen, die in Europa noch immer die häufigste Todesursache darstellen, besser diagnostiziert und am Patienten überwacht werden können.

Zugute kommt der Darstellung in Überblick und Breite, die mehr als ein Jahrzehnt lange Erfahrung des Autors in der Bearbeitung von Projekten der angewandten Forschung, welche sich in seinem interdisziplinären Verständnis für Elektronik, Informatik und Medizin niederschlägt. Dankbar erwähnt sei hier auch die intensive Kooperation mit der Medizin, u.a. in Form der Probandenstudie im Universitätsklinikum wie auch die Kooperation mit der Physik. Anzuerkennen ist auch das deutliche Bemühen um eine anschauliche Darstellung, welches die Lektüre des umfangreichen Inhalts erleichtert.

Prof. em. Dr.-Ing. Dieter Seitzer
Erstbetreuer

Danksagung

An erster Stelle danke ich dem Leiter des Fraunhofer-Instituts, Herrn Prof. Heinz Gerhäuser, für die Gewährung eines Forschungs-Sabbaticals sowie materieller Unterstützung zur Fertigstellung der Arbeit. Dank gebührt in besonderer Weise Herrn Professor Dieter Seitzer für eine motivierende, konstruktiv-kritische Betreuung und wichtige Anregungen während der gesamten Bearbeitungszeit.

Weiter bedanken möchte ich mich bei Herrn Oberarzt Dr. M. Lell, Frau Antje Heunemann (MTA) und Herrn Prof. M. Uder, dem Leiter der Radiologie des Universitätsklinikums Erlangen für die substanzielle Unterstützung und partnerschaftliche Kooperation bei der Durchführung der MRT-PPG-Studie. Besondere Wertschätzung verdienen auch die 18 Probandinnen und Probanden, die an mehreren Terminen unentgeltlich für Messungen bereitstanden.

Was die Umsetzung des Modells für die Monte-Carlo-Simulation betrifft, bin ich Herrn Prof. Bernhard Hensel für weiterführende Diskussionen sowie die Co-Betreuung studentischer Arbeiten zu Dank verpflichtet. Herrn Prof. Robert Weigel gilt dieser für die Übernahme des Zweitgutachtens.

Für die Unterstützung beim Aufbau der Sensorprototypen will ich Mitarbeitern und Studenten der Abteilung Bildverarbeitung und Medizintechnik des Fraunhofer-Instituts für Integrierte Schaltungen herzlich danken, mit deren Leitung ich von 1999-2009 betraut war. Hier möchte ich Fabio Ciancitto, Ruslan Rybalko, Alexander Anufriew sowie Daonan Xu namentlich erwähnen.

Dr. Thomas Wittenbergs unermüdliche Ermutigung zur Realisierung des Projekts verdient ebenfalls Anerkennung.

Nicht zuletzt meiner Frau, die durch großes Verständnis, Entgegenkommen und kontinuierliche Unterstützung mir den Rücken freigehalten hat, bin ich Wertschätzung schuldig. Ferner unseren Kindern Sarah, Erik und Marina, die nicht immer mit meiner Präsenz rechnen konnten.

Robert Couronné

Inhaltsverzeichnis

Abstract

Motivation

Cardio Vascular Disease (CVD) remains the major cause of death in Europe, although a slight decrease was observed in the last years. For prevention and early detection of CVD the status of the vessel system, i.e. the arterial stiffness and the blood oxygen saturation, are of utmost importance [1]. Characteristic information can be extracted from the shape, the parameters and propagation properties of the pressure and flow pulse, generated by the left heart ventricle.

The forearm area at the wrist represents a predestined site for derivation of the pulse wave (PW) signal enabling medical applications for "Personal Health". A miniaturised sensor device for pulse wave monitoring designed as a wrist watch may foster prevention of CVD.

Therefore the dissertation work comprises subsequent contributions: (i) Validation of the sensor method of optical-transmission plethysmography by developing a multi channel optical sensor system for forearm application. (ii) Automatic identification and quality assessment of pulse wave signals derived by a multi channel sensor in real time. (iii) Development and verification of a propagation model for optical signals to improve the measurement setup.

Medical Impact

According to the cognition "a man is as old as his vessels"[2] the acquisition, analysis and evaluation of the PW signal plays an increasing role in prevention and prediction of CVD.

The detection of characteristic points of the curve, form and signal parameters as well as the propagation velocity of the PW are inputs for individual CVD risk evaluation. Moreover by deploying two dedicated optical wave length, oxygen saturation could be calculated. As an example nocturnal monitoring of oxygen saturation allows to detect respiration related sleep disorders.

In 2007 the European Society for Cardiology and Hypertension included arterial stiffness and PW velocity as valid markers for diagnosis and intervention in the therapy guidelines for patients with hypertension. Of special interest is the PW curve derived at central aorta. PW velocity measured at that site has proven to be a significant and reliable parameter for risk evaluation.

---

[1] Nüernberger et al. [2007]
[2] Thomas Sydenham (1624-1689), english physician and scientist,
Rudolf, Virchow (1821 - 1902), german physician and scientist

To enable medical applications a sensor method for pulse wave signal derivation at the forearm should be non invasive, minor intrusive and easy to apply for patients. The present dissertation on sensor methods for ambulant pulse wave acquisition at the wrist represents a scientific contribution to respond to this challenge.

State of the Art of Sensor Methods

The item PW signal in the scope of work is defined by its physical origin and represented by a pressure, flow or volume change time varying signal. Consequently for non invasive signal acquisition sensor methods for gathering pressure, flow and volume variation are preferred.

Medical devices for PW derivation at the wrist are available for Tonometry (TON), Ultra Sound Doppler (USD) and Impedance Plethysmography (IPG). For Photo Plethysmography[3] (PPG) only a few experiments are published using reflexive sensor prototypes.

In addition PPG provides as unique feature the calculation of the arterial oxygen saturation, widely used in finger clip based devices. The theoretical background is defined by Lambert and Beers law based on radiation transport.

The few experiments known which validated PPG at the wrist used single channel remissive sensors. Remissive sensing means that light emitting diode (LED) and photo diode (PD) are placed next to each other and detect reflected and backscattered light. As equipped with standard finger clip electronics of limited optical power, the prototypes reached only minor depth of penetration (few mm) and signal sensitivity remained poor. Signal search was performed manually and PW identification was operated by visual inspection.

Optical-transmissive Multi Channel Prototype Sensor

To find a proper derivation position at the wrist is sophisticated for all sensor methods. First investigations with a remission sensor prototype, designed with optoelectronic components from finger pulse oximetry, showed low sensitivity, long search time intervals until signal detection and frequent signal loss. In contrast to that the development of a transmission sensor prototype achieved improved signal finding and better signal quality.

As the first part of my research contribution a PPG multi channel sensor (MKS) based on optical-transmission was developed. The prototype comprises an active sensor area of a few square centimetres that samples and scans a multitude of channels for a valid PW signal automatically. A plane two line matrix arrangement of 2×4 LEDs as light transmitters was placed close and in line to the major artery at the bottom side of the wrist. At the alternate side the same matrix arrangement of 2×4 PD as light receivers was attached. A microcontroller controls LED pulse sequences, permutes sequentially all possible LED-PD-combinations (64) which are referred as channels. By calculating the mean signal power the device checks for PW in the channel signals.

---

[3] also known as Optical Plethysmography

With the MKS unit the feasibility of the optical-transmission plethysmography at the wrist was proven in a study by successful derivation of valid PW signals. For 17 probands valid PW signal could be derived in 17 out of 64 channels. We could observe at the Ulna higher signal strength which even occurred in a higher quantity of channels compared to Radial artery. Higher signal strength ($A \geq 50\%$, referred to A_{max}) prevail only in one or two channels and for that positioning remains a critical task. Whereas lower signal strength ($3 \leq A \geq 20\%$, referred to A_{max}) was measured in 5 to 30 channels and proves less critical in positioning.

Furthermore the LED-PD-channel configuration was analysed, the geometrical signal strength distribution calculated and the influence of the forearm anatomy discussed. As result, channels located in axial direction closer to the wrist yielded higher signal intensity. Moreover a significant gradient of signal amplitudes of the two LED/PD lines was observed, which confirms the impact of positioning in circumferential direction.

For proving usability and robustness against motions of the MKS prototype comparative measurements with sensor methods TON, USD and IPG were performed. The mean elapsed time from attaching the sensor until finding a valid PW signal was for PPG (MKS) $t_{APPG} = 160\,s$, against $t_{ATON} = 140\,s$ for TON, $t_{AIPG} = 60\,s$ for IPG and $t_{AUSD} = 30\,s$ for USD. The PPG-device exclusively performed an automated, sequential channel search, while all other devices required manual signal finding.

Testing motion robustness of the PW methods the plethysmography inherent effect of motion detection was verified. Detecting PW cycles by signal processing, the PPG method showed more tolerant as IPG, but USD and TON exhibit higher detection rates.

Assessment of PW signals

The selection of the best signal for further processing out of diverging channels requires methods for reliable PW identification and quality measurement. Such methods have to be implemented in an embedded system with limited resources in real time.

As second part of my research contribution a method for identification of the PW characteristics has been developed and validated on a reference signal database.

PW identification was implemented in a two-stage-approach starting with signal pre-processing and subsequent feature extraction.

For signal pre-processing the DMWT[4] is more suitable than pure FIR filtering in terms of error deviation and calculation effort. Moreover the DMWT provides an adequate decomposition into signal and noise components, which allow comfortable SNR calculation. DMWT demonstrates in addition minimal distortion as a pre-requisite for posterior extraction of medical parameters.

At second stage feature calculation was performed by finding reference

---

[4] Discrete Meyer Wavelet Transformation

points within a PW cycle (Minima, Maxima, Maxima of Derivation). Here a method based on DHWT[5] yields slightly better outcome than window based methods for Maximum-Minimum-Detection. The DHWT procedure uses incremental threshold adaptation to find peak candidates and selects the true peak as reference points in further filtering steps.

The number of these reference points (ARP), correlation coefficient of signal cycles (KKZ), SNR, dominant frequency calculated by FFT[6] (GFP) and the mean area under the curve of one PW cycle (AUC) compose the feature vector components. After implementation and validation in Matlab the feature vectors have been calculated for each pre-classified signal episode.

Relevance and Discriminant Analysis were performed using WEKA[7] data mining tools. Discriminant Analysis of the features yielded prominent discriminating behaviour of ARP, which discretely achieves accuracy of identification[8] of 100%, followed by KKZ (89%), AUC (87%), GFP (72%) and SNR (60%). The combination of features KKZ and AUC provides 97%.

The linear separability of the features allowed development of a linear discrimination function by Fisher Linear Discrimination Analysis (FLDA).

For assessing quality of already identified PW signals the features SNR and KKZ were selected. KMeans-Cluster-Analysis with restriction to two clusters discriminates mainly by SNR. The grading of small quality differences is not reliable by visual inspection. Therefore signal quality grading should be approximated by a weight function based on the features SNR and KKZ.

The calculation effort sums up at maximum to $230.000\,OPs/sec$ if DMWT is selected for signal pre-processing, identification is realised by features ARP and KKZ and quality assessment is based on SNR and KKZ. The calculation power of today's microcontrollers responds to this requirement and no additional expensive hardware modules are necessary. Adequate implementation and decreasing sample rate could reduce the number of operations significantly. To conclude the proposed algorithm are expected to run on actual embedded processor platforms.

Models for light propagation

The third part of my research contribution comprises modelling of light propagation in the forearm tissue as the essential signal generating process of PPG.

In theory the PPG method could be described as radiation transport problem which is derived from the Maxwell Equations but neglecting the wave characteristics in favour of energy transport. Wave theoretical phenomena like

---

[5] Discrete Haar Wavelet Transformation

[6] Fast Fourier Transformation

[7] The Waikato Environment for Knowledge Analysis (WEKA) represents an open source (GPL) machine learning software comprising algorithms for data mining tasks Hall et al. [2009], Witten and Frank [2005].

[8] Accuracy of identification is defined as the arithmetic mean of true detected related to all as PW signal detected episodes.

interference and polarisation of light are difficult to describe for biological tissue and less useful models were reported. In contrast for radiation transport theory a series of models were successfully verified by measurements.

The Lambert-Beer-Law (LBL) for light propagation which is derived from radiation transport theory was chosen as starting point for the proposed model of minimal optical path (MINOP). The LBL applies for media with dominating absorption effects. This assumption is rather true for the capillary bed of the skin than for the inner tissue of the forearm. Here scattering is two magnitudes stronger than absorption. For the development of MINOP model, the LBL was extended by terms for scattering, external light and noise.

To generate model data based on real measurements a study[9] for forearm imaging using magnet resonance angiography was performed with probands. After heuristic search of the best derivation position for the PW signal on the forearm, signal sequences were recorded and the position was marked with Magnet Resonance Imaging (MRI) sensitive objects. Subsequent a MRI scan of the forearm region applying the time of flight (TOF) method was conducted. TOF amplifies the imaging signal for arterial blood but still allows anatomic differentiation. For each proband episodes of PPG signals as well as a MRI image stack were stored in a database. Out of that geometric parameters for the MINOP model were extracted.

In order to verify the MINOP model, two methods were applied:

1. First by simulating geometry variants and optical coefficients the deviation of the MINOP model to the measured intensities of each proband was calculated and the configuration with minimal deviation and maximal correlation was identified.

2. Second the MINOP data was defined as a plain layer model and the photon propagation was simulated by the Monte Carlo (MC) method.

Both methods yield significant correlation of $r = 0,7$ at error probability below $p = 0,01$. Due to limited data set ($n = 15$ valid proband measurements) the result is preliminary and should be statistically confirmed by larger populations.

Regarding the optical intensity distribution along the wrist circumference, a cylindrical geometry model was designed and implemented. Parameters were extracted from MRI sectional images of all probands. The photon propagation was simulated using the MC method.

As result simulated and measured total intensities show similar profiles along the forearm circumference. The deviations between measurements and simulation results are consistent with the geometrical difference between the cylindrical model and the real forearm anatomy[10]. At locations with stronger bent perimeter line the measured intensities outweigh the simulated ones. At sites with weaker bent perimeter it is reversed. Moreover as MCS allows

---

[9] in cooperation with Universitätsklinikum Erlangen
[10] Forearm anatomy resembles more a rectangle with round edges, than a circle.

selective tracking of photon packets passing the artery, the PW signal distribution along the forearm circumference could be simulated as well. This yields a thorough understanding of signal distribution enabling optimisation of sensor design.

Future prospects

The theory of light propagation based on radiation transport theory and the extended Lambert-Beer-Law proofed as relevant approximation which could be confirmed by measurements with an optical forearm phantom.

Promising potential incorporates the improvement of the cylindrical model. Introducing polygonal contours the forearm model would better adapt to real geometry variants. A higher population of probands is required to verify reliably a more elaborated and refined model. The anatomic dimensions should be derived by non intrusive measurements in order to avoid the effort of MRI imaging.

The analysis of measurements and simulation results of optical-transmission plethysmography using MKS provides knowledge to optimize the sensor design with regard to the signal distribution at the forearm. The next generation of prototype should integrate red and infrared LED for measuring arterial blood saturation at the wrist. Developing a pulse oximeter unit worn at the wrist establishes an attractive product perspective.

Finally it is obvious that the proposed approach of PW signal evaluation should be implemented on standard embedded systems and validated by a larger number of signal episodes.

The selected features for PW identification are a promising base for calculation of further medical parameters like oxygen saturation, arterial stiffness and cardiac risk validation. Together with a prototype designed for a future product implementation those open research issues should be subject to subsequent studies.

Conclusion

Within the work the method of optical-transmission plethysmography for derivation of the arterial PW signal proved feasibility. Using a multichannel sensor system also an automated signal search could be performed. The reliable identification of the PW signal and their arrangement in a sequential order of quality are shown for the proposed procedures which are portable on standard embedded platforms avoiding cost sensitive hardware components.

Although the number of probands and data was limited, the developed models and their verification by simulation and measurement contributed to a better understanding of the signal generating process in the forearm tissue. Based on that preferred derivation regions could be defined and sensor design optimised. Indeed, the dominating effect of light scattering in tissue causes strong attenuation but it also distributes the PW signal over a wider area and facilitates sensor positioning.

As PW derivation was demonstrated with both relevant wavelengths for pulse oximetry, a real and attractive product perspective is established.

Abkürzungen

ANS	Autonomes Nervensystem
ARP	Anzahl Referenzpunkte
AUC	Area Under Curve
BFV	Blood Flow Velocity
bpm	Beats Per Minute
BV	Bildverarbeitung
DHWT	Diskrete Haar-Wavelet-Transformation
DMWT	Diskrete Meyer-Wavelet-Transformation
DWT	Diskrete Wavelet-Transformation
EKS	Einkanal-PPG-Sensor
FIR	Finite Impulse Response
FWT	Fast Wavelet Transformation
GFP	Grundfrequenz der Pulswelle
hfR	höherfrequentes Rauschen
HKE	Herz-Kreislauf-Erkrankungen
IC	Integrated Circuit
INSEGT	Werkzeug zur intelligenten Segmentierung von Bildinhalten (Fraunhofer IIS)
IPG	Impedanzplethysmographie
KKZ	Korrelationskoeffizient von Pulszyklen
LED	Lichtemittierende Diode

MCS   Monte-Carlo-Simulation

MKS   Mehrkanal-PPG-Senseor

MPG   Medizinproduktegesetz

MRA   Magnetresonanzangiographie

MRT   Magnet-Resonanz-Tonographie

NIR   Nahinfraroter Wellenlängenbereich (600-1000nm)

OTPG   Optisch-transmissive Plethysmographie

PA   Pulse Amplitude

PD   Photodiode

PPG   Photoplethysmographie

PTT   Pulse Transit Time

PW   Pulswelle

PWV   Pulse Wave Velocity

sec   Sekunden

SNR   Signal-Rausch-Verhältnis

TCPD   Traditional Chinese Pulse Diagnosis

TON   Tonometrie

TW   Trendwanderung

USD   Ultraschall-Doppler-Messung

WEKA   Waikato Environment for Knowledge Analysis

Symbole

Symbol	Erläuterung
$\vec{a}$	Spaltenvektor (Dimension $1 \times n$)
$\vec{a^T}$	transponierter Vektor (Dimension $n \times 1$)
A	Matrix (Dimension $n \times m$)
A_i	Approximationsanteil der diskreten Wavelet-Transformation i. Stufe $f < \frac{f_g}{2}$
C_α	Korrekturfaktor des Expositionsgrenzwertes für die Winkelausdehnung der Quelle
v_x	Schallausbreitungsgeschwindigkeit im Medium x
Δ	bezeichnet Differenzwerte skalarer Größen
D_i	Detailsfolge der diskreten Wavelet-Transformation i. Stufe $\frac{f_g}{2} < f < f_g$
ε_{Hb_λ}	Extinktionskoeffizient, wellenlängenabhängig (λ)
$E_{\lambda i}$	Extinktion, wellenlängen- (λ) und stoffabhängig (i)
f, f_a, f_c	Frequenz, Abtast-, Eckfrequenz
φ	Phasenverschiebung
$g(n)$	Folge im Zeitbereich
$G(\omega)$	Folge im Frequenzbereich

Symbol	Erläuterung
I_0, I_x	Intensität vor, nach Einkopplung in Medium
λ	Wellenlänge des optischen Signals
$lg(x)$, $ln(x)$	Logarithmus generalis (Basis 10), naturalis (Basis e)
$L_\lambda(\lambda)$	spektrale Strahldichte
L_R	effektive Strahldichte für die Exposition
μ_a	Absorptionskoeffizient für optische Strahlung im NIR-Bereich
μ_s	Streukoeffizient für optische Strahlung im NIR-Bereich
μ_t	Transmissionskoeffizient $\mu_t = \mu_a + \mu_s$
r, p	Korrelationskoeffizient, Fehlerwahrscheinlichkeit
ω	Kreisfrequenz ($\omega = 2\pi f$)
$R(\lambda)$	spektrale Wirksamkeit für thermische Netzhautgefährdung
R_x, C_x, L_x	Widerstand, Kapazität, Induktivität
$S_p O_2$	pulsoximetrisch gemessene, funktionelle Sauerstoffsättigung
$S_a O_2$	nach Blutentnahme in vitro gemessene, arterielle Sauerstoffsättigung
T_A	Abtastzeitintervall
T_V	Tastverhältnis
T_{ON}, T_{OFF}	Ein- bzw. Auszeitintervall bei gepulstem Signal
U_x, I_x	Spannung, Stromstärke

Kapitel 1

Einleitung

1.1 Prävention von Herz-Kreislauf-Erkrankungen

Erkrankungen des Herz-Kreislauf-Systems (HKE) sind in Europa bei Männern und Frauen noch immer die häufigste Todesursache wie Abbildung 1.1 verdeutlicht.

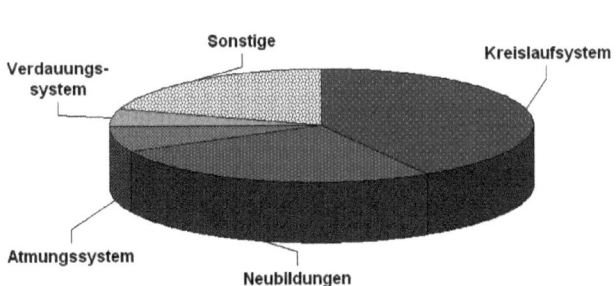

Todesursachen 2009

Sonstige

Verdauungs-system

Kreislaufsystem

Atmungssystem

Neubildungen

Abbildung 1.1 – Todesursachen in Deutschland (Datenquelle Statistisches Bundesamt 2010)

Trotz leichter Verringerung in den letzten 10 Jahren wurden im Jahr 2009 in Deutschland 42%, im europäischen Mittel knapp die Hälfte aller Todesfälle durch HKE verursacht[1][2]. Darüber hinaus stellen HKE auch eine häufige Ursache für Behinderungen und verminderte Lebensqualität dar. HKE verursachen in der europäischen Union schätzungsweise Kosten in Höhe von 169 Mrd. Euro. In Deutschland ergeben sich hieraus mehr als 600 Euro pro Kopf und Jahr [British Heart Foundation, 2005]. Dabei lässt sich HKE wirksam vorbeugen. Die WHO schätzt, dass mehr als 50% der Todesfälle durch vorbeugende Maßnahmen vermieden werden könnten. In den Gesundheitszielen der europäischen

---

[1] Diagnostizierte Todesursache gemäß ICD10-Klassifikation
[2] Neubildungen entsprechen Tumoren

Region für das Jahr 2020 hat die WHO formuliert, die Sterblichkeit bei den
HKE in der Gruppe der unter 65-jährigen um 40% zu senken [WHO, 2002,
Ziel 8]. Drastischer formuliert es das European Heart Network in der Saint
Valentine's Declaration der Winning Heart Conference vom 14. Februar 2000:
"Jedes Kind, das im neuen Jahrtausend geboren wird, hat das Recht auf eine
Lebenserwartung von mindestens 65 Jahren, ohne an vermeidbaren HKE zu
leiden" [Logstrup, 2000].

1.1.1 Monitoring des Gefäßsystems

Entscheidend für eine frühzeitige Diagnostik ist der Zustand des arteriellen
Gefäßsystems, insbesondere die Gefäßsteifigkeit [Nürnberger et al., 2007]. Charakterisierende Zustandsinformationen dafür sind in den Signalparametern sowie den Ausbreitungseigenschaften des vom Herzen erzeugten Druckpulses enthalten, der sich über den arteriellen Gefäßbaum, vom Herzen zur Peripherie
hin ausbreitet. Wenn nachfolgend der Begriff Pulswelle (PW) verwendet wird,
meint er die Ausbreitung des Druckpulssignals über das arterielle Gefäßsystem,
welches druckmanometrisch, fluidometrisch oder volumetrisch (plethysmogra-
phisch) erfasst werden kann.

Die ersten Beschreibungen des arteriellen Pulses (gr. Sphygmos: Pulsschlag)
können bis ins Altertum (200 v. Chr.) zurückverfolgt werden. Lange war die
qualitative Beurteilung des Pulssignals eine der wenigen Möglichkeiten, das
Herzkreislaufsystem zu untersuchen. Mit der erstmaligen Visualisierung und
Aufzeichnung der PW (Sphygmographie) begann gegen Ende des 19. Jahrhunderts die wissenschaftliche Auseinandersetzung mit der arteriellen Gefäßfunktion beim Menschen. Zu Beginn des 20. Jahrhunderts wurde die Spyghmo-
manometrie, d.h. die peripher-gemessenen, arteriellen Blutdruck-Extremwerte
mit den Verfahren nach Korotkov und Riva-Rocci zur Standardmethode für
die ambulante Diagnostik des Gefäßsystems. Der damit ermittelte systolische
(maximale) und diastolische (minimale) Blutdruckwert bildet noch immer die
Grundlage für die Hypertonieklassifizierung und Risikobewertung.

Mit der Verfügbarkeit verbesserter Sensortechnologien hat seit dem Jahr
2000 das diagnostische Interesse an der arteriellen Druckkurve eine Renaissance
erfahren. Dies belegen nicht nur die steigende Anzahl medizin-wissenschaftlicher
Veröffentlichungen, sondern auch die Gründung einer eigenen medizinischen
Fachgesellschaft[3] für den deutschsprachigen Raum im Jahre 2008.

1.1.2 Relevanz der Information der PW

Die Erfassung markanter Punkte, Formparameter sowie der Ausbreitungsgeschwindigkeit der PW, sind vor allem für folgende physiologische Fragestellungen und diagnostische Anwendungen interessant:

1. Durch Analyse des Kurvenverlaufs der PW kann die Steifigkeit der Blutgefäße bestimmt, über eine sog. Transferfunktion die zentralarterielle

---

[3] Deutsche Gesellschaft für Arterielle Gefäßsteifigkeit (DeGAG)

Pulsamplitude ermittelt und damit eine individualisierte Risikoabschätzung für HKE erreicht werden.

2. Die photoplethysmographisch mit zwei dedizierten, optischen Wellenlängen erfassten PW-Signale erlauben darüber hinaus die Extraktion der Sauerstoffsättigung sowie der Pulsrate und damit die Pulsoximetrie am Handgelenk.

3. Die Ausbreitungsgeschwindigkeit der PW korreliert bei konstanter Elastizität der Gefäße stark mit der Änderung des arteriellen, systolischen Blutdrucks, der damit modellbasiert temporär approximiert werden kann.

Aus medizinischer Anwendersicht sind diese Felder von großem Interesse. Allen voran steht die Primärprävention, Frühdiagnostik und Therapie von Menschen mit Gefäßerkrankungen, insbesondere Hypertoniker. Da Bluthochdruck als eine der großen Volkskrankheiten typischerweise ohne auffällige Schmerzsymptomatik auftritt und verfügbare Messsysteme für präventive Messungen wenig attraktiv sind, steckt in der Entwicklung einer zuverlässigen Methode für die wenig beeinträchtigende, nichtinvasive Erfassung der PW am Unterarm auch wirtschaftliches Potenzial.

1.1.3   Limitationen der Blutdruckmessung

Die Verlässlichkeit des Therapieverlaufs einer Herzkreislauferkrankung steigt mit der Anzahl valider Messwerte, die bei den relevanten Zielgruppen nur sehr begrenzt erfasst werden. Kontinuierliche Messungen von Vitalparametern wie Pulsrate, Sauerstoffsättigung, Pulsratenvariabilität und PW-Geschwindigkeit über einen längeren Zeitraum erlauben nicht nur Trendbeobachtung und Früherkennung. Bei bereits diagnostizierten HK-Patienten erlauben sie ferner eine Therapiekontrolle und -optimierung basierend auf der zeitnahen Rückkopplung valider medizinischer Messdaten.

Heute werden allenfalls punktuelle, stichprobenartige Messungen des Blutdrucks vorgenommen. Dies setzt voraus, dass ernsthafte Symptome oder ein entsprechender Diagnoseverdacht vorliegen. In der Hypertonikertherapie in Deutschland wird häufig nur eine Messung pro Tag empfohlen, in bestimmten Fällen zwei bis drei Mal pro Tag. Bei Vorliegen besonderer Merkmale werden in sehr begrenztem Maße Blutdruckmessungen angeordnet, die in 15-Minuten-Intervallen verteilt über 24-Stunden durchgeführt werden.

Gemessen wird typischerweise ambulant mit Blutdruckmessern am Ober- oder Unterarm. Dafür muss der Patient eine Druckmanschette anlegen und eine vorgeschriebene Körperhaltung einnehmen. Das mechanische Abschnüren der Extremität ist oft schmerzbehaftet. Bis das Gerät die Messung durchgeführt hat und die Blutdruckwerte anzeigt, muss der Patient die eingenommene Körperhaltung möglichst beibehalten, um eine Verfälschung der Messwerte zu verhindern. Langzeitmessungen bedeuten das dauerhafte Anlegen einer Oberarm oder Unterarmmanschette, die sich in regelmäßigen Zeitabständen aufbläst, sowie das Tragen eines Steuergerätes, welches an einem Gurt um die Hüfte befestigt wird. Gerade für nächtliche Messungen ist dieses Verfahren sehr störend, da wegen der häufigen Unterbrechungen der Schlafrhythmus beeinträchtigt wird.

1.1.4 PW-Monitoring zur Prävention

Die Erkennung von Gefäßschädigungen als Frühindikator für HKE zu einem frühen Zeitpunkt, stellt daher eine vordringliche Aufgabe dar. Manschettenbasierte Blutdrucksysteme sind, wie oben ausgeführt, für ein Langzeitmonitoring nur eingeschränkt einsetzbar und für den Patienten mit erheblicher Beeinträchtigung verbunden.

Eine kontinuierliche Beobachtung der PW-Kontur, die den Zustand des Herzkreislaufsystems charakterisiert, ist daher für Risikopatienten bereits heute medizinisch und gesundheitsökonomisch wünschenswert. Gelingt es, mit einem geeigneten Sensorsystem durch frühdiagnostische, alltagsbegleitende Anwendung Akutfälle wie Herzinfarkt oder Schlaganfall zu vermeiden, werden nicht nur die Lebensqualität der Betroffenen gesteigert, sondern auch erhebliche Kosten für Gesundheits- und Sozialsysteme gespart. Die vorliegende Arbeit soll hierzu einen Beitrag leisten.

1.2 Eigener Beitrag und Ziel

Die nichtinvasive Ableitung des PW-Signals am Unterarm bietet eine Reihe von Vorteilen: Der Messort Unterarm vermeidet weitgehend eine Beeinträchtigung des Anwenders bei alltäglichen Tätigkeiten. Das Tragen eines Messgeräts in der Art einer Armbanduhr, welche als Vision hinter der Arbeit steht, vermeidet weitestgehend eine Stigmatisierung des Betroffenen und stärkt die Akzeptanz beim Patienten. Hinzu kommt die Eignung für ein Langzeitmonitoring im Rahmen telemedizinischer Dienste für Risikopatienten bis hin zu einem Life-Style-Produkt eines Pulsmessers, der ohne Brustgurt auskommt. Vorteilhaft ist ferner die Möglichkeit für den Benutzer, auf gewohnte, einfache Weise mit dem Gerät wie mit einer Armbanduhr zu interagieren. Raum für ein Display sowie Eingabeflächen ist vorhanden und vor allem leicht zugänglich. Damit werden wesentliche Anforderungen an ein laientaugliches Medizingerät erfüllt.

Die Ableitung des PW-Signals kann mit einer Reihe sensorischer Methoden vorgenommen werden, die ein Druck-, Fluss- oder volumetrisches (plethysmographisches) Signal ableiten. In Kapitel 2 werden relevante Verfahren hinsichtlich ihrer Chancen und Limitationen dargestellt und die Entscheidung für die optisch-transmissive Plethysmographie (OTPG), als ein Teilgebiet der Photoplethysmographie (PPG), begründet.

Die OTPG-Methode, die Volumenänderungen im Messfeld zwischen einer optischen Quelle und einem optischen Detektor erfasst, erlaubt zwar keine absolute Druckmessung wie bei der Manschettenmessung, liefert jedoch als photoplethysmographisches Zeitsignal eine dem Druckverlauf ähnliche Charakteristik. Darüber hinaus kann mit diesem Verfahren neben der Pulsrate auch die funktionelle Blutsauerstoff-Sättigung gemessen werden.

Den Vorteilen aus Anwendersicht für die PW-Erfassung am Unterarm stehen technische Herausforderungen gegenüber. Während für die in der Pulsoximetrie genutzte, optische Erfassung der PW am Finger vielfach Gerätelösungen im Einsatz sind, so ist dies für die Unterarm-Ableitung nicht der Fall. In wenigen, in der Literatur dokumentierten Versuchen, wurden ausschließlich Reflexionssensoren benutzt, die mit optoelektronischen Komponenten der Fingerclip-Sensoren ausgestattet waren und eine sehr eingeschränkte Sensitivität lieferten.

Die Fingerclip-Ableitung macht sich den Vorteil zunutze, dass in der Fingerspitze aufgrund dicht verzweigter kleinster arterieller Gefäße, eine näherungsweise diffus verteilte Signalquelle vorliegt. Diese nahezu auf der gesamten Oberfläche der Fingerbeere räumlich ausgedehnte Signalquelle wird repräsentiert durch dicht platzierte Arteriolen, d.h. kleinste Strukturen am Ende des arteriellen Gefäßbaums, die pulsierendes sauerstoffreiches Blut führen. Der Signalweg durch den Finger ist vergleichsweise kurz, was die Dämpfung verringert. Zudem sind die anatomischen Strukturen weniger komplex, was das Potenzial für Störungen minimiert. Damit ist die Signalfindung und -gewinnung an der Fingerspitze auch bei Menschen mit verringerter peripher-arterieller Gefäßdichte technisch gut beherrschbar.

Schwieriger ist die Ableitung des PW-Signals am Unterarm. Die Dichte der Arteriolen in den oberflächlichen Hautschichten ist dort wesentlich geringer als in der Fingerspitze, was zu einem deutlich geringeren reflexiv messbaren Signalbeitrag führt. Die Signalquelle am Unterarm wird nahezu ausschließlich durch die beiden räumlich eng begrenzten Hauptarterien Radialis und Ulnaris repräsentiert, welche $5 - 10\,mm$ im Gewebeinneren platziert sind. Die Aufgabe, unter diesen Randbedingungen ein ausreichend starkes Lichtsignal in den arteriellen Bereich ein- und das transmittierte bzw. reflektierte Signal wieder auszukoppeln stellt, ungleich höhere Anforderungen an die Positionierung, Sensitivität und Spezifität des Sensorsystems.

Der Schwierigkeit der Aufgabenstellung korrespondieren, wie eingangs erwähnt, deutliche Vorteile für die Anwendung und den Patienten. Das Ziel der vorliegenden Arbeit ist daher, die OTPG zur Ableitung der arteriellen PW in der Applikation am Unterarm, hinsichtlich ihrer Potenziale und Limitationen anhand nachfolgender Teilziele zu untersuchen. Als Teilziele gelten

- das photoplethysmographische Messverfahren als Sensorsystem für die mehrkanalige, transmissive Unterarmableitung prototypisch zu entwerfen, zu implementieren und zu validieren,

- die Gewinnung von Erkenntnissen zur automatisierten Signalfindung und -ableitung mit einem Mehrkanalsystem,

- die signalanalytische Identifikation und Qualitätsbewertung von PW-Signalen, um beim Mehrkanalansatz in Echtzeit den optimalen Kanal zu bestimmen sowie

- den Prozess der Lichtausbreitung im Unterarm-Gewebe theoretisch einzuordnen, relevante Beziehungen herzuleiten, zu modellieren und zu verifizieren.

Mit den Ergebnissen, die durch Messungen belegt sind, wird neben dem Er-
kenntnisgewinn für das medizintechnische Fachgebiet vor allem auch eine Verbesserung zukünftiger Sensordesigns angestrebt.

1.3   Aufbau der Arbeit

Die vorliegende Arbeit beinhaltet zunächst die Darstellung des Stands der
Wissenschaft und Technik in Kapitel 2, die die medizinische Relevanz und
daraus abgeleitete Anforderungen, eine Darstellung der Sensormethoden zur
PW-Erfassung sowie Verfahren zur Signalanalyse enthält.

   In Kapitel 3 erfolgt ein Überblick des eigenen Beitrags, mit Erläuterung der
Idee und der Schwerpunkte, die in den nachfolgenden Kapiteln konkretisiert
werden.

   Kapitel 4 beschreibt Entwurf, Implementierung und Test des OTPG-Mehr-
kanalsensor-Prototyps sowie einer Einkanalsensor-Variante und eines Laborauf-
baus.

   Kapitel 5 beinhaltet die Identifikation und Qualitätsbewertung von PW-
Signalen mit signalanalytischen Methoden, die Verfahren zur Merkmalsgewinnung und Klassifikation umfasst.

   Kapitel 6 erörtert die theoretischen Grundlagen der Lichtausbreitung in
biologischem Gewebe und konkretisiert die Entwicklung dreier Modelle für die
Lichtausbreitung im Unterarm. Zur Gewinnung der Modellparameter wurde
in Kooperation mit dem Uniklinikum Erlangen eine Probandenstudie durchgeführt, in deren Rahmen PW-Signale aufgezeichnet und Aufnahmen des Unterarmbereichs mit einem Magnet-Resonanz-Tomographen erstellt wurden.

   Kapitel 7 enthält wesentliche Messungen und Ergebnisse. Dazu zählen die
Resultate einer Studie zur Praktikabilität sowie Bewegungsrobustheit unter-
schiedlicher Sensormethoden, die PW-Verteilung in Kanälen des PPG-Mehr-
Kanal-Sensors, Ergebnisse der PW-Identifikation und Bewertung, Messungen
der Gesamtintensitäten sowie die Verifikation der in Kapitel 6 entwickelten
Modelle sowie Maßnahmen zur Verifikation des Strahlenschutzes.

   Kapitel 8 stellt eine Zusammenfassung der Ergebnisse dar und gibt einen
Ausblick über wünschenswerte Fortsetzungsarbeiten.

   Der Anhang schließlich enthält neben den Verzeichnissen für Abbildungen,
Tabellen, Stichworte und Literatur wesentliche Dokumente und Konkretisie-
rungen zu Sensordesign, Probandenstudie und Messaufbauten, sowie Flussdia-
gramme für Signalanalyseverfahren, Modellimplementierungen und -verifika-
tion.

Kapitel 2

Stand der Wissenschaft und Technik

Der Stand der Wissenschaft und Technik umfasst die Darstellung von zwei Schwerpunkten:

1. Abschnitt 2.1 beschreibt die Bedeutung der arteriellen PW aus medizinischer Sicht.
   Dies umfasst die Physiologie der Gefäßfunktion, anatomische Besonderheiten der Unterarmregion und die Relevanz von Parametern, die aus dem PW-Signal gewonnen werden.

2. Abschnitt 2.2 charakterisiert relevante Sensormethoden zur Erfassung des PW-Signals.
   In einem Kurzüberblick werden bestehende Verfahren vorgestellt, die ein Drucksignal (Tonometrie), ein Flusssignal (Flussmessung) oder ein Volumenänderungsignal (Plethysmographie) der PW ableiten.

2.1 Medizinische Relevanz

Die Erörterung der medizinischen Relevanz des arteriellen PW-Signals dient dazu, den Nutzen für zugehörige medizinische Anwendungsgebiete herauszuarbeiten, zu analysieren und die sich daraus ergebenden Anforderungen für eine ingenieurwissenschaftliche Sensorlösung zu formulieren.

Wesentlich für Diagnostik und Therapie von HKE ist die frühzeitige, quantitative Erfassung relevanter Parameter des Gefäßsystems. Die Informationen liegen in der Form sowie den Welleneigenschaften des vom Herzen erzeugten Druck- bzw. Volumenpulses, der sich über den arteriellen Gefäßbaum, vom Herzen zur Peripherie hin ausbreitet und an Gefäßabzweigen und Querschnittsänderungen reflektiert wird.

Nachfolgend wird die medizinische Relevanz der PW-Information zunächst historisch erläutert und ihre Qualifikation als Risikomarker bezogen auf die Physiologie des Gefäßsystems validiert. Im Weiteren werden wesentliche Parameter des Kurvenverlaufs der PW beschrieben und anatomische Besonder-

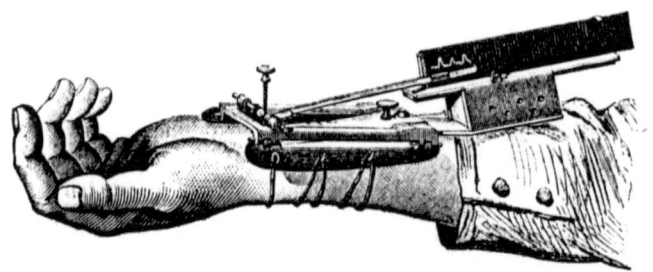

Abbildung 2.1 – Handgelenks-Sphygmograph von Marey [1876]: Die pulsierende Bewegung der Arterie wird mittels einer Hebelvorrich-
tung auf einen Schreibarm übertragen. (Quelle Wikipedia,
http://de.wikipedia.org/wiki/Sphygmograph)

heiten des Ableitortes Unterarm herausgearbeitet. Schließlich wird die PW-
Laufzeit als Ersatzparameter für die nichtinvasive Blutdruckschätzung anhand
einer Literaturrecherche vorgestellt und die Eignung der Unterarmregion als
(zum Finger) alternativer Messort der Pulsoximetrie validiert.

2.1.1   Historischer Hintergrund der PW-Analyse

Die ersten Beschreibungen des arteriellen Pulses (gr. Sphygmos: Pulsschlag)
können bis ins Altertum (200 v. Chr.) zurückdatiert werden. Lange war die
manuelle Tastung des Pulssignals eine der wenigen Methoden, das Herzkreislaufsystem zu untersuchen. Erst zu Beginn des 19. Jahrhunderts formulierte
Thomas Young das Konzept eines Flüssigkeits-Kreislaufs angetrieben von einer
hydraulischen Pumpe, dem Herzen [Young, 1809].

Mit der erstmaligen Visualisierung und Aufzeichnung der PW (Sphygmo-
graphie) begann gegen Ende des 19 Jahrhunderts die wissenschaftliche Aus-
einandersetzung mit der arteriellen Gefäßfunktion beim Menschen. Frederick
Akbar Mahomed [Mahomed, 1872] publizierte als einer der ersten die tonome-
trische Erfassung und graphische Darstellung des PW-Verlaufs. Étienne-Jules
Marey entwickelte eine verbesserte Version eines mechanischen Sphygmograph
(Abbildung 2.1), die die pulsierende Bewegung der Radialisarterie über eine
Hebelvorrichtung auf einen Schreibarm übertrug. Abbildung 2.2 zeigt die bei
Anhebung des externen Anpressdrucks auf das arterielle Gefäß erfasste Druck-
pulskurve.

Die bedeutendste funktionelle Veränderung des Gefäßsystems ist die Zunahme der arteriellen Gefäßsteifigkeit im Bereich der Aorta und der herznahen, elastischen Arterien, die einen Großteil der Glättung des pulsierenden
Anteils übernehmen. Die peripheren, muskulären Arterien sind davon weniger
betroffen.

Mahomed [1872] entdeckte markante Unterschiede der Kontur der PW ab-

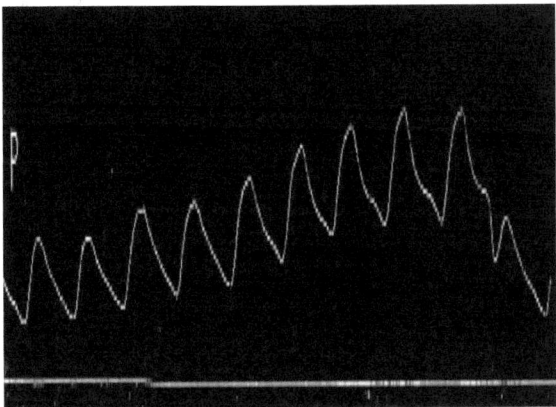

Abbildung 2.2 – Druckpulskurve abgeleitet mit einem frühen Sphygmographen unter externer Anpressdruck-Anhebung auf das arterielle Gefäß (Quelle [Marey, 1875, S. 367])

geleitet von den Arterien des Unterarms (Radialis/Ulnaris) und des Halses (Carotis). Er beschrieb mit dem von ihm entwickelten Sphygmographen 1874 erstmals den Unterschied in der Pulskontur zwischen normotensiven und hypertensiven Menschen [Cameron and Hicks, 1996]. Zudem identifizierte er Unterschiede zwischen zentralem und peripherem PW-Signal, altersbedingte arterielle Veränderungen als natürliche Ursache eines Großteils der Hypertonie und legte damit den Grundstock für die PW-Analyse. Die von ihm definierten Parameter bildeten die Grundlage erster Risikobewertung von Lebensversicherungen, die Ende des 19 Jahrhunderts durchgeführt wurden. Die klassische Methode zur Gefäßcharakterisierung ist die Messung der PW-Geschwindigkeit (engl. pulse wave velocity (PWV)), wie sie von Bramwell and Hill [1922] Anfang des 20. Jahrhunderts entwickelt wurde. Auch heute noch stellt die an der Zentralarterie gemessene PWV den "Goldstandard" bei der nichtinvasiven Untersuchung der Gefäßsteifigkeit dar [Baulmann et al., 2010].

Die sogenannte Sphygmographie, die die Aufzeichnung und Interpretation der Pulsdruckwellenkurve ermöglichte, wurde im 20. Jahrhundert durch die Sphygmomanometrie verdrängt. Unter Sphygmomanometrie wird die Messung des zyklisch minimal (diastolisch) bzw. maximal (systolisch) auftretenden Blutdruckwerts im pulsierenden Drucksignal verstanden. Riva Rocci[1] und Korotkov[2] entwickelten entsprechende Messapparate und Verfahren, in der Regel unter Verwendung einer aufblasbaren Druckmanschette, welche an einer Extremität appliziert werden. Die Einfachheit der Messung und Interpretation zweier Extremwerte an einem peripheren Gefäß dominierte nahezu ein Jahrhundert die medizinische Diagnostik. Zwischenzeitlich wurde die medizinische

---

[1] Scipione Riva-Rocci,, italienischer Arzt, [Eckert, 2006]
[2] Nikolai Sergejewitsch Korotkow, russischer Arzt und Chirurg [Shevchenko and Tsitlik, 1996]

Aussagekraft des systolischen und diastolischen Blutdruckwerts mehrfach relativiert. Studien belegten nicht nur, dass die Druckmanschetten-Messung stark von äußeren Umständen abhängen und vielfach fehlerbehaftet sind, sondern dass sie vor allem wenig Information über die wichtigen kardiovaskulären Ursachen liefern, auf die eine effektive Therapie aber angewiesen ist.

Mit der Verfügbarkeit verbesserter Sensortechnologien am Ende des 20. Jahrhunderts erfuhr die PW-Analyse eine Renaissance und gehört inzwischen zu den etablierten Methoden in der Gefäßdiagnostik. Für die Hypertonikerbehandlung stellt die arterielle Gefäßsteifigkeit nunmehr die wichtigste diagnostisch und therapeutisch relevante Zielgröße dar [Middeke, 2010]. In den europäischen Leitlinien für die Bluthochdruck-Behandlung wurden aus der PW-Analyse resultierende, neue Parameter (z.B. die PW-Geschwindigkeit in den zentralen Arterien) als unabhängige Marker für die Gefäßsteifigkeit aufgenommen, die die Bewertung des Hypertonie-Grades mitbestimmen.

2.1.2 Prädiktor für Gefäßerkrankungen

Der dominante Anteil von HKE an den Todesursachen erfährt eine weitere Zuspitzung aufgrund der demographischen Verschiebungen, da Akutfälle sich mit fortgeschrittenem Alter häufen. Verfahren zur Gefäßdiagnostik, die eine Risikobewertung und für Risikogruppen auch ein Risikomonitoring erlauben, kommen daher wachsende Bedeutung zu.

Wesentliche Risikofaktoren von HKE sind Rauchen, Bluthochdruck, erhöhter Blut-Cholesterinspiegel, falsche Ernährungsgewohnheiten, Übergewicht, geringe körperliche Aktivität, übermäßiger Alkoholkonsum und psychosozialer Stress. Lebensstil verändernde Maßnahmen, die der Patient in eigener Verantwortung durchführt, können bei Risikogruppen zu erheblicher Reduktion schwerer Akutfälle führen. Der zentrale Erfolgsfaktor dabei ist die Eigenmotivation des Patienten zur Lebensstiländerung. Um diese nachhaltig zu unterstützen, sind Feedbacksysteme wichtig, die den Erfolg präventiver Bemühungen langfristig beobachtbar machen. Eine Rückmeldung, die dem Patienten objektiv anzeigt, dass seine Bemühungen Erfolge zeigen und seinen Risikowert reduzieren, wird seinen Willen zur Fortsetzung oder Steigerung der Anstrengungen (z.B. Gewichtsreduktion, Bewegungstraining, Raucherabstinenz) festigen.

Bestehende Risiko-Scores[3] berücksichtigen zwar die genannten Risikofaktoren zum Zeitpunkt der Untersuchung. In der Regel werden Blut- und Urinproben entnommen, biochemische Messwerte über die Zusammensetzung des Blutes mithilfe eines Labors ermittelt und die Ergebnisse eines Fragebogens zur Berechnung herangezogen. Für die zeitkontinuierliche Beobachtung sind sie aufgrund des hohen Untersuchungsaufwands ungeeignet. Ein komfortabel am Unterarm zu tragender PW-Sensor hingegen bietet das Potenzial für eine kontinuierliche Gefäßbewertung.

Asmar et al. [1995] und ORourke [1995] lieferten den Nachweis, dass die kardiovaskuläre Mortalität in enger Beziehung zu strukturellen und funktionel-

---

[3] PROCAM Score (EU), ESC-Heart-Score (USA), Framington Score u.a.

len Veränderungen der arteriellen Gefäßwand steht, die sich mit fortschreiten-
dem Alter sowie unter dem Einfluss verschiedener Erkrankungen (z.b. Diabetes Mellitus, Stoffwechselerkrankungen, Niereninsuffizienz) verstärkt aus-
prägen [Nüernberger et al., 2004]. Die klassischen Risikofaktoren wie Alter,
Geschlecht, Rauchen, Hypercholesterinämie, Hypertonie und Diabetes werden
als indirekte Parameter bzgl. der Arteriosklerosebildung gewertet, die keine
direkte Information über die Beschaffenheit der Arterien (Struktur, Funktion, Steifheit) liefern. Dementsprechend gewinnt die Untersuchung der arteriellen Gefäßeigenschaften zunehmend an Bedeutung in der (kardiovaskulären)
Präventivmedizin.

Eine deutlich steigende Anzahl an Publikationen in den letzten Jahren
reflektiert das wachsende Interesse an diesem Thema [Middeke, 2010]. Neben
Studien und Veröffentlichungen erfolgte die Gründung einer eigenen Fachgesellschaft, der "Deutschen Gesellschaft für arterielle Gefäßsteifigkeit" (DeGAG)
im Jahre 2008 für den deutschsprachigen Raum. Die DeGAG führt jährlich
Fachsymposien durch und hat ein Positionspapier zu Grundlagen, Methodik,
Beeinflussbarkeit und Ergebnisinterpretation veröffentlicht [Balumann et al.,
2010, S. 4-14]. Wesentliches Ziel der Fachgesellschaft ist die Verbesserung der
Therapie für Patienten mit Hypertonus einerseits sowie die Früherkennung
und individuelle Bewertung von Risikofaktoren für Herzkreislauferkrankungen
andererseits.

Die erhöhte Gefäßsteifigkeit ist nicht nur ein Spiegel der angesammelten
"Last" des Arteriensystems (z.b. Arteriosklerose) sondern beeinflusst ihrerseits die Herzkreislauf-Funktion negativ. Die Zunahme der Amplitude der Blutdruckschwankungen direkt am Aortenbogen bzw. der Herzklappe und eine verminderte koronare Perfusion infolge der Senkung des diastolischen Blutdrucks
tragen zur Steigerung der kardiovaskulären Morbidität bei [Nüernberger et al.,
2004]. Daher gewinnt die Erfassung der PWV, als Maß für die Gefäßsteifigkeit
nicht nur als diagnostisches und prospektives Werkzeug, sondern zunehmend
auch für die Therapie der arteriellen Hypertonie an Bedeutung.

In einer Reihe von Studien konnte gezeigt werden, dass blutdrucksenkende
Pharmaka, die eine Reduktion der Gefäßsteifigkeit und des systolischen Puls-
drucks bewirken, wie ACE-Hemmer, AT1-Antagonisten sowie Kalziumantago-
nisten, hinsichtlich Morbidität und Mortalität deutlich günstiger abschnitten
als nicht vasoaktive Wirkstoffe, wie etwa Betablocker [Hirata, 2005][Williams,
2006], so dass letztere zur Therapie nicht mehr erstrangig empfohlen werden.

2.1.3 Physiologie der arteriellen Gefäßfunktion

Das Gefäßsystem bildet einen Teil des Herz-Kreislauf-Systems, dessen wesentliche Parameter über das Autonome Nervensystem (ANS) gesteuert werden.
Hierzu zählt die Regelung des Blutdrucks, der Herzfrequenz, Gefäßsteifigkeit
und die Pumpleistung innerhalb altersbedingter Schwankungsintervalle und
Mittelwerte. Die Darstellung der komplexen Regelfunktionen des Herzkreislaufsystems würde den Rahmen der vorliegenden Arbeit übersteigen. Die al-

tersbedingte Erhöhung der Gefäßsteifigkeit sowie des Blutdrucks tritt unabhängig von der Regulation des ANS auf.

Überlagerung vor- und rücklaufender Wellen

Aufgrund ihrer Elastizität (reversible Dehnbarkeit) wirkt die Aorta vergleichbar einer Kapazität in einer elektrischen Schaltung, die den durch die linksventrikuläre Ejektion verursachten, impulsförmigen Blutdruckanstieg teilweise in erhöhte Wandspannung umsetzt. Dadurch wird wie bei einem Windkessel der Druck im Gefäßsystem über den gesamten Herzzyklus verteilt, so dass auch nach Schließen der Herzklappe ein koninuierlicher Blutfluss stattfindet.

Bei der Interpretation der Form der PW-Kurve geht man von einer Überlagerung von vorlaufenden und rücklaufenden, d.h. reflektierten pulsatilen Druckwellenkomponenten aus. Dabei wird das Gefäßsystem auf ein Modell verzweigter, elastischer Röhren abgebildet. Die Theorie der Wellenausbreitung in einem Rohr als Wellenleiter besagt, dass an Orten, die eine Änderung des Wellenwiderstandes darstellen, die Kontinuitätsbedingung erfüllt sein muss. Als solche treten Querschnittsänderungen und besonders Verzweigungen in Erscheinung.

Obwohl der experimentelle, messtechnische Nachweis der superponierten, rücklaufenden Wellenanteile noch aussteht, belegen Beobachtungen der aortalen PW-Charakteristik mithilfe invasiver Katheter-Messungen die Plausibilität dieses Modells.

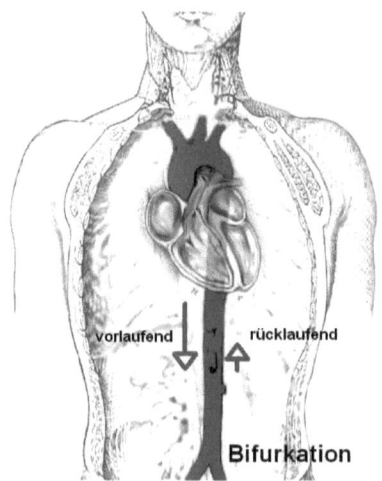

Abbildung 2.3 – Zentralarterie mit Abzweigen für Kopf und Arme oben sowie Beinarterien unten (Quelle [Heuser, 2006])

Die Mehrzahl der Veröffentlichungen stützen die Modellvorstellung sich überlagernder Wellenzüge, wobei als Orte relevanter Reflexionen die herznahen Verzweigungen der Hauptarterie, maßgeblich die Bifurkation (Gabelung in der Leistengegend, vgl. Abbildung 2.3), vermutet werden.

Weit weniger starke Beiträge zur Reflexion werden den peripheren Kapillargefäßen zugeschrieben. Dennoch ist der Begriff der reflektierten, rücklaufenden Druckwelle zumindest missverständlich, da es sich physikalisch um die Überlagerung einer Vielzahl rückläufiger PW-Anteile handelt, deren Phasenlage neben der PWV vom doppelten Abstand des Herzens zum Ort der Reflexion abhängt.

Betrachtet man die Kurvenform der PW, die mit dem Photoplethysmographen an der Fingerspitze aufgenommen wird, so fällt auf, dass am Reflexionsort des Kapillarbetts Nebenmaxima sichtbar sind, die auffallend phasenstabil an unterschiedlichen Fingern wie auch am Handgelenk mit ähnlichem Formverlauf auftreten. Zu vermuten ist, dass der dominante Reflexionsanteil des Druckpulssignals an der Verzweigung der zentralen Aorta in die Beinarterien (Bifurkation) erfolgt, und die rücklaufende Welle sich auch in die Armarterien in distaler Richtung ausbreitet und der vorlaufenden Welle überlagert. Vernachlässigt man die von den peripheren Gefäßen herrührenden Reflexionsanteile und definiert die rücklaufende Welle als wesentlich von der Bifurkation verursacht, so erscheint die bei der Fingerclip-Messung beobachtete stabile Phasenlage bzw. Zeitdifferenz plausibel[4].

Charakteristische Formparameter der PW-Kurve

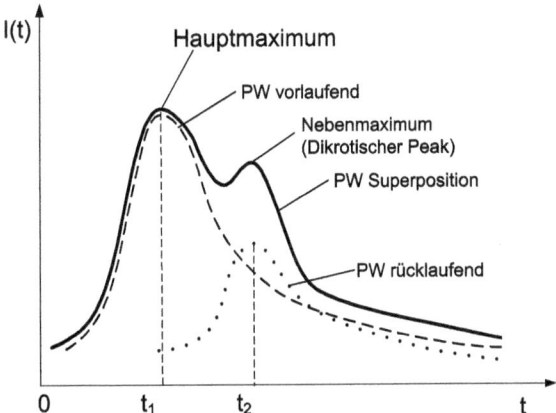

Abbildung 2.4 – Überlagerung vor- und rücklaufender Wellenzüge im PW-Signal an der Aorta; Intensität I(t) entspricht dem quadrierten PD-Signal $[mV^2]$; Abszisse: Zeit t [sec]

Abbildung 2.4 visualisiert die in der Literatur dominierende Interpretation der aortalen Druckkurve als Überlagerung vorlaufender und reflektierter

---

[4] Bei angenommener PWV von $5\,m/s$ und einem Laufweg von $1,5\,m$ würde die rücklaufende PW nach etwa $0,3\,sec$ eintreffen

Druckwellenkomponenten. Der Auswurf des Schlagvolumens des linken Herzventrikels erzeugt eine erste, in Vorwärtsrichtung verlaufende Druckwelle (gestrichelte Linie). Ein zweiter Druckgipfel entsteht durch Überlagerung der von
Gefäßverzweigungen und -peripherie herrührenden reflektierten PW-Anteile
(gepunktete Linie). Beide zusammen ergeben den an der Hauptarterie (Aorta)
am Herzen messbaren Druckkurvenverlauf (durchgezogene Linie).

Aufgrund dieser Modellvorstellung kann anhand der Zeitverschiebung des
ersten Nebenmaximums (Dikrotischer Peak am Zeitpunkt t_2 in Abbildung 2.4
auf der vorherigen Seite) relativ zum Hauptpeak (Zeitpunkt t_1) bei Kenntnis
des Laufwegs s_{pw} der PW die PW-Geschwindigkeit gemäß

$$v_{pw} = \frac{s_{pw}}{t_2 - t_1} \qquad (2.1)$$

geschätzt werden.

Der Zeitpunkt des Eintreffens der reflektierten PW an der Aorta relativ
zum Herzzyklus gilt als kritischer Parameter. Trifft der reflektierte Wellenan-
teil noch während der Austreibungsphase des Herzmuskels an der Aorta in
Herznähe ein, so ist die durch Überlagerung erhöhte Pulsamplitude belastend
für Aorta, Herzklappen sowie die Durchblutung des Herzmuskels.

Dies ist nach Untersuchungen von [McDonalds et al., 2005, Allen and Murray, 2002] aufgrund altersbedingt zunehmender Gefäßsteifigkeit der Fall[5]. In
Abbildung 2.4 würde sich dies mit $t'_2 < t_2$ in einer Verschiebung des reflektierten Pulses nach links ausdrücken.

Die Extraktion charakteristischer Formparameter aus dem PW-Signal ist
für die medizinische Diagnostik von erheblicher Bedeutung. Hierzu zählen
zunächst die Bestimmung der Lage von Referenzpunkten wie relative Minima, Maxima, minimale bzw. maximale Steigung sowie Anfang und Ende eines
PW-Zyklus.

Zentral-arterieller Blutdruck per Übertragungsfunktion

Da der zentral-arterielle Blutdruckverlauf für die Diagnostik des HKS zwar wesentlich aber nichtinvasiv kaum messbar ist, wurde versucht, ihn aus peripher
gemessenen Daten zu approximieren. Forschungsarbeiten in den 80er und 90er
Jahren führten schließlich zur Bestimmung einer generalisierten Übertragungsfunktion, die aus dem leichter zu messenden peripheren Blutdruckverlauf die
zentralaortale Blutdruckkurve rekonstruiert.

Anhand simultan gemessener Druckkurven, einerseits invasiv per Kathe-
termessung direkt in der Aorta und andererseits peripher per Applanationstonometrie[6] am Handgelenk, wurden Übertragungsfunktionen zunächst experimentell für Patientenkollektive und in unterschiedlichen Situationen bestimmt
und daraus eine verallgemeinerte Übertragungsfunktion ermittelt.

Zunächst verwendete man die Fouriertransformation zur Ermittlung der
Übertragungsfunktionskoeffizienten, gemittelt über Ein- und Ausgangssignale.

---

[5] vgl. Abbildung und Erläuterung im Anhang D.1
[6] Vgl. Unterabschnitt 2.2.1

Später zeigte sich eine per Autoregressionsfunktion ermittelte Übertragungsfunktion als überlegen[7]. Die australische Firma Atcor Medical hat als erste
diese Erkenntnisse in ein Gerät integriert, welches auf der Basis eines Applana-
tionstonometers die PW am Handgelenk ableitet und per Transferfunktion die
zentralarterielle Druckkurve berechnet. Dieses Gerät wurde in umfangreichen
Studien mithilfe invasiver Referenzmessungen validiert. Zudem wurde es auch
in dieser Arbeit in Abschnitt 7.1 im Rahmen der vergleichenden Validierung
sensorischer Methoden als Tonometrie-PW-Sensor am Unterarm eingesetzt.

Einige Hersteller von Druckmanschetten-Messsystemen haben inzwischen
die PW-Erfassung einschließlich einer adaptierten Transferfunktion in die Blut-
druckmessgeräte integriert[8]. Da die klinische Validierung sehr aufwendig ist
und für die überwiegend kleinen bis mittelständischen Unternehmen eine Hürde
darstellt, sind Validerungsstudien großteils noch nicht abgeschlossen.

Geschwindigkeit von Druckpuls und Blutfluss

Die Ausbreitungsgeschwindigkeit des Druckpulses im zentralaortalen Bereich
liegt bei gesunden Menschen bei etwa $5\,m/s$ und kann bei Menschen mit sehr
starren Gefäßen bis zu $13\,m/s$ betragen. Bei Werten oberhalb von $10\,m/s$ wird
medizinisch von einem Endorganschaden ausgegangen [Baulmann et al., 2010,
S. 12].

Dabei darf die PWV nicht verwechselt werden, mit der Blutflussgeschwindigkeit, die wesentlich kleinere Werte aufweist und vom Herzen ausgehend, entlang des Gefäßbaums kontinuierlich abnimmt. Tabelle B.1 zeigt eine Auflistung
von Gefäßdurchmesser und typischer, mittlerer Blutflussgeschwindigkeiten der
großen Arterien. Da die PWV von der Elastizität der Gefäßwand abhängt,
nimmt sie aufgrund der in peripherer Richtung steifer werdenden Gefäße zu
und zeigt ein zum Blutfluss reziprokes Verhalten.

2.1.4 Anatomie des Unterarms

Der Begriff Unterarm bezeichnet in dieser Arbeit einen Abschnitt des Unterarms von etwa $5\,cm$ Länge beginnend unmittelbar am Handgelenk in Richtung
Ellenbeuge. Abbildung 2.5 zeigt ein Querschnittbild der Unterarmanatomie,
die die geringe Ausdehnung der Arterien Radialis und Ulnaris gegenüber dem
Unterarm-Querschnitt, ihre Anordnung im Inneren des Unterarmgewebes sowie eine Vielfalt von Strukturen und Organen verdeutlicht.

Im Bild bedeuten die farbigen Punktmarkierungen der Legende jeweils die
Kategorie des anatomischen Kompartiments. Dabei steht der rote Punkt für
die Arterien, gelb für Nervenbahnen, blau für Venen und braun für Muskeln.
Die beiden Knochenbereiche, im Bild mit Radius (Speiche) und Ulna (El-
le) bezeichnet, bedecken den Großteil der Querschnittsfläche in der Nähe des
Handgelenks.

---

[7] Details hierzu finden sich in Chen et al. [1997], Fetics et al. [1999], Lehmann et al. [1998],
Karamanoglu et al. [1995].
[8] IEM, Arteriograph u.a..

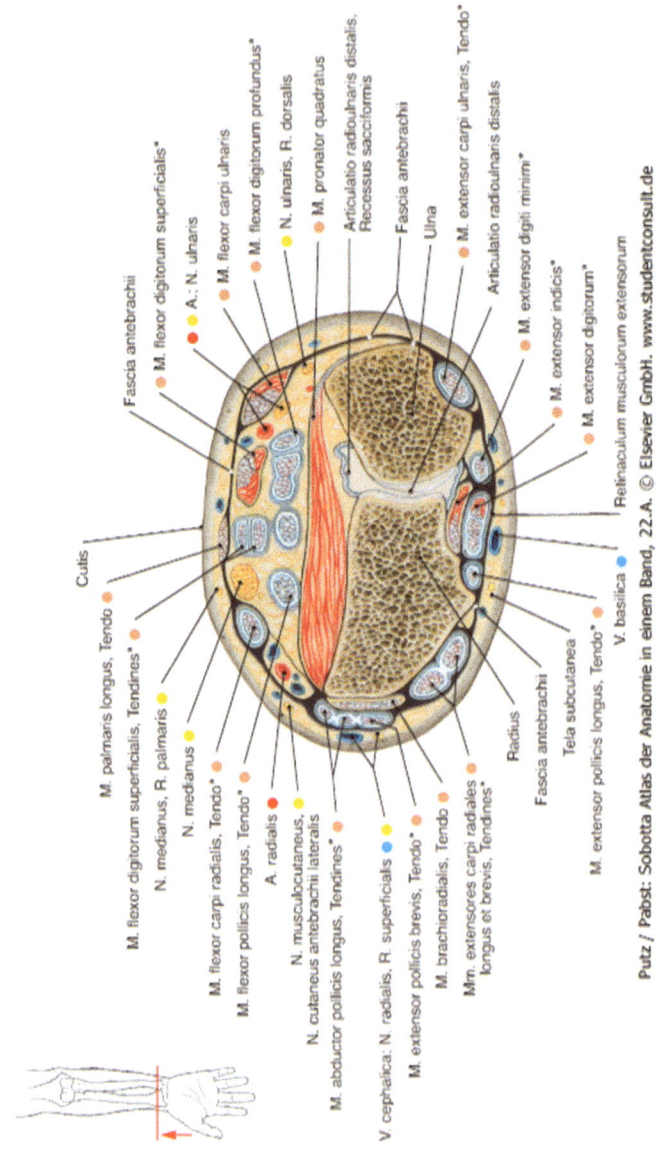

Abbildung 2.5 – Querschnitt durch die Unterarm-Anatomie nahe des Handgelenks; Die punktförmige Farbmarkierung der Legende bedeutet: rot=Arterien, blau=Venen, gelb=Nerven, braun=Muskeln (Quelle [Sobotta, 2007])

Bei der Erfassung der PW am Unterarm muss nachfolgenden anatomischen Gegebenheiten Rechnung getragen werden:

1. Der Querschnitt des Arms ist von Knochen, Sehnen, Binde- und Muskelgewebe durchzogen. Die zwei Hauptarterien Radialis und Ulnaris sind örtlich eng begrenzt. Eine sensorische Abtastung erfordert eine hinreichend genaue Positionierung der Sensorkomponenten. Der Signalrauschabstand ist wesentlich davon abhängig.

2. Bei Verfahren, die Transmission als Messsignal nutzen, kann der Weg der zu durchstrahlenden Körpermedien bis zu $6\,cm$ Länge bei relativ dicken Unterarmen betragen. Im Vergleich zu etwa $1,5\,cm$ Durchstrahlweg bei der Finger-Pulsoximetrie sind aufgrund der längeren Ausbreitungswege im Gewebe, Streu- und Absorptionseffekte stärker ausgeprägt. Im Falle der OTPG ist daher für die Unterarm-Abtastung aufgrund der exponentiellen Dämpfung eine um rund $40\,dB$ höhere Strahlungsleistungsdichte erforderlich.

3. Die Bestandteile des Unterarms sind mit Ausnahme der Knochen elastisch. Durch den Unterarm verlaufen zusätzlich die für die Hand- und Fingerbewegung relevanten beweglichen Sehnen und Muskelstränge. Daher muss mit dynamischen Störquellen gerechnet werden, die als Bewegungsartefakte im Nutzsignalband in Erscheinung treten.

Andererseits bietet die Erfassung der PW am Unterarm folgende Vorteile:

1. Der Ableitort schränkt alltägliche Tätigkeiten kaum ein und ist daher auch für ein Langzeitmonitoring geeignet.

2. Der Ableitort bietet ausreichend Raum, um die elektronischen Komponenten einer miniaturisierten Sensorlösung unterzubringen.

3. Der Ableitort bietet beste Voraussetzungen für eine effiziente Benutzer-Interaktion, da dort sowohl Bedienelemente als auch Anzeigeelemente untergebracht werden können.

4. Wenn der Sensor als Gerätetyp vergleichbar einer Armbanduhr ausgeführt wird, kann einer Stigmatisierung des Patienten wirksam begegnet werden.

5. Durch eine optische 2-Wellenlängen-Erfassung kann nicht nur die Pulsform und Pulsrate, sondern auch die Sauerstoffsättigung des arteriellen Blutes gemessen werden.

6. Eine hohe Patienten-Akzeptanz kann erwartet werden.

2.1.5 PW-Laufzeit als Modellparameter

Die Methoden zur nichtinvasiven Erfassung des Vitalparameters "Blutdruck" lassen sich in zwei Gruppen einteilen:

- Druckmessmethoden sowie

- Näherungsverfahren über Surrogatparameter.

Zur ersten Gruppe zählen dabei die sphygmomanometrischen Messverfahren (auskultatorische und oszillometrische Messung) mit Armmanschette und die sogenannte Applanationstonometrie, die in Abschnitt 2.2 näher erläutert werden.

In der zweiten Gruppe hingegen finden sich Ansätze, die den arteriellen Blutdruck nicht direkt (auf mechanischem Wege), sondern über kontinuierlich messbare, kardiovaskuläre Ersatzparameter bestimmen, die physiologisch und/oder physikalisch mit dem systolischen oder diastolischen Blutdruck verknüpft sind. In einer Mehrzahl von Untersuchungen wurde ein statistisch signifikanter Zusammenhang nachgewiesen, zwischen dem arteriell gemessenen Blutdruckverlauf einerseits und der Geschwindigkeit der sich vom Herzen über den Gefäßbaum ausbreitenden Druck-PW andererseits.

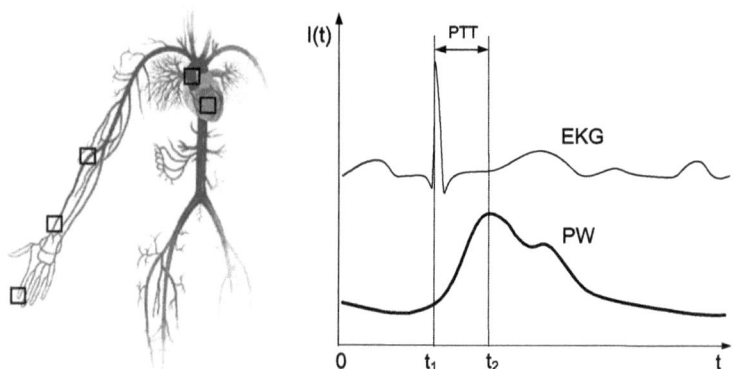

Abbildung 2.6 – Messstreckenabschnitte der PTT vom Herzen, Oberarm, Handgelenk zum Finger (links), PTT-Messung anhand EKG und PW-Peak am Finger abgeleitet (rechts)

Im Unterschied zur Gefäßcharakterisierung wurden hier davon abweichende, periphere Messstrecken verwendet, wie in Abbildung 2.6 durch die schwarzen Quadrate angedeutet. Ferner wurde in der Regel lediglich die Laufzeit eines PW-Peaks über einer Messstrecke, die sogenannte PW-Laufzeit erfasst, die gleichbedeutend mit dem englischen Begriff Pulse-Transit-Time (PTT) ist. Der englische Begriff ist der meistverwendete und wird daher auch in dieser Arbeit benutzt. Da hier die Weglängen zumeist nicht erfasst wurden, kann auch keine Geschwindigkeit angegeben werden. Die am meisten benutzte Messstrecke ist wie in Abbildung 2.6 auf der vorherigen Seite gezeigt, die vom Herzen zur Fingerspitze, wobei über ein EKG der Startzeitpunkt und über ein synchronisiertes Fingerclip-Pulsoximeter der Endzeitpunkt ermittelt wurde.

In diesem Unterabschnitt wird das Ergebnis einer Literaturrecherche wiedergegeben. Daneben war der Verfasser als Co-Autor an einer Reihe von Veröffentlichungen zu diesem Thema beteiligt und unter seiner Leitung wurden mehrere Forschungsprojekte zu diesem Thema zur PTT-Erfassung und Modellentwicklung in den Jahren 2004-2009 durchgeführt[9].

Ersatzparameter zur Blutdruckschätzung

Obwohl der physiologisch-physikalische Hintergrund komplex ist und die Ergebnisse publizierter Untersuchungen eine erhebliche Varianz aufweisen, konnte in einer Mehrzahl von Studien gezeigt werden, dass die PTT einen signifikanten Surrogatparameter für die nichtinvasive, kontinuierliche Approximation des peripheren Blutdrucks darstellt[10].

Die Ausbreitungsgeschwindigkeit[11] ist über die Gleichungen von "Bramwell and Hill"[12] und "Moens-Korteweg"[13] mit dem druckabhängigen Elastizitätsmodul der Gefäßwand und somit indirekt mit dem Blutdruck verbunden – ein Zusammenhang, der trotz des nichtlinearen Charakters der Gefäßelastizität in vielen Publikationen als linear angenommen wird[14].

Ein weiterer Parameter zur nichtinvasiven, kontinuierlichen Blutdruckabschätzung, der häufig in Kombination mit der PTT verwendet wird, ist die Amplitude der arteriellen Volumenpulsation (auch mit Pulsamplitude (PA) bezeichnet)[15].

---

[9] [Douniama and Couronné, 2007], [Douniama et al., 2009], [Douniama et al., 2009b]

[10] Zhang [2003], Zhang [2005], Teng and Zhang [2006], Heather and Zhang [2006], Franchi et al. [1996], Meigas et al. [2001], Wippermann et al. [1995], Pitson et al. [1995], Chen et al. [2000], Allen and Murray [2002], Geddes et al. [1981], Kaniusas et al. [2006], Wong and Zhang [2004], Kerola et al. [1996], Ochiai et al. [1999], Chua and Heneghan [2006], Geddes et al. [1981], Chua and Heneghan [2006], Barschdorff and Erig [1998], Lane et al. [1983], Poon and Zhang [2005], Wong and Zhang [2005], Young et al. [1995], Payne et al. [2005], Pollak and Obrist [1983], Chua and Heneghan [2006].

[11] engl. Pulse Wave Velocity (PWV), entspricht der auf den Laufweg bezogenen PTT

[12] $v_{pw} = \sqrt{\frac{\Delta P}{\rho_b \Delta V}}$, ΔP Druckänderung, ΔV Volumenänderung, ρ_b Spezifische Dichte des Blutes (Quelle McDonalds et al. [2005])

[13] $v_{pw} = \sqrt{\frac{E h_v}{2 \rho_b r_{vi}}}$, E Elastikmodul, h_v die Dicke der arteriellen Wand, r_{vi} der innere Radius der Arterie (Quelle McDonalds et al. [2005])

[14] Zhang [2003], Zhang [2005], Teng and Zhang [2006], Heather and Zhang [2006], Meigas et al. [2001], Pitson et al. [1995], Chen et al. [2000], Allen and Murray [2002], Geddes et al. [1981], Wong and Zhang [2004], Kerola et al. [1996], Ochiai et al. [1999], Geddes et al. [1981], Lane et al. [1983], Wong and Zhang [2005], Payne et al. [2005], Pollak and Obrist [1983].

[15] Sugawara et al. [2000], Almeder and Breitenecker [2001], Kaniusas et al. [2006], Shaltis et al. [2005], Nitzan et al. [1999], Heard et al. [2000], Young et al. [1995], Chua and Heneghan [2006].

Ergänzend ist an dieser Stelle noch die Blutflussgeschwindigkeit (engl.: blood flow velocity (BFV)) zu nennen, die physikalisch zwar eng mit dem Blutdruck verknüpft ist, empirisch jedoch wenig untersucht wurde[16].

Messmethodik

Zur Erfassung der kardiovaskulären Ersatzparameter wurden in der Literatur eine Reihe unterschiedlicher Methoden angewandt.

Die PTT wurde von den meisten Gruppen mit Hilfe eines EKGs und PPG-Sensors in der Peripherie, z.b. am Finger, am Ohr oder am Zeh gemessen. Als Startzeitpunkt der PW wurde wie in Abbildung 2.6 auf Seite 18, rechtes Bild die R-Zacke des QRS-Komplexes im EKG und als Endzeitpunkt ein Referenzpunkt des korrespondierenden, peripheren PW-Verlauf, hier das Maximum verwendet. Andere Referenzpunkte sind der Fußpunkt oder Ort des größten Gradienten.

Alternativ konnten die Rahmenzeitpunkte der PTT aber auch mit zwei, an unterschiedlichen Orten abgeleiteten PW-Signalen bestimmt werden, z.b. mit exkorporalen piezoelektrischen Drucksensoren[17], magnetoelastischen Sensoren [Kaniusas et al., 2006] oder mit unterschiedlich platzierten, invasiv-arteriellen Katheter-Drucksensoren[18]. Die Volumenpuls- bzw. Druckpulsamplitude konnte für jeden Herzschlag aus dem jeweiligen zeitlichen Verlauf des photoplethysmographisch gemessenen Gefäßvolumens, des piezoelektrisch bzw. magnetoelastisch gemessenen Druckverlaufs oder des direkt gemessenen Gefäßdrucks (arterieller Katheter) ermittelt werden. Die Erfassung der Blutflussgeschwindigkeit erfolgte auf einem Ultraschall-Doppler- bzw. Laser-Doppler-Verfahren [McDonalds et al. [2005], [Elter, 2001].

Die genannten Messmethoden enthalten zwei mögliche Fehlerquellen:

- Zum einen findet bei dem EKG-basierten Verfahren die sogenannte elektromechanische Latenzzeit (engl.: pre-ejection period: PEP) keine Berücksichtigung. Die PEP definiert die Zeitspanne zwischen der maximalen Myokarderregung (R-Zacke) und dem tatsächlichen Auswurf des Schlagvolumens in die Aorta[19]. Diese Zeitspanne variiert im Anteil an der Gesamt-PTT zwischen 12 und 35% [Payne et al., 2005] und kann folglich nicht als konstant angenommen werden.

- Zum anderen wird über den betrachteten, heterogenen Gefäßabschnitt zwischen Aorta und Peripherie bzgl. Elastizität und PWV gemittelt, wodurch die lokale PTT nicht erfasst werden kann [Kaniusas et al., [2006]. Beide Fehlerquellen gehen in die PTT ein und können postum nicht mehr eliminiert werden.

---

[16] Almeder and Breitenecker [2001], McDonalds et al. [2005], Elter [2001].
[17] Kerola et al. [1996], Lane et al. [1983]
[18] Ochiai et al. [1999], Geddes et al. [1981], Pollak and Obrist [1983], Weltman et al. [1964], Nye [1964], Pollak and Obrist [1983]
[19] Heather and Zhang [2006], Wippermann et al. [1995], Geddes at al. [1981], Barschdroff and Erig [1998], Payne et al. [2005], Pollak and Obrist [1983]

Zur Untersuchung des Zusammenhangs zwischen den Ersatzparametern und dem systolischen und/oder diastolischen Blutdruck wurden in der Literatur Messungen an Probanden- bzw. Patientenkollektiven durchgeführt. Zu nennen sind hier hypo- bzw. hypertone Patienten, gesunde Probanden in verschiedenen Körperlagen, z.b. liegend, sitzend oder stehend bis hin zu anästhesierten Tieren. Die Messkollektive (4 – 85 Testpersonen) wurden dabei jeweils unterschiedlichen, blutdruckverändernden Faktoren exponiert, z.b. Fahrrad-Ergometrie, Laufband, vasoaktive Medikamente, Kopfrechnen unter Zeitdruck oder verschiedene Atemmanöver.

Die kontinuierlichen Ersatzparameter wurden während der blutdruckverändernden Prozedur zusammen mit Referenz-Blutdruckwerten aufgezeichnet. Diese wurden in der Literatur entweder invasiv[20], oszillometrisch bzw. auskultatorisch[21] oder per Volumenkompensationsmethode[22] gemessen.

Modellansätze und Approximation

Zum Vergleich mit den Referenzdaten wurden in der Literatur verschiedene Ansätze zur Berechnung eines Blutdruckäquivalents anhand der Ersatzparameter vorgestellt.

Die einfachste Methode ist dabei die bloße (multi) lineare Abbildung der betrachteten Ersatzparameter – in den meisten Fällen nur die reine PTT – auf den systolischen[23] und/oder diastolischen[24] Blutdruck. Dieses einfache lineare Modell wurde in den gesichteten Studien häufiger empirisch evaluiert. Dabei wurden Korrelationskoeffizienten für den systolischen Blutdruck im Intervall $[0, 62 - 0, 97]$ und für den diastolischen im Intervall $[0, 14 - 0, 81]$ berichtet.

Umfangreiche eigene Langzeit-Messungen an Intensivpatienten über $24h$ bestätigten die hohe Streuung der Korrelation zwischen PTT und peripherem Blutdruck [Douniama et al., 2009b]. Darüber hinaus wurde deutlich, dass eine Kalibrierung in ungünstigen Fällen nur für einen Zeitraum von $30min$ eine zuverlässige Blutdruckschätzung ermöglichte Douniama et al., 2009a].

Untersuchungen, die den Weg der PW einbezogen und statt der PTT die PWV als Stützparameter verwendeten, erbrachten im Mittel keine signifikant besseren Ergebnisse. Auch eine kombinierte Auswertung von PTT und Parametern wie PA, BFV und die Herzfrequenz ergab kaum bessere Korrelationen sondern nur eine reduzierte Streuung.

---

20 Franchi et al. [1996], Wippermann et al. [1995], Chen et al. [2000], Geddes et al. [1981], Sugawara et al. [2000], Heard et al. [2000], Geddes et al. [1981], Lane et al. [1983], Young et al. [1995], Payne et al. [2005], Pollak and Obrist [1983]

21 Zhang [2003], Teng and Zhang [2006], Heather and Zhang [2006], Kerola et al. [1996] , Heard et al. [2000], Barschdroff and Erig [1998], Poon and Zhang [2005] , Wong and Zhang [2005]

22 Zhang [2005], Teng and Zhang [2006], Kaniusas et al. [2006], Shaltis et al. [2005], Nitzan et al. [1999], Chua and Heneghan [2006]

23 Zhang [2005], Chen et al. [2000], Lane et al. [1983], Wong and Zhang [2005], Chua and Heneghan [2006]

24 Geddes et al. [1981], Payne et al. [2005], Pollak and Obrist [1983]

Neben dem linearen Modell existieren in der Literatur Ansätze, die einen nichtlinearen Zusammenhang zwischen den Ersatzparametern und dem systolischen bzw. diastolischen Blutdruck beschreiben[25]. Hier konnte tendenziell eine geringere Streuung des Schätzfehlers gegenüber dem linearen Modell beobachtet werden. Die Verwendung weiterer Parameter (PA, BFV, Herzfrequenz) führte zu einer partiellen Verbesserung. Weitere Forschungsarbeiten an nichtlinearen Modellen sind notwendig, um die physiologischen und physikalischen Zusammenhänge besser abzubilden.

Tabellen mit Ergebnissen der oben beschriebenen Modelle sind im Anhang (Tabelle B.3 auf Seite 236) aufgeführt.

Zusammenfassung

Im Verlaufe der Literatur-Recherche konnten die kardiovaskulären Größen PTT, PA und BFV als kontinuierlich messbare Ersatzparameter zur prinzipiellen Approximation eines arteriellen Blutdruck-Äquivalents identifiziert werden. Aufgrund ihres physikalisch begründeten Zusammenhangs mit dem Blutdruck und der teilweise hohen Korrelation mit einem Referenzblutdruck in publizierten Untersuchungen, können sie als relevant bzgl. der nichtinvasiven, kontinuierlichen Blutdruckabschätzung betrachtet werden.

Das lineare Blutdruckmodell hat sich in der Literaturrecherche (und auch in eigenen Untersuchungen) zur Erkennung von Blutdruckschwankungen als geeignet erwiesen. Die Genauigkeitsanforderungen ($5 \pm 8\,mmHg$) der AAMI (Association for the Advancement of Medical Instrumentation) und der ESH (European Hypertension Society) für die Absolutwertmessung des Blutdrucks lassen sich derzeit noch nicht erfüllen.

2.1.6   Alternativer Ableitort für die Pulsoximetrie

Die Pulsoximetrie stellt eine weitverbreitete Standardmethode zum nichtinvasiven Monitoring der Pulsrate sowie der Sauerstoffsättigung dar, die routinemäßig in der Notfallmedizin, der interventionellen Medizin sowie intensivpflegerischen Einrichtungen zum Einsatz kommt.

Stand der Technik der Pulsoximetrie ist die Anwendung am Finger mithilfe eines Fingerclips. Dieser bietet einerseits aufgrund der besonders dichten Durchdringung des Gewebes (Perfusion) mit feinen arteriellen Blutgefäßen, den sogenannten Arteriolen ein gutes Signalrauschverhältnis und eine unkomplizierte Signalfindung. Das typischerweise mit zwei Wellenlängen photoplethysmographisch abgeleitete PW-Signal kann mit einer Vielzahl an zugelassenen medizinischen Geräten erfasst werden. Diese berechnen aus den Minima und Maxima der PW-Kurve die Pulsfrequenz sowie die Sauerstoffsättigung.

Das am Finger erfasste PW-Signal ist aus intensivmedizinischer Sicht günstig, da es den Unterarmbereich für das Legen venöser oder arterieller Zugänge

---

[25] Franchi et al. [1996], Wippermann et al. [1995], Kaniusas et al. [2006], Weltman et al. [1964], Nye [1964], Heard et al. [2000], Shaltis et al. [2005], Barschdorff and Erig [1998], Poon and Zhang [2005], Young et al. 1995]

freihält. Für die Langzeitanwendung ist die Fingerableitung dagegen störend, da es die Bewegungsfreiheit der Hand und des Fingers einschränkt, leicht abgestoßen werden kann und bei schwacher Perfusion sowie Bewegung das Signal zu verlieren droht.

Eine sensorische Lösung zur Pulsoximetrie am Unterarm hätte aus Sicht der Handhabung für eine kontinuierliche Messung über längere Zeiträume folgende Vorteile:

- Finger und Hand bleiben frei für alltägliche Tätigkeiten.

- Ein miniaturisierter Sensor, der wie eine Armbanduhr ausgeführt ist, wird kaum als störend empfunden. Anwenderbefragungen im Rahmen des Fraunhofer-Forschungsprojekts SenSAVE hinsichtlich der Mensch-Maschine-Interaktion haben gezeigt, dass eine Armbanduhr-ähnliche Gerätelösung beste Akzeptanzwerte erreicht (Untersuchung im Rahmen des Fraunhofer Projekts MAVO Inmusens 2006).

- Die Befestigung am Körper durch ein Armband ist einfach und robust applizierbar. Es ist genügend Raum für Optoelektronik, Verarbeitungselektronik, Visualisierung und Bedienungselemente vorhanden.

- Ein Pulsmesser am Unterarm bietet sowohl als Medizinprodukt als auch als "Life-Style-Produkt" erhebliches Potenzial.

Kann die optische Abtastung der PW-Information mit den für die Pulsoximetrie spezifischen optischen Wellenlängen bei $635\,nm$ und $950\,nm$ gezeigt werden, so ist auch die Realisierung eines Unterarm-Pulsoximeters gezeigt. Letztere bietet das Potenzial, in der klinischen Routine eingesetzten Fingerpulsoximeter aufgrund ihrer bequemeren Anwendung teilweise zu ersetzen und darüber hinaus neue Anwendungsfelder im Patientenmonitoring und im Life Style Bereich zu erschließen.

2.1.7 Zusammenfassung

Die Erfassung der Form, Charakteristika und Geschwindigkeit der PW, sind vor allem für folgende physiologische Fragestellungen und diagnostische Anwendungen interessant:

1. Die zentralarteriell gemessene PWV ist ein zuverlässiges Maß für die Gefäßsteifigkeit, die anhand der Form der peripher abgeleiteten PW bestimmt werden kann. Daraus kann der diagnostisch wichtige, zentralarterielle Pulsdruck ermittelt und ein Risikomonitoring für HKE unterstützt werden. Die Relevanz schlägt sich in einer wachsenden Anzahl wissenschaftlicher Veröffentlichungen und Aktivitäten nieder.

2. Die peripher gemessene PTT korreliert bei konstanter Elastizität der Gefäße stark mit der Änderung des arteriellen, besonders des systolischen

Blutdrucks und kann zur temporären Detektion von Blutdruckschwankungen, aber aufgrund mangelnder Genauigkeit derzeit noch nicht als Ersatz der Druckmanschettenmessung verwendet werden.

3. Die photoplethysmographisch mit zwei dedizierten optischen Wellenlängen erfassten PW-Kurven erlauben die Extraktion der funktionellen Sauerstoffsättigung sowie der Pulsrate, die die Basis der Pulsoximetrie darstellen.

Medizinisch sind alle drei Felder von Interesse. In ihnen steckt erhebliches Potenzial für Prävention, Frühdiagnostik und Therapie von HKE.

Mit einer einfach zu handhabenden, störungsresistenten Methode zur PW-Ableitung am Unterarm sind Anwendungen realisierbar, die von der Ermittlung der Pulsrate und Sauerstoffsättigung über die Auswertung der Signalcharakteristik bis hin zur Entwicklung mathematischer Modelle zur Gefäßklassifikation, Risikobewertung und Blutdruckapproximation reichen. Aus Sicht der Gerätetechnik knüpft sich daran die Vision eines Pulsmessers, Pulsoximeters oder Gefäßrisiko-Monitors für die Laienanwendung, welche in einem einer Armbanduhr ähnlichen Gehäuse dauerhaft getragen werden können.

2.2 Sensorik zur PW-Erfassung

Der nachfolgende Abschnitt stellt relevante Sensortechnologien zur Erfassung der PW am Unterarm als Stand der Technik vor. Dabei werden kurz die physikalischen Wirkprinzipien, die erfassten Zeitsignale, technische Realisierungsformen sowie auftretende Störungen erörtert und auf Limitationen und Besonderheiten für die Anwendungen am Unterarm hingewiesen. Die wichtigste Anforderung dabei ist die Anwendungsmöglichkeit durch den Laien im Alltag.

Unter dem Begriff PW-Signal wird ein durch die Pumpfunktion des Herzens verursachtes, näherungsweise periodisches, Zeitsignal verstanden, welches als physikalische Messgröße in Form eines Drucksignals (Tonometrie), Flusssignals (Flussmessung) oder Volumenänderungssignals (Plethysmographie) vom menschlichen Körper abgeleitet werden kann.

2.2.1 Druckpulsbasierte Methoden

Mit den tonometrischen Verfahren zur PW-Erfassung wird physikalisch die Druckinformation am Gefäß oder an einer Extremität abgetastet. Damit kann nicht nur die Druckpulskontur des PW-Signals erfasst sondern auch der Absolutwert des (peripheren) Blutdrucks gemessen werden. Die Blutdruckmessung hat sich aufgrund der leichteren Handhabung als ein grundlegendes Verfahren in der medizinischen Diagnostik etabliert. Eine Vielzahl technischer Gerätelösungen für die Einsatzorte Klinik, Hausarztpraxis oder im Zuhause des Patienten liegen vor. Grundsätzlich lassen sich Blutdruckmessverfahren in zwei Klassen einteilen, je nachdem, ob sie den Blutdruck invasiv oder extrakorporal ermitteln.

Invasive, intraarterielle Druckmessung

Bei der invasiven Messung wird ein elektrisches Manometer an der Spitze eines Katheters direkt in eine Arterie eingeführt[26] oder es befindet sich außerhalb des Körpers in einem mit Flüssigkeit gefüllten Kathetersystem. Die direkte Art der Blutdruckmessung bietet die höchste Genauigkeit und stellt den Goldstandard der Verfahren dar, wird aber aufgrund der Patientenbeeinträchtigung und der hohen Anforderungen an die hygienischen Bedingungen ausschließlich in Kliniken angewandt. Für Referenzmessungen ist die invasive Druckkurve unverzichtbar.

Extrakorporale Druckmessung, Sphygmomanometrie

Extrakorporale Druckmessmethoden basieren auf der Verwendung einer aufblasbaren Manschette, die den Ober- bzw. Unterarm umschließt und auf die pneumatischer Druck appliziert wird. Im aufgeblasenen Zustand kann der Blutstrom in den Gefäßen teilweise oder ganz unterbrochen werden. Der Manschettendruck wird dabei über Quecksilber- bzw. Elektromanometer gemessen. Man unterscheidet die auskultatorischen bzw. palpatorischen und die in den automatischen Blutdruckmessgeräten verwendete oszillometrische Methode, welche nachfolgend kurz skizziert werden.

Auskultatorische Druckmessmethode

Nach Anlegen der Manschette an den Oberarm wird diese aufgepumpt bis auf 30 mm/Hg über den Wert, bei dem der ertastete Puls in der Radialisarterie nicht mehr zu spüren ist. Das Blutgefäß ist durch den Druck der Manschette komplett verschlossen. Anschließend wird der Druck mit etwa $3\,mmHg/s$ abgelassen während gleichzeitiger Auskultation (Abhören)[27] der Korotkoff-Töne mit dem Stethoskop in der Ellenbeuge. Systolischer bzw. diastolischer Blutdruck entsprechen dem gemessenen Druck bei den ersten bzw. letzten noch hörbaren Korotkoff-Tönen [Hoffmann-LaRoche AG, 1998]. Die Methode wird nahezu ausschließlich von medizinischem Fachpersonal ausgeführt, deren Erfahrung über die Qualität der Messung entscheidet. Für die Selbstmessung des Patienten ist die Methode nicht geeignet.

Oszillometrische Druckmessmethode

Diese kommt in automatischen Blutdruckmessgeräten zur Anwendung und benötigt kein Stethoskop. Das Ertasten des Pulses in der Arteria radialis wie bei der auskultatorischen Methode ist dazu ebenfalls nicht nötig. Nach dem Aufblasen der Manschette wird der Druck kontrolliert abgelassen, bis Oszillationen des Manschettendruckes auf Grund des Blutpulses einsetzen. Zu diesem Zeitpunkt ist der Manschettendruck gleich dem zu ermitteln den systolischen

---

[26] häufig am Unterarm des Patienten
[27] Anstelle der Auskultation wird in lauter Umgebung der Puls an der Radialisarterie auch abgetastet (Palpation)

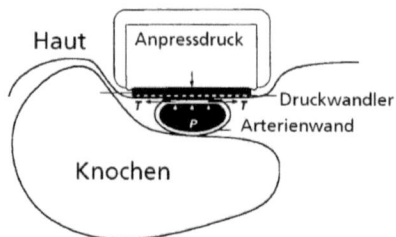

Abbildung 2.7 – Prinzipieller Aufbau einer tonometrischen Messung aus Sato et al. [1993]

Blutdruck. Die Amplitude dieser Druckoszillationen variiert über den gesamten Zeitraum des Druckminderung. Sie steigt zunächst auf ein Maximum an und fällt danach wieder ab. Der Verlauf der Amplitude wird über dem Manschettendruck aufgezeichnet und anschließend aus gegebenen Prozentsätzen der maximalen Oszillationsamplitude auf den zugehörigen systolischen und diastolischen Blutdruckwert geschlossen.

Obwohl dieses Messverfahren weltweit den Standard der Selbstmessung darstellt, gibt es eine Reihe von Fehlerquellen, die zu Fehlmessungen führen. Da ist zunächst Größe der Manschette, die an den Armumfang angepasst sein muss. Ferner das richtige Anlegen der Manschette und die mehrfache Durchführung von Messungen. Aufgrund des Abschnürens der Extremität, die eine Reihe unerwünschter Nebenwirkungen bringt, kann diese Messung nur punktuell erfolgen und der Patient muss zur Messung für einige Minuten in Ruhe verharren.

Da auch physische und psychische Faktoren die Blutdruckwerte beeinflussen, müssen Umgebungsbedingungen bei der Interpretation berücksichtigt werden.

Applanationstonometrie

Die arterielle Tonometrie (TON) ist ein direktes Verfahren zur Messung des Blutdrucks mithilfe einer Drucksensor-Abtastung. In Abbildung 2.7 ist der prinzipielle Aufbau für die so genannte Applanationstonometrie[28] dargestellt. Eine Luftmanschette drückt ein Piezoelement[29] oder ein Array aus Piezodruckaufnehmern auf die Arteria radialis. An der Messstelle muss sich Knochenmaterial unterhalb der Arterie befinden, so dass diese zwischen Knochen und Sensor fixiert ist. Durch die Glättung der Arterie auf Grund der lokalen Kompression stehen die Spannungskräfte innerhalb der Gefäßwand senkrecht zu den Drücken, die zum einen innerhalb der Arterie herrschen und zum anderen

---

[28] Applanation bezeichnet das Glätten der Arterie unter planarer Druckeinwirkung.

[29] Bauelement, welches den Piezoeffekt ausnutzt: Bei Einwirkung einer mechanischen Kraft wird eine elektrische Spannung erzeugt und umgekehrt bei Anlegen einer elektrischen Spannung eine mechanische Verformung.

durch das Luftkissen des Sensors aufgebracht werden. Der intraarterielle Druck wird somit über die Haut übertragen und mittels der Piezoelemente in eine Spannungskurve umgewandelt [Lammers, 2005].

Die Sensormethode ist direkt über der Arterie anzuwenden, d.h. die exakte Position der Armarterie muss bekannt sein bzw. ertastet werden. Relative Druckschwankungen werden erfasst, eine exakte Druckmessung ist damit nicht möglich. Die Findung des validen Messorts und die Qualität der Signalableitung sind wesentlich von der Lernkurve des Anwenders abhängig.

2.2.2 Flusspuls-basierte Methoden

Ultraschall-Doppler-Flussmessung

Eine ebenfalls im Herzrhythmus pulsierende Charakteristik weist die Messung der Flussgeschwindigkeit des arteriellen Blutes auf, weshalb auch hier von einem PW-Signal gesprochen werden kann. Mithilfe der Ultraschall-Doppler-Flussmessung (USD) kann die Geschwindigkeitsverteilung der arteriellen Blutpartikel in einem peripheren Gefäß bestimmt und daraus die mittlere Blutflussgeschwindigkeit berechnet werden.

Unter Ultraschall versteht man mechanische Schwingungen (Schallwellen) im Frequenzbereich von $20\,kHz$ bis $1\,GHz$. Ultraschall breitet sich über die Auslenkung von Teilchen in einem Medium aus. Die Fortpflanzungsgeschwindigkeit v der Schallwellen ist vom Ausbreitungsmedium abhängig und bestimmt bei gegebener Frequenz die Wellenlänge ($\lambda = v/f_T$). Dabei bezeichnet v die Schallausbreitungsgeschwindigkeit in $[m/s]$, λ die Wellenlänge in $[m]$ und f die Frequenz in $[Hz]$.

Für die Abtastung der PW am Unterarm mittels Ultraschall-Dopplerverfahren muss die Ausbreitungsgeschwindigkeit des Schalls sowie der Winkel der Strahlein- bzw. -auskopplung im menschlichen Gewebe bekannt sein. Die Wer-

Medium	v in $\frac{m}{s}$
Luft	330
Wasser	1480
Fettgewebe	1450
Blut	1450
Muskelgewebe	1580
Knochen	3500
Weichteilgewebe (gemittelt)	1540

Tabelle 2.1 – Ausbreitungsgeschwindigkeiten des Schalls

te für Luft und Knochen weichen stark von den restlichen Werten für die Gewebebestandteile ab, wie Tabelle 2.1 zeigt. Um Reflexionen zu minimieren, ist daher ein Koppel-Gel erforderlich und der Messpfad sollte einen ausreichenden Abstand zum nächstliegenden Knochen aufweisen.

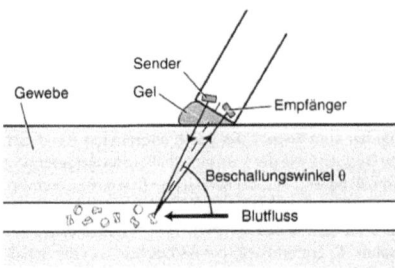

Abbildung 2.8 – Aufbau eines einfachen Dopplergerätes zur Messung der Blutflussgeschwindigkeit [Trush and Hartshorne, 2007]

Für Berechnungen bei Ultraschalluntersuchungen wird oft die gemittelte Ausbreitungsgeschwindigkeit von $1540\,m/s$ [Trush and Hartshorne, 2007] oder $1500\,m/s$ [Webster and Clark, 1998] verwendet. Aufgrund der Unkenntnis des exakten Gewebeaufbaus an der Messstelle und einer angenommenen mittleren Ausbreitungsgeschwindigkeit wird hier eine Messungenauigkeit eingebracht.

Unter dem Dopplereffekt versteht man die Änderung der wahrgenommenen Frequenz auf Grund einer Relativbewegung zwischen Schallquelle und Beobachter. Die einfachsten Dopplergeräte zur Messung der Blutflussgeschwindigkeit bestehen aus zwei Piezoelementen (Abbildung (2.8)). Eines der Piezoelemente fungiert als Sender und der zweite als Empfänger.

Der Piezogeber sendet als stationäre Quelle eine Ultraschallwelle in das Körperteil, welches an Gewebestrecken und den in der Arterie bewegten Blutteilchen reflektiert wird. Die Blutteilchen (als bewegte Empfänger) reflektieren die US-Welle und werden dadurch zu bewegten Sendern. Der Piezoempfänger (als stationärer Empfänger) wandelt das zurückgeworfene Streusignal in eine Spannung um. Dadurch entsteht eine Frequenzdifferenz Δf zwischen gesendetem und empfangenem Signal, die proportional zur Blutflussgeschwindigkeit v_F und dem Cosinus des Einstrahlungswinkels ϑ ist.

Bei der Wahl der optimalen Sendefrequenz sind zwei gegenläufige Effekte zu beachten. Zu niedrige Frequenzen veringern die Auflösung der Geschwindigkeit und reduzieren die Genauigkeit. Je höher die Frequenz ist, um so höher die Dämpfung im Gewebe und um so geringer die erreichbare Eindringtiefe.

Der Kompromiss liegt bei Untersuchungen der Arterien Ulnaris und Radialis bei $10\,MHz$ [Trush and Hartshorne, 2007]. Da sich nicht alle Blutkörperchen mit der selben Geschwindigkeit bewegen, wird entsprechend der Geschwindigkeitsverteilung über dem Gefäßquerschnitt ein Dopplerspektrum empfangen. Dieses kann mit Hilfe der Fourier-Transformation berechnet werden. Die Mittenfrequenz wird für die Berechnung der Blutflussgeschwindigkeit herangezogen.

Trifft eine Schallwelle auf die Grenzfläche zweier Medien unterschiedlicher akustischer Impedanz, so kommt es je nach dem Verhältnis der Ausbreitungsgeschwindigkeiten $r = v_2/v_1$ zur teilweisen oder kompletten Reflektion der

Schallwelle [Trush and Hartshorne, 2007]. Insbesondere beim Übergang von Luft in Weichteilgewebe führt dies zu fast vollständiger Reflexion. Daher muss zur Einkopplung der US-Wellen vom Schallkopf in das Gewebe immer ein Gel verwendet werden. Bei der Messung muss ferner darauf geachtet werden, dass sich zwischen dem Dopplergerät und der zu messenden Arterie kein Knochen befindet. Im Knochen breitet sich der Schall fast doppelt so schnell aus wie im Weichteilgewebe, was zu einer falschen Tiefenermittlung führt.

Die Tiefenauflösung ist durch die Wellenlänge des Sendesignals begrenzt. Für einen $10\,MHz$ Sender und einer mittleren Ausbreitungsgeschwindigkeit von $1540\,m/s$ ergibt sich eine Wellenlänge von $0,154\,mm$, die die Auflösungsgrenze darstellt.

Laser-Dopplermessung (LD)

Im Unterschied zum USD-Verfahren erfolgt beim LD die Einstrahlung nicht mit einer mechanischen Schwingung sondern mit einem schmalbandigen, kohärenten Laserstrahl von geringem Durchmesser. Das reflektierte Lichtsignal wird zusammen mit dem eingestrahlten Signal einer Photodiode (PD) als Detektor zugeführt und aus dem Fotostrom wird die Frequenzverschiebung extrahiert. Das Verfahren zur Blutflussmessung wurde in der Anwendung an der Radialisarterie von Elter [2001] beschrieben. Als kritisch erwies sich dabei der Abstand zwischen Sender und Detektor. Ist er gering, überstrahlt die diffuse Rückstreuung der oberen Gewebeschichten die um Größenordnungen geringeren Anteile vom Blutgefäß. Ist er zu groß, nimmt zwar die Rückstreuung ab aber auch das von der Arterie rückgestreute Signal wird aufgrund des längeren Weges stärker gedämpft. Wie bei reflexiv messenden PPG-Sensoren hat sich hier ein Laser-Detektor-Abstand von $5\,mm$ als guter Kompromiss zwischen Signalrauschverhältnis und Tiefenempfindlichkeit erwiesen. Die Vorteile gegenüber USD sind die einfachere Ein- bzw. Auskopplung des Signals ohne erforderliches Koppelmedium sowie aufgrund der höheren Sendefrequenz eine bessere Geschwindigkeits- und Ortsauflösung. Diese wiederum stellt höhere Ansprüche an die Positionierung, Bandbreite der Auswerteelektronik sowie die digitale Signalverarbeitung. An Nachteilen ist weiter zu nennen, dass die erforderliche Eindringtiefe eine Laserleistung im Bereich von $10 - 100\,mW$ schon bei reflexiver Messung erfordert, die für die Laienanwendung relativ aufwendige Laser-Schutzmaßnahmen bedingen.

Mikrowellen-Dopplermessung

Eine Reihe von Arbeiten vorwiegend mit dem Ziel der Erfassung von Atmung und Herzschlag nutzten Mikrowellen-Doppler-Verfahren. In der Regel wurden sie verwendet, um Bewegungen der Körperoberfläche, deren Amplitude kleiner als die Wellenlänge ($\Delta x < \lambda_T$) ist, zu erfassen. Am Brustkorb ist es damit möglich, die Atmungs- und Herzaktivität zu erfassen, die ein Amplitudenverhältnis von etwa $\frac{A_{Herz}}{A_{Atmung}} = -20\,dB$ [Oum et al., 2008, Postolache et al., 2010], aufweist. Oberhalb von $1\,GHz$ ist die Eindringtiefe auf wenige Millimeter begrenzt. Zur Flussmessung sind niedrige Frequenzen etwa der ISM-Bänder unterhalb von $f < 800\,MHz$ eher geeignet.

Der Doppler-Ansatz entspricht der Messung eines aus dem Gewebe reflektierten Signalanteils. Der nichtlineare Anstieg der Dämpfung bei wachsender Eindringtiefe sowie ausgeprägte, rückgestreute Signalanteile der Haut- und oberflächlicher Gewebeschichten bei insgesamt sehr schwachen, von arteriellen Blutpartikeln zurückreflektierten Nutzsignalanteilen führen zu einem sehr ungünstigen Signalrauschverhältnis.

Weiss [1994] veröffentlichte einen Breitband-Ansatz ($f_T = 5\,Mhz$, $B = 2,5\,MHz$) der anstelle der Doppler-Frequenz mit Hilfe einer Wavelet-Signal-Zerlegung den Parameter der Zeitskalierung berechnete, dem ein direkter Zusammenhang mit der Blutflussgeschwindigkeit zugeschrieben wurde. Leider wurden keine validierenden Vergleichsmessungen beschrieben.

Wesentliche Herausforderungen für die Sensorentwicklung ist die Verbesserung des Signalrauschverhältnisses. Für die zuverlässige Erfassung der PW in tiefer liegenden Blutgefäßen wie der beiden Hauptarterien sind die Verfahren noch zu wenig sensitiv.

2.2.3   Volumenpuls-basierte Methoden

Impedanzplethysmographie

Die Impedanzplethysmographie (IPG) ist ein Verfahren zur Approximation der Blutvolumenänderung vorzugsweise an den Extremitäten[30]. Es beruht auf dem elektrischen Wechselstromwiderstand eines Mediums, welcher durch externes Anlegen einer sinusförmigen Messspannung geeigneter Frequenz in Nachbarschaft zur Zielarterie gemessen wird.

Zur Bestimmung des arteriellen Blutflusses am Unterarm wird eine Vier-Elektroden-Anordnung gewählt, die entlang der zu messenden Arterie in einer Reihe angeordnet werden (vgl. Abbildung 2.9 auf der nächsten Seite). Die beiden äußeren Elektroden leiten einen externen, sinusförmigen Messstrom $I(t)$ von wenigen Milliampere bei einer Frequenz von etwa $100\,kHz$ in das Körpergewebe ein und es entsteht ein Spannungsabfall $U_z(t)$ zwischen den Einkoppel-Elektroden.

Die beiden inneren Elektroden nehmen hochohmig den Spannungsabfall über dem zu untersuchenden Gebiet ab. Die Impedanzänderung für einen bestimmten Bereich einer Arterie auf Grund von Volumenänderung lässt sich nach Gleichung 2.2 berechnen:

$$\Delta L_b = \frac{\rho_b l}{\Delta A} \qquad (2.2)$$

Dabei bezeichnet L_b die Impedanz des Blutes, ρ_b den spezifischen Widerstand des Blutes, l die Länge des Messbereiches und ΔA Querschnittsänderung.

---

[30] Unter den oberen Extremitäten versteht man die Arme und unter den unteren Extremitäten die Beine.

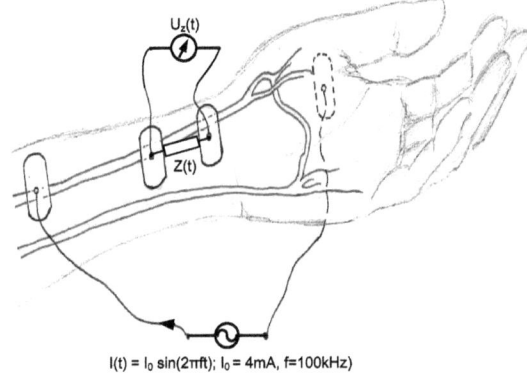

$I(t) = I_0 \sin(2\pi f t); I_0 = 4mA, f=100kHz$

Abbildung 2.9 – Anordnung der Elektroden zur Impedanzmessung am Unterarm

Die als $\triangle L(t)$ detektierte Volumenänderung ist ein auf das Trägersignal von $100\,kHz$ aufmoduliertes Signal, welches durch Tiefpassfilterung gewonnen wird.

Der Messstrom sollte größer als $1\,mA$ gewählt werden, um einen akzeptablen Signalrauschabstand zu gewinnen. Um dem Patienten unangenehme elektrische Reize zu ersparen, muss er nach oben, d.h. auf einige Milliampere begrenzt werden [Webster and Clark, 1998]. Zwei gegenläufige Effekte geben einen optimalen Frequenzbereich für die Impedanzmessung vor. Je niedriger die Frequenz ist desto größer wird die Impedanz der Hautelektroden. Zudem wird der Strom bei niedriger Frequenz für den Patienten unangenehm spürbar. Bei Frequenzen größer $100\,kHz$ machen sich Streukapazitäten bemerkbar und der Aufbau des Messgerätes wird aufwendiger. Der Kompromiss liegt bei einer Frquenz in der Nähe von $100\,kHz$ [Webster and Clark, 1998].

Die beiden Einspeise-Elektroden müssen mindestens den Abstand des Durchmessers des Unterarms von den Messelektroden entfernt sein. Ansonsten ist das Eindringen des Messstromes in die tieferliegenden, arteriell durchbluteten Gewebe nicht gewährleistet [Medizinische- Messtechnik-GmbH, 2006].

PPG und Pulsoximetrie

Die PPG ist ein Verfahren zur Ermittlung von Volumenänderungen mithilfe eines Lichtsignals definierter Intensität, welches in ein zu messendes Medium ein- und an einer anderen Position wieder ausgekoppelt wird. Dabei wird die Intensität des eingekoppelten Lichtsignal durch Reflexion an Grenzschichten, Absorption und Streuung im Inneren des Mediums gedämpft. Soweit das Lichtsignal zeitlich konstant ausgedehnte Gewebebereiche, wie z.B. Knochen, Hautschichten, Bindegewebe durchdringt, ist die Dämpfung konstant. Liegt je-

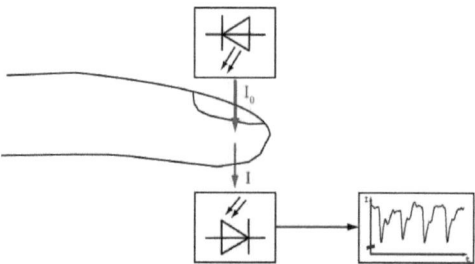

Abbildung 2.10 – Prinzipieller Aufbau eines Photoplethysmographen

doch zwischen Lichtquelle und Lichtempfänger ein pulsierendes Blutgefäß, so wird das Signal entsprechend zeitveränderlich moduliert.

Das Messverfahren ist in Abbildung 2.10 am Beispiel des vielfach verwendeten Fingerclips schematisch dargestellt. Eine schmalbandige Lichtquelle (z.b. eine lichtemittierende Diode (LED)) sendet entweder kontinuierliches oder gepulstes Licht in das menschliche Gewebe, welches in Transmission (Durchstrahlung des Gewebes) oder Remission (Rückstrahlung aus dem Gewebe) erfasst wird. Wesentlich für die photometrische Messmethode ist die optische Strecke, bestehend aus optischer Quelle, Medium und Photoempfänger.

Pulsoximetrie am Finger
Das Ziel der Pulsoximetrie ist die nichtinvasive, kontinuierliche Bestimmung des Sauerstoffgehalts im Blut, gestützt auf PPG-Signalen von je einer roten bzw. infraroten Wellenlänge. Als Lichtquelle werden zwei schmalbandige lichtemittierende Dioden und in der Regel ein angepasster Photoempfänger verwendet.

Den theoretischen Hintergrund der Pulsoximetrie bildet das Gesetz von Lambert und Beer zur optischen Signalausbreitung im biologischem Gewebe. Dieses gilt für Medien, bei denen die Absorption den dominierenden Effekt darstellt. Mathematisch wird dies idealisierend anhand eines homogenen Schichtenmodells beschrieben, durch welches parallele Lichtbündel geleitet werden und deren Intensität exponentiell abklingt:

$$I(d_N) = I_0 \cdot e^{-\sum_{i=1}^{N} \varepsilon_i \cdot c_i \cdot d_i} \ \left(mit \ d_N = \sum_{i=1}^{N} d_i\right) \qquad (2.3)$$

Dabei bezeichnet d_i die Schichtdicke des durchstrahlten Mediums im Ausbreitungspfad. Die Beziehung gilt für N Schichten, wobei der experimentell ermittelte Extinktionskoeffizient ε_i das Maß für die wellenlängenabhängige, molare Absorption und c_i die Stoffkonzentration darstellt[31]. In der Finger-

---

[31] Unter Extinktion wird hier nur die durch Absorption verursachte Schwächung der Intensität verstanden. Die in biologischem Gewebe ausgeprägten Verluste aufgrund multipler Streuung werden nicht berücksichtigt.

Pulsoximetrie werden die Schichten durch Haut, Binde- und Fettgewebe, Muskeln, Knochen sowie venöses und arterielles Blut repräsentiert. Wesentlich dabei ist, dass bis auf die arterielles Blut führenden Schichten, alle anderen als weitgehend zeitunabhängig betrachtet werden können (vom Störeinfluss durch Bewegungen abgesehen). Die Pulsoximetrie nutzt diese Eigenschaft sowie das Pulsieren des arteriellen Blutes zur Bestimmung der Sauerstoffsättigung aus. Falls keine externen Störeinflüsse auf den Finger wirken, kann zum Zeitpunkt t_1 die gemessene Intensität I_1 und die zum Zeitpunkt t_2 gemessene Intensität I_2 als nur von der Änderung der arteriellen Schichtdicke herrührend betrachten werden:

$$I_2 = I_1 e^{-\Delta d(\varepsilon_{Hb} c_{Hb} + \varepsilon_{HbO_2} c_{HbO_2})} \qquad (2.4)$$

Misst man mit zwei Wellenlängen, bildet jeweils den Quotienten $\frac{I_2}{I_1}$, logarithmiert und dividiert beide Gleichungen durcheinander, so fällt der in beiden Gleichungen identische, unbekannte Term der SchichtdickeΔd heraus und das sogenannte Ratio, als Verhältnis der logarithmierten Amplitudenquotienten kann berechnet werden.

$$Ratio = \frac{ln\left\{\frac{I_{2\lambda_1}}{I_{1\lambda_1}}\right\}}{ln\left\{\frac{I_{2\lambda_2}}{I_{1\lambda_2}}\right\}} = \frac{\varepsilon_{Hb\lambda_1} c_{Hb} + \varepsilon_{HbO_2\lambda_1} c_{HbO_2}}{\varepsilon_{Hb\lambda_2} c_{Hb} + \varepsilon_{HbO_2\lambda_2} c_{HbO_2}} \qquad (2.5)$$

Mit Definition der funktionellen[32]Sauerstoffsättigung[33] $S_aO_2 = \frac{c_{Hb}}{c_{Hb}+c_{HbO_2}}$ sowie einigen Umformungen kann der Wert der pulsoximetrisch gemessenen Sauerstoffsättigung mit

$$S_pO_2 = \frac{Ratio \cdot \varepsilon_{Hb\lambda_2} - \varepsilon_{Hb\lambda_1}}{Ratio \cdot (\varepsilon_{Hb\lambda_1} - \varepsilon_{HbO_2\lambda_2}) + \varepsilon_{HbO_2\lambda_1} - \varepsilon_{Hb\lambda_1}} = f(Ratio, \lambda_1, \lambda_2) \quad (2.6)$$

als Funktion des Ratios sowie der beiden Wellenlängen [Kästle, 1999, S. 7 ff] angegeben werden.

Das der Funktion zugrundeliegende Modell beschreibt die Realität nur sehr eingeschränkt, da es nur die Absorptionsprozesse berücksichtigt und die vielfach vorhandenen Streuprozesse außer Acht lässt. Differenziertere Modelle, die entwickelt wurden, hatten vielfach den Nachteil, dass dafür erforderliche Parameter ihrerseits messtechnisch schwer zu bestimmen waren, so dass sich in der Praxis ein empirischer Ansatz durchgesetzt hat.

---

[32] Funktionell bedeutet, dass die Sauerstoffaufnahme in den kleinsten Blutgefäßen der Lunge (Alveolen) nur mit dem reduzierten Hämoglobin Hb möglich ist. Andere Hämoglobinderivate wie Methämoglobin (MetHb) oder Carboxyhämoglobin ($COHb$) werden nicht berücksichtigt. Die fraktionelle Sauerstoffsättigung hingegen bezieht diese Komponenten mit ein.

[33] Nach der ISO-Norm 9919 hat sich folgende Terminologie etabliert: Die pulsoximetrisch gemessene, funktionelle Sauerstoffsättigung wird mit $S_pO_2$und die nach Blutentnahme in vitro gemessene Größe mit S_aO_2 bezeichnet.

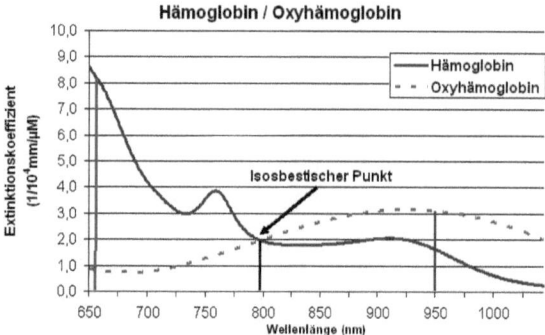

Abbildung 2.11 – Absorptionsspektren von oxygeniertem und deoxygeniertem Hämoglobin im nahinfraroten Wellenlängenbereich von 650-1000 nm (Grafik basiert auf Daten von Chance [1991]).

Dabei werden im Rahmen einer klinischen Studie an einer Anzahl Probanden ($n > 100$) die Sauerstoffsättigung des Blutes durch Einatmung eines sauerstoffreduziertem, stickstoffreichen Atemgasgemisches in Stufen reduziert. Während dieser Entsättigungsprozedur werden an verschiedenen Sättigungsniveaus bis herunter zu etwa 70% arterielle Blutproben entnommen und mit einem Blutgasanalysator ausgewertet. Anhand dieser Daten wird durch Mittelung ein Goldstandard gewonnen und in eine Kalibrierkurve gemäß $S_pO_2 = f(Ratio)$ umgewandelt, die im Gerät abgespeichert wird. Dies ermöglicht die Berechnung des pulsoximetrischen Sättigungswerts anhand des gemessenen Ratios.

Die Wahl der Lichtwellenlängen wird so gewählt, dass die Extinktionskoeffizienten möglichst weit auseinanderliegen, wie dies bei Wahl der Wellenlängen bei $\lambda_R = 660\,nm$ (linker Balken) und $\lambda_{IR} = 950\,nm$ (rechter Balken) in Abbildung 2.11 gezeigt ist. Bei der sogenannten isobestischen Wellenlänge $\lambda_{IB} = 800\,nm$ (Balken Mitte) hingegen ist die Absorption unabhängig von der Blutsauerstoffkonzentration.

Zur Verbesserung der Messqualität sollten die Zeitpunkte für t_1 und t_2 im Minimum und Maximum der Intensitätskurve liegen, d.h. zum physiologischen Zeitpunkt von Diastole und Systole. Fingerclip-Pulsoximeter nutzen einfache Verfahren der Peak-Erkennung zur Berechnung des Ratios. Darüber hinaus werden die Werte über mehr oder weniger lange Zeitintervalle gemittelt.

PPG am Handgelenk

Das distale Ende eines Fingers ist mit einem dicht verzeigtem Netz an feinsten arteriellen Gefäßen, den sogenannten Arteriolen ausgestattet, die flächig verteilt Beiträge zum photoplethysmographischen PW-Signal liefern. Im Unterschied hierzu sind im Unterarmbereich die wesentlichen Signalgeber die beiden räumlich eng konzentrierten Hauptarterien Radialis und Ulnaris. Nachteilig dabei ist der deutlich kleinere, valide Bereich des Messfelds, der störende Einfluss von parallel verlaufenden Muskeln, Sehnen, Knochen, die aufgrund der

Beweglichkeit des Unterarms zu Bewegungsartefakten führen und schließlich der längere Durchstrahlungsweg mit einer um eine Größenordnung erhöhten Dämpfung. Aufgrund dessen scheint es wenig verwunderlich, dass sich in der Literatur keine transmissive PPG-Anwendung findet. Einige wenige Veröffentlichungen verwenden auf dem Reflexionsprinzip basierende Messungen, die ihre Signale teilweise aus der Hautoberfläche, teilweise auch aus rückgestreuten Signalanteilen der Hauptarterien beziehen. Deren Ergebnisse werden nachfolgend vorgestellt.

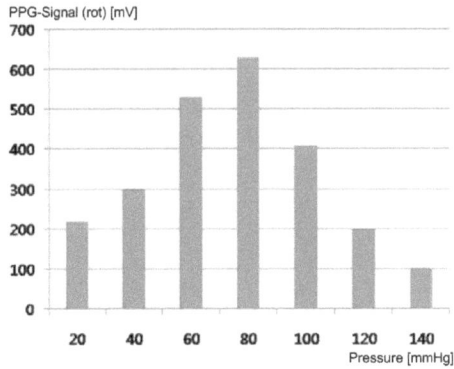

Abbildung 2.12 – PPG-Amplitudenmessung in Abhängigkeit vom Manschettendruck (Quelle Geun et al.[2008, S. 1131])

In Geun et al. [2008] werden Remissionsmessungen an der Radialisarterie publiziert. Die Trägerplatine für die optischen Komponenten wurde mithilfe einer Druckmanschette am Unterarm befestigt. Damit war es möglich, den Druck auf das Sensormodul definiert zu variieren und das Modul fest zu fixieren. Abbildung 2.12 zeigt den Anstieg der gemessenen Amplitude mit einem Maximum in der Nähe des mittleren arteriellen Blutdrucks und einen nachfolgenden Abfall bis zum druckbedingten Verschluss der Arterie. Die starke Abhängigkeit der Amplitude vom applizierten Druck auf die Photosensorik wird einerseits durch den besseren Hautkontakt erklärt, der die Ein- und Auskoppelverluste minimiert. Wahrscheinlicher ist jedoch der Effekt, der auch bei der Applanationstonometrie ausgenutzt wird.

Durch Druck auf die Arterie wird die Pulsation in die Ebene senkrecht zur Lichtstrahlausbreitung abgelenkt und liefert dort eine stärkere Intensitätsvariation, die vom Remissionssensor als stärkere Amplitude angezeigt wird. Messungen an drei Positionen in axialer Unterarm-Richtung ausgehend vom Handgelenk in Schritten von $1-2\,cm$ erbrachten einen leichten Signalabfall. Bestätigt wurde die Beobachtung, dass der Remissionssensor dort gute Ergebnisse liefert, wo eine starke oberflächliche Durchdringung der Hautschichten mit Kapillar-

gefäßen vorliegt, wie etwa an der Fingerbeere oder auf der Handinnenseite.
Die Autoren betonen abschließend die Schwierigkeit der Ableitung des PPG-
Signals mit dieser Methode und konstatieren weitere Forschungsanstrengungen
zur Findung einer verbesserten Anordnung der optoelektronischen Komponenten.

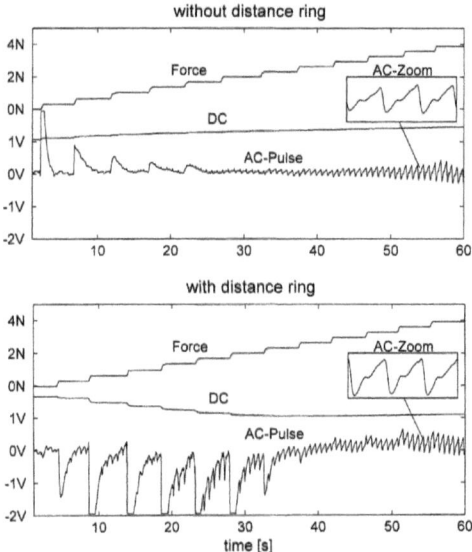

Abbildung 2.13 – Rohsignale von PPG-Remissions-Messungen (Quelle Rafolt
and Gallasch [2004])

Ähnliche Ergebnisse finden sich in der Arbeit von Rafolt and Gallasch
[2004], die ebenfalls Remissionssensorik einsetzen und den Anpressdruck auf
die Sensorelemente untersuchen. Um den Einfluss des Anpressdrucks auf photoplethysmographische Signale zu quantifizieren, wurden mit einem Galvanome-
ter schrittweise erhöhte Andruckkräfte ($0, 5\,N$ bis $4\,N$) auf das Sensorgehäuse
appliziert. Abbildung 2.13 zeigt die applizierte, äußere Krafteinwirkung (obere
Kurve), den Gleichanteil des PPG-Signals (mittlere Kurve) und den Wechselanteil (untere Kurve), in den beiden Graphen. Im oberen Teilbild wurden die
Signale ohne elastischen Distanzring und im unteren Bild mithilfe eines elastischen Distanzrings aufgezeichnet. Durch Einsatz des Distanzrings werden
Wechselsignale verstärkt und der Gleichanteil abgeschwächt.

Im Unterschied zu den Arbeiten von Geun et al. [2008] wurde die Anpres-
skraft jedoch nicht bis zum Verschluss der Arterie erhöht, sondern auf etwa
$4\,N$ begrenzt, was einem lokalen Anpressdruck von $20\,kPa$ entspricht.

Um dabei auch den Einfluss des optischen Übergangs zwischen Haut und
Sensor zu beobachten, wurde der Andrucktest ohne bzw. mit einem elastischen Distanzring (Innendurchmesser $9\,mm$, Außendurchmesser $13\,mm$, Dicke

1, 5 *mm*) durchgeführt. Zur Analyse wurden die aufgezeichneten PPG-Signale in ihren Wechsel- (AC von 0, 1 bis 20 *Hz*) und Gleichanteil (DC) zerlegt. Abbildung 2.13 zeigt Rohsignalverläufe, die im einen Fall ohne und im anderen mit einem elastischen Distanzring aufgezeichnet wurden. Bei der AC-Komponente (Absorption infolge arterieller Pulsation) zeigte sich eine Zunahme mit der Andruckkraft, wobei diese Charakteristik durch den Ring noch verstärkt wurde. Die Kraftwirkung auf die DC-Komponente (nichtpulsierendes reflektiertes Licht) hingegen war unterschiedlich: Ohne Ring kam es, ausgehend von niedrigen Werten, zu einer stufenweisen Zunahme (Steigung 0, 035 N/V) und mit Ring zu einer Abnahme (Steigung $-0, 075\,V/N$) des reflektierten Signals. Die Messungen wurden lediglich an insgesamt 9 Probanden durchgeführt, wobei eine Probandin wegen zu schwachem Signal ausgeschlossen werden musste.

Eigene Remissionsmessungen die mit einem aus verfügbaren Pulsoximeter-Komponenten entwickelten Prototyp (vgl. Kapitel 4.2.1 auf Seite 46) am Unterarm durchgeführt wurden, zeigten ebenfalls in Probandenmessungen eine schwache bis unzureichende Signalqualität. Auch kleinste Finger- bzw. Handbewegungen führten zu Signalverlust und oft minutenlangen Suchzeiten des Signalalgorithmus (vgl. Kapitel 4.2.1 auf Seite 46).

Kapitel 3

Eigener Beitrag - Idee und Realisierung

Die nichtinvasive Ableitung des PW-Signals am Unterarm bietet eine Reihe von Vorteilen, wie in der Einleitung bereits beschrieben. So vermeidet der Messort "Unterarm" weitgehend eine Beeinträchtigung des Anwenders bei alltäglichen Tätigkeiten, ein unauffälliges Gerätedesign vermeidet eine Stigmatisierung des Betroffenen und stärkt seine Akzeptanz. Hinzu kommt die Eignung eines solchen Geräts für ein Langzeitmonitoring im Rahmen telemedizinischer Dienste für Risikopatienten bis hin zur Perspektive eines Life-Style-Produkts. Damit lassen sich wesentliche Anforderungen eines laientauglichen Medizingeräts in einem Umfang erfüllen, der als außergewöhnlich bezeichnet werden kann. Die optische Ableitung bietet über die Erfassung der PW hinaus die Möglichkeit zur Bestimmung der Sauerstoffsättigung des arteriellen Blutes.

Obwohl Sensoren zur optischen Erfassung der PW am Finger im Rahmen der Pulsoximetrie weitverbreitet eingesetzt werden und einen Standard im intensivmedizinischen Monitoring darstellen, war eine einfache Übertragung des Sensorkonzeptes auf die Ableitungsregion Unterarm wie Versuche gezeigt haben, nicht erfolgreich. Die Ableitung des PW-Signals am Unterarm gestaltet sich schwieriger, da einerseits die Hauptarterie als Signalquelle im Gewebeinneren platziert und räumlich – verglichen mit dem Unterarmquerschnitt – eng begrenzt ist. Andererseits muss ein vier- bis fünffach längerer Signalweg optisch durchstrahlt und eine Reihe von Störquellen behandelt werden.

Die Aufgabe, unter diesen Randbedingungen ein Lichtsignal hinreichender Intensität in den arteriellen Bereich einzukoppeln und ein auswertbares Signal mit eingeprägter PW-Information an anderer Stelle transmissiv oder remissiv wieder auszukoppeln, stellt ungleich höhere Anforderungen an die Sensorkomponenten. Dies betrifft vor allem deren Positionierung, Sensitivität und Spezifität.

Weiter erschwert wird der Prozess der Signalableitung durch das Vorhandensein einer Vielfalt anatomischer Kompartimente, die die Lichtausbreitung unterschiedlich beeinflussen. Muskel- und Sehnenstränge zur Bewegung der Finger, die im Strahlengang des photoplethysmographischen Sensors im Unterarm verlaufen, können Störmodulationsanteile erzeugen.

Während für die Finger-Pulsoximetrie eine Reihe von Veröffentlichungen mögliche Sensoraufbauten, mögliche Schaltungskonzepte bis hin zu Verfahren zur Signalverarbeitung sowie theoretische Hintergründe beleuchten, wurde die Ableitung des PW-Signals am Unterarm nur wenig untersucht. Die wenigen, in Unterabschnitt 2.2.3 vorgestellten Experimente zur PPG-Unterarm-Ableitung nutzten einkanalige Remissionssensoren mit optoelektronischen Komponenten aus der Finger-Pulsoximetrie, mit begrenzter optischer Leistung und Eindringtiefe. Die Ableitung erfolgte anhand manueller Suche des Ableitortes, eine automatische PW-Identifikation und -Bewertung wurde nicht entwickelt. Zudem wurden keine Untersuchungen über die Signalgewinnung im Gewebe und deren geeignete Modellierung berichtet.

3.1 Forschungsziel

Das Ziel der vorliegenden Arbeit ist daher, die Methode OTPG[1] zur Ableitung des arteriellen PW-Signals in der Anwendung am Unterarm erstmalig prototypisch zu implementieren und hinsichtlich ihres Potenzials und bestehender Limitationen zu untersuchen.

- Dabei ist ein Teilziel das optisch-transmissive, plethysmographische Messverfahren als mehrkanaliges Sensorsystem für die Unterarmableitung prototypisch zu entwerfen, zu implementieren und zu validieren.

- Das zweite Teilziel umfasst die bei einem Mehrkanalansatz erforderliche, signalanalytische Identifikation und Qualitätsbewertung von PW-Signalen in Echtzeit, um den optimalen Kanal zu bestimmen.

- Das dritte Teilziel dient der Gewinnung von Erkenntnissen zur automatisierten Signalfindung und -ableitung am Unterarm. Dazu wurde eine Probandenstudie zur PPG-Signalableitung am Unterarm mit nachfolgender Magnet-Resonanz-Tomographie (MRT) der Unterarmregion durchgeführt.

- Das vierte Teilziel besteht darin, den Prozess der Lichtausbreitung im Unterarmgewebe theoretisch einzuordnen, relevante Beziehungen herzuleiten, zu modellieren und anhand von Messungen optischer Intensitäten zu verifizieren.

Zusammengenommen wird mit den Ergebnissen ein besseres Verständnis der signalgebenden Prozesse im Unterarmgewebe und daraus abgeleitet, eine Verbesserung zukünftiger Sensorentwürfe angestrebt.

---

[1] OTPG: optisch-transmissive Plethysmographie

3.2 Überblick

Die Darstellung der Arbeiten erfolgt in vier Blöcken, die in Kapitelform beschrieben sind:

1. Kapitel 4 beinhaltet Entwurf, Implementierung und Test des OTPG--Mehrkanalsensor-Prototyps.

2. Kapitel 5 widmet sich der Identifikation und Qualitätsbewertung von PW-Signalen mit signalanalytischen Methoden, die Verfahren zur Merkmalsgewinnung und Klassifikation umfasst.

3. Kapitel 6 erörtert die theoretischen Grundlagen der Lichtausbreitung in biologischem Gewebe und konkretisiert die Entwicklung dreier Modelle für die Lichtausbreitung im Unterarm. Zur Gewinnung der Modellparameter wurde in Kooperation mit dem Uniklinikum Erlangen eine Probandenstudie durchgeführt, in deren Rahmen PW-Signale aufgezeichnet und Aufnahmen des Unterarmbereichs mit einem Magnet-Resonanz-Tomographen erstellt wurden.

4. Kapitel 7 fasst wesentliche Messungen und Ergebnisse der voran gegangenen Kapitel 4 bis 6 zusammen. Dazu zählen die Resultate einer Studie zur Praktikabilität sowie Bewegungsrobustheit unterschiedlicher Sensormethoden, Messungen der Gesamtintensitäten am Unterarmumfang, die Verifikation der in Kapitel 6 entwickelten Modelle und nicht zuletzt die für ein Medizinprodukt wichtige Verifikation des Strahlenschutzes.

Kapitel 4

Optisch-transmissives, plethysmografisches Sensorsystem

Der erste Teil des eigenen Beitrags besteht im Entwurf und der Entwickung eines optisch-transmissiven, plethysmografischen Mehrkanal-Sensorsystems. Im Kapitel 4 wird Konzept und Realisierung beschrieben. Die damit erzielten Messungen und Ergebnisse finden sich in Kapitel 7.

Ausgehend vom Einkanal-Verfahren der Finger-Pulsoximetrie wurde ein Mehrkanal-Sensoransatz entworfen und prototypisch umgesetzt, der erlaubt, ein mehrere Quadratzentimeter großes Gewebegebiet am Unterarm optisch transmissiv zu durchstrahlen. Nachfolgend werden die Aufgabenstellung, wesentliche Systemanforderungen und Lösungsvarianten dargestellt sowie Entwurfsentscheidungen begründet.

Die Systemimplementierung erfolgte in drei prototypischen Implementierungen:

1. Entwicklung eines Mehrkanal-PPG-Sensorprototyps (MKS), bestehend aus drei elektronischen Baugruppen, der in Abschnitt 4.4 beschrieben wird.

2. Ein zweiter MKS-Baugruppensatz mit modifizierter Bestückung wurde in einer zweiten Geräteausführung als Einkanal-PPG-Sensorprototyp (EKS) mit am Armband frei positionierbaren Sensorelementen realisiert (vgl. Abschnitt 4.5).

3. Für Referenz-Messungen transmittierter optischer Gesamtintensitäten (Gleich- und Wechselanteil), zur Verifikation der Modelle (Kapitel 6) wurde zusätzlich ein Labormessplatz entwickelt, dessen Aufbau in Abschnitt 4.6 dokumentiert wird.

Nachdem die optische Durchstrahlung des Unterarms vergleichsweise hohe Lichtstärken erfordert, werden auch Aspekte des Strahlenschutzes dargestellt und eine Grenzwertbetrachtung durchgeführt, die in Abschnitt D.2 mit Messungen verifiziert wird.

Die Ergebnisse der vergleichenden Validierung sensorischer Methoden zur PW-Erfassung werden in Abschnitt 7.1 vorgestellt und in Abschnitt 7.2 die räumliche PW-Signalverteilung über die Kanäle des MKS anhand von Probandenmessungen analysiert.

4.1   Aufgabe und Ziel

Als Aufgabe wird die Realisierung eines aktiven, optoelektronischen Sensorsystems definiert, welches mit minimaler Einschränkung des Anwenders sowie ohne seine aktive Unterstützung (automatisiert) ein valides PW-Signal über längere Zeiträume ableiten kann.

Optisch transmissiv bedeutet, dass das zu untersuchende Medium zwischen Lichtquelle und Lichtempfänger positioniert ist und vom optischen Signal durchstrahlt wird. Lichtquelle und -empfänger definieren die Endpunkte der optischen Strecke.

Das zu analysierende Medium, in diesem Fall das Unterarmgewebe, muss sich innerhalb dieser Endpunkte befinden. Um ein valides PW-Signal zu erfassen, muss zusätzlich das Nutzsignal erzeugende Medium, in diesem Fall eine der beiden Hauptarterien, im optischen Signalpfad liegen.

Aufgrund der Pulsation der Blutströmung induzierte Volumenänderungen führen zu einer Modulation der Absorptions- bzw. Streueigenschaften im Signalpfad, die mithilfe der Photoplethysmographie als Intensitätsänderung detektiert werden.

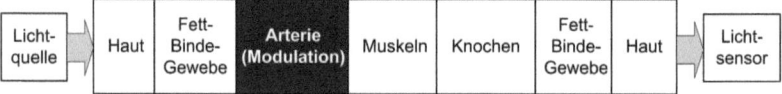

Abbildung 4.1 – Blockdiagramm der optischen Strecke

Die optische Strecke ist eine zunächst nicht näher spezifizierte Verbindung zwischen Lichtsender, Hauptarterie und Lichtempfänger. Aufgrund variierender Ausdehnung und Anordnung von Arterien, Knochen- bzw. Muskelgewebe im durchstrahlten Unterarmquerschnitt sowie individuell schwankender Eigenschaften biologischen Gewebes (Streuung, Absorption und Reflexion) muss die optische Strecke nicht unbedingt der geometrisch kürzesten Strecke entsprechen.

Bei der Auslegung des optischen Systems muss das eingekoppelte Signal den in Abbildung 4.1 schematisierten Signalweg abdecken: Die optische Intensität I_0 ist proportional zum Strom der PD, der über einen Transimpedanzwandler in eine Spannung transformiert und diese gemessen wird.

Die Lichtquellenintensität I_0 muss dabei größer sein als die Summe der Dämpfungen $\sum a_i$ der n Streckenelemente erhöht um die minimale Empfindlichkeit des Photosensors. Sie wird nach oben begrenzt durch die Summe der

Dämpfungen plus der Dynamik (I_{PDmax}) des Photosensors.

$$\sum a_i + lg(I_{PDmin}) \leq lg(I_0) \leq \sum a_i + lg(I_{PDmax}); \; i \in [1, n] \qquad (4.1)$$

Zu beachten ist die Abhängigkeit der Dämpfungswerte von der Wellenlänge.

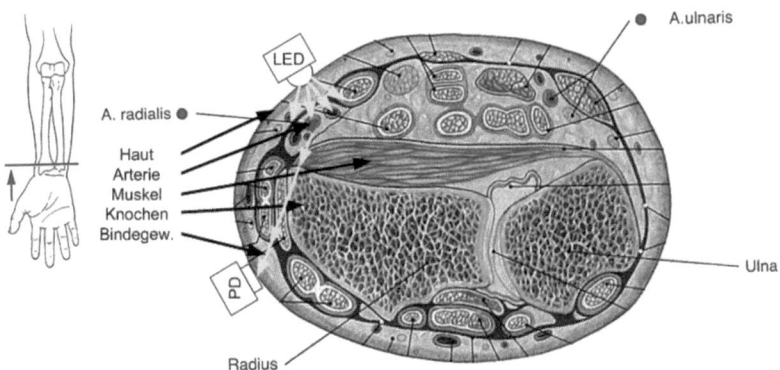

Abbildung 4.2 – Schnittbild Unterarm unmittelbar am Handgelenk (Schnittebene rot markiert) mit Lichtsignalpfad (gelbe Pfeile); (Quelle: Sobotta [2007] mit eigener Ergänzung)

Abbildung 4.2 zeigt die Unterarmanatomie am Handgelenk. Von außen nach innen werden als erste Näherung nachfolgende anatomische Objektgruppen unterschieden:

1. Hautschichten (Stratum Corneum (Hornhaut), Epidermis (Oberhaut), Corium (Lederhaut)

2. subkutanes Fettgewebe (mit kleinen arteriellen und venösen Gefäßen)

3. Muskel und Sehnenstränge (mit eingelagerten Nervensträngen, eingebettet in Fettgewebe)

4. Arterien (als signalgebendes Medium)

5. Knochen und Gelenkknorpel

Die beiden erstgenannten Kompartimente bilden die äußeren Begrenzungsschichten der Unterarmanatomie. Abbildung 4.2 zeigt die in Gelenksnähe dominierenden Knochenbereiche von Elle (Ulna) und Speiche (Radius) aber auch die darüberliegende Muskelschicht. Darüber findet sich eine inhomogene Anordnung von Muskel- und Sehnensträngen, Nervenbahnen und den beiden (rot eingefärbten) Hauptarterien Radialis und Ulnaris.

Um das PW-Signal zu erfassen, ist eine optische Durchstrahlung von zumindest einer dieser Hauptarterien erforderlich, welche gut geschützt im Gewebeinneren des Unterarms verlaufen. Die Hauptarterien treten umso näher an die Oberfläche, je näher man dem Handgelenk kommt, was die manuelle Druckabtastung ermöglicht. Abbildung 4.2 macht ferner deutlich, dass eine Reihe optisch inhomogener Medien mit ihren Grenzflächen im Signalpfad liegen. Daraus ergibt sich, dass für die Implementierung des optoelektronischen Systems

- die Kombination von Lichtquelle und -senke über eine ausreichende Sensitivität verfügen muss, um die inhomogene Gewebestrecke von mehreren Zentimetern zu durchdringen,

- die Lichtquelle unmittelbar an einer Arterie positioniert werden sollte, um eine Maximierung der Energieeinkopplung in die Arterie sicher zu stellen. Dies ist erforderlich, um maximal erreichbare transmittierte, pulsatile Anteile auf der Auskoppelseite empfangen zu können,

- Positionierung, Nutzsignalfindung, -ableitung und -identifikation die entscheidenden, technisch zu lösenden Herausforderungen darstellen.

Das Ziel des Sensorentwurfs ist die Entwicklung eines tragbaren Prototypen, der ein ausreichend großes Gebiet der Unterarmanatomie optisch durchstrahlen und messtechnische Untersuchungen ermöglichen kann. Dabei soll die manuelle Positionierung einfach sein und die Findung des optimalen Ableitkanals automatisch erfolgen.

4.2 Erste PPG-Sensor-Entwicklungen

Im Rahmen mehrjähriger Forschungs- und Entwicklungstätigkeit am Fraunhofer IIS wurden zwei Sensorprototypen zur PW-Ableitung am Unterarm entwickelt und validiert. Das als "Life Status Sensor" bezeichnete, remissiv aufgebaute PPG-Sensor-Labormuster markierte den Startpunkt für eigene Entwicklungen. Aufgrund der gewonnenen Erkenntnissse wurde ein erster transmissiv arbeitender PPG-Sensor entworfen und umgesetzt. Diese Arbeiten wurden vom Autor in leitender Verantwortung vorangetrieben. Die wesentlichen Entwicklungsschritte und Ergebnisse werden nachfolgend zusammengefasst.

4.2.1 Prototyp "Life Status Sensor"

Die mit dem Ziel eines "Life Status Sensor" motivierte Entwicklung hatte zum Ziel, den PW-Verlauf am Handgelenk zu erfassen. Die Umsetzung erfolgte mit einem für die Anwendung am Finger konzipierten, kommerziell verfügbaren Pulsoximetermodul in Verbindung mit einem optischen Remissions-Sensorelement.

Die gesamte Elektronik wurde dabei in ein textiles Armband integriert, welches das Remissions-Sensorelement (MORES, Firma CSIS, Erfurt), das OEM-Pulsoximetermodul (Nonin OEM III Pulsoximetriemodul, Nonin Medical, Inc., Plymouth, USA), ein Bluetooth-basiertes Funkmodul (BlueRS+I, Fa.

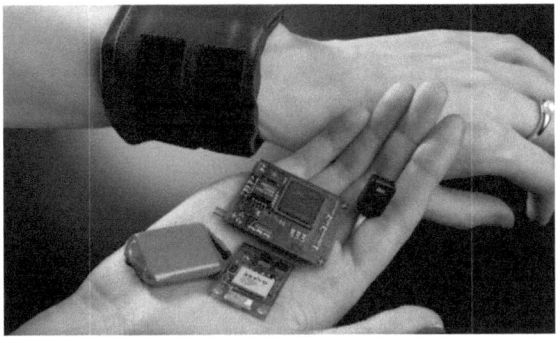

Abbildung 4.3 – Prototyp "Life Status Sensor" (Quelle: Fraunhofer IIS, Foto Kurt Fuchs)

Stollmann, Hamburg) sowie die Stromversorgung basierend auf einer Lithiumionenbatterie umfasst. Damit konnten die Signale als Rohdatenkurve erfasst werden und auf einem Notebook bzw. Handheld-PC angezeigt und abgespeichert werden.

Während an der Fingerbeere mit diesem Sensor PW-Signale mit guter bis mittlerer Qualität abgeleitet werden konnten, war die Findung und Verfolgung des PW-Signal am Unterarm damit nur sehr eingeschränkt möglich. Das manuelle Finden des Nutzsignals war durch versuchsweises, manuelles Positionieren des Sensorbands am Handgelenk sehr anspruchsvoll. Der optisch rückgestreute PPG-Nutzsignal-Anteil erwies sich generell als schwach, nur punktuell ableitbar und bei manchen Probanden gänzlich nicht zu erfassen. Auch kleine, unwillkürliche Finger- oder Handbewegungen führten zu erheblichen Störungen und Signalverlust. Es dauerte oft länger als $60s$, bis nach spontanem Signalverlust ein erneutes Finden des PW-Signals realisiert werden konnte.

Diese Ausgangslage motivierte eigene Forschungsanstrengungen. Testmessungen ergaben, dass das Signalrauschverhältnis der Remissionssensoren dem der transmissiven Sensorik unterlegen ist. Die relativ schwache Reflektionskomponente der arteriellen Pulsmodulation scheint von den starken Anteilen der Gewebeschichten oberhalb der Arterie überdeckt zu werden. Aufgrund dieser Erfahrungen wurde die Remissionssensorvariante nicht mehr weiterverfolgt.

4.2.2 Prototyp "Wrist-Pleth-V1"

Im zweiten Schritt wurde ein für die Anwendung am Handgelenk angepasster Photoplethysmograph (Wrist-Pleth-V1) als dediziertes Sensormodul entwickelt. Wesentliche Entwicklungsziele dabei waren die Erhöhung der Sensitivität der Sensoreingangsstufe und die einfache Reproduzierbarkeit der PW-Erfassung. Durch die Verfügbarkeit von Hochleistungs-LED konnte hier ein erster Prototyp basierend auf dem Transmissionsprinzip aufgebaut werden, dessen Signalqualität deutlich erhöht war.

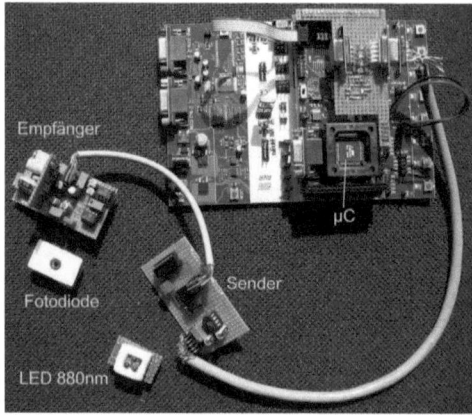
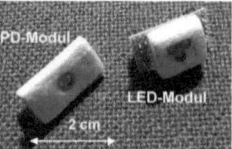

Abbildung 4.4 – Prototyp "Wristpleth V1.0"; linkes Teilbild: Systembaugruppe mit Sender-, Empfänger-Platinen sowie LED- und PD-Trägern, rechtes Teilbild: PD- und LED-Träger in vergrößerter Darstellung (Quelle: Fraunhofer IIS)

Abbildung 4.4 zeigt links das Gesamtsystem mit dem Evaluierungsboard des Mikrocontrollers, wobei die Ansteuerung der LED und PD auf getrennten, kleinformatigen Lochrasterplatinen aufgebaut waren, die am Arm befestigt wurden. Als Träger der optoelektronischen Bauelemente wurden zusätzliche Lochrasterplatinen (Abbildung 4.4, rechts) verwendet.

Die Ansteuerung der in Reihe geschalteten drei LEDs erfolgte im simultanen Pulsbetrieb mit schnell schaltenden MOSFET-Bauelementen, die Peak-Ströme von bis zu $2\,A$ bei Pulsbreiten von $50\,\mu sec$ erlaubten, wobei die Intensität durch ein pulsweitenmoduliertes Signal vom Mikrocontroller gesteuert wurde.

Die Signalgewinnung des PD-Signals erfolgte mithilfe einer Transimpedanzwandlerstufe, Vorverstärker und Spitzenwertgleichrichter, Offset- und Signalbegrenzerregelung, Anti-Aliasing-Tiefpassfilterung und Analog-Digital-Umsetzer, der im Mikrocontroller integriert ist.

Damit konnte mit der optisch-transmissiven Sensormethode die Ableitung des PW-Signals erstmals experimentell gezeigt werden.

Abbildung 4.5 zeigt ein am Oszilloskop visualisiertes PW-Rohsignal. Mit dem Prototypen konnten erste Messungen an Probanden durchgeführt und Erkenntnisse für eine verbesserte Sensorentwicklung gewonnen werden.

Sensorapplikation und -aufbau erwiesen sich als wenig komfortabel. Die Versorgungsspannung von 15 V ebenso wie die Leistungsaufnahme waren jenseits einer für den Batteriebetrieb akzeptablen Grenze.

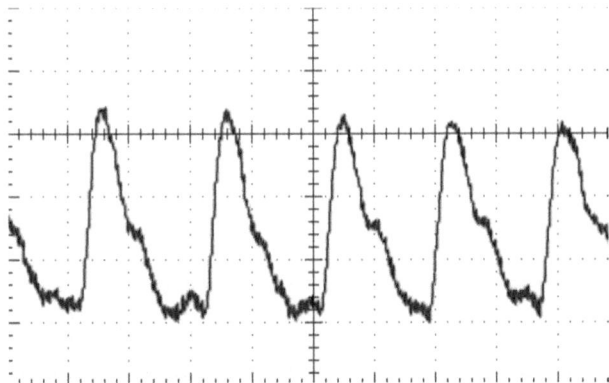

Abbildung 4.5 – PW-Signalbeispiel abgeleitet am Unterarm mit dem ersten optisch-transmissiven Labormuster (Ordinate: PD-Signal [0,5 V/SKE], Abszisse: Zeit [0,4 sec/SKE])

4.3 Systemanforderungen

Anhand der Erkenntnisse aus "Wrist-Pleth-V1" konnten die Anforderungen an das Sensorsystem, vor allem an die optoelektronischen Komponenten passgenauer spezifiziert werden.

Auf eine erschöpfende Anforderungsanalyse gemäß Medizinproduktegesetz (MPG) wird mit Ausnahme des Strahlenschutzes verzichtet, da es sich um einen Forschungsprototypen handelt. Für die Messungen an Probanden wurde eine Risikobewertung durchgeführt und die elektrische und mechanische Sicherheit anhand von Messungen verifiziert.

4.3.1 Lichtquelle

Aufgrund der dominanten Streueigenschaften biologischen Gewebes (vgl. Kapitel 6.1), bedingt durch die Anwesenheit von Knochen, Muskeln/Sehnen, Haut und Bindegewebe, Nervenbahnen und Gefäßen in der Durchstrahlungsrichtung findet eine Strahlaufweitung und Dämpfung statt. Hinzu kommt, dass die geometrische Ausdehnung der Arterien im Unterarmbereich (Innendurchmesser $1,5 - 4,5\,mm$) relativ klein ist, gegenüber der Armgeometrie ($35 - 55\,mm$), sowie der Anordnung von Lichtquelle und Photoempfänger. Daher steht an der Empfängerdiode nur ein Bruchteil des Modulations- und Nutzsignals für die Auswertung zur Verfügung.

Dies führt zu folgenden Anforderungen:

- Der Abstrahlwinkel der Lichtquelle sollte klein sein, die Bauform maximal im Bereich von $2 - 5\,mm$ Kantenlänge. Für den Fall, dass die Intensität einer Quelle nicht ausreicht, muss ihre Bauform so kompakt sein, dass mehrere Einheiten dicht nebeneinander angeordnet werden können, um eine größere Fläche zu bestrahlen.

- Um massive Reflexionen an der Hautoberfläche (bzw. auch Störeinkopplungen von Fremdlicht auf der Auskoppelseite) zu vermeiden, muss der Einstrahl- bzw. Abstrahlwinkel geeignet zur Hautoberfläche gewählt werden. Der optische Übergang Luft/Gewebe hat den mit Abstand höchsten Reflexionsfaktor und damit einen dominierenden Einfluss auf die Signalqualität.

- Die Wahl der Wellenlänge ist von der Anwendung abhängig:

  - Steht im Vordergrund die stabile Erfassung der PW als Pulskontur, so ist eine Wellenlänge vorzuziehen, bei der die Absorption unabhängig von der Blutsauerstoffsättigung ist. Dies ist beispielsweise für $\lambda = 800\,nm$ am sogenannten isosbestischen[1] Punkt (vgl. Abbildung 2.11 auf Seite 34) der Fall.

  - Soll hingegen ein pulsoximetrisches System realisiert werden, dann sind die Wellenlängen zu wählen, bei denen die Werte der Absorptionskoeffizienten von Hämoglobin und Oxyhämoglobin möglichst weit auseinander liegen, wie dies bei $635\,nm$ und $950\,nm$ der Fall ist. Diese Wellenlängen wurden für die Prototypentwicklung gewählt.

- Der Strahlenschutz gibt Grenzwerte für die Bestrahlung von Licht auf menschliches Gewebe vor, die zu beachten sind. Die Photonenenergie von Licht im Bereich von $100 - 1000\,nm$ ist zu gering $(1,59 - 3,26\,eV)$, um ionisierend zu wirken. Strahlung mit Wellenlängen bis ca. $550\,nm$ kann teilweise kovalente Molekülbindungen und bis ca. $660\,nm$ instabile ionische Bindungen lösen[23]. Für den gewählten Wellenlängenbereich zwischen $635\,nm$ und $950\,nm$ ist der strahlenschutzrelevante Effekt die Umwandlung der Strahlungsenergie in Wärme, deren Wirkung durch Temperaturerhöhung messbar wird (vgl. hierzu Unterabschnitt 4.3.3 auf Seite 54).

Aus den Eigenschaften der optischen Strecke ergeben sich nachfolgende Anforderungen an die Lichtquelle:

- geringer Abstrahlwinkel

- kompakte Bauform

- ausreichende Intensität zur Durchdringung der Gewebsbereiche

- hohe Impulsspitzen zur Durchdringung des Gewebes von mehreren Zentimetern

---

[1] Isosbestischer Punkt (von griechisch iso "gleich" und sbesis "Auslöschung")

[2] Ionisieren bedeutet Herauslösen von Elektronen aus Atomen bzw. Molekülen, erfordert hohe Energien von $4,5 - 25\,eV$ und ist nicht vergleichbar mit dem Lösen einer eher instabilen Ionenbindung bei Molekülen.

[3] Quelle Reidenbach et al. [2005], S.8

- kurze Impulse und kleines Tastverhältnis zur Reduktion von Verlustleistung und Wärmeeintrag ins Gewebe

- pulsoximetrisch nutzbare Hauptwellenlängen mit schmalbandigem Spektrum
($635\,nm$, $950\,nm$)

- Einhaltung der zulässigen Grenzwerte des Strahlenschutzes für sichtbare und infrarote Strahlung

Aufgrund der Anforderungen hinsichtlich Bauform und Lichtleistung kommen lichtemittierende Dioden (LED) sowie Laserdioden (LD) in Betracht, deren Eignung anhand verfügbarer Komponenten nachfolgend validiert werden.

LED als Sensor-Lichtquelle

Eine LED emittiert inkohärente Strahlung. Es liegt spontane Emission vor, wobei die Wellenlänge der Strahlung durch die Differenz der Energieniveaus zwischen Leitungs- und Valenzband bestimmt wird. Der Wirkungsgrad einer LED ist geringer als der einer Laserdiode und erreicht über 30%, insbesondere im IR-Bereich. Zwischen der optischen Leistung P und dem Strom I besteht ein annähernd linearer Zusammenhang. Die Spezifikationsdaten verwendbarer Komponenten zeigt Tabelle (B.3) im Anhang.

Der maximale Dauerdurchlassstrom beträgt $1000\,mA$ für infrarote und $400\,mA$ für rote LED-Komponenten. Für die vorliegende Anwendung entscheidend ist die Impulsleistung. Bei kleinem Tastverhältnis können sowohl Rot- als auch Infrarot-LEDs mit Stromstärken von $1000\,mA$ und mehr betrieben werden.

Die Öffnungswinkel schwanken zwischen 10 und $60\,Grad$. Kleinere Öffnungswinkel zur Strahlbündelung verbessern die Transmissionsleistung. Die typischen Anstiegszeiten liegen bei $10 - 40\,nsec$ und erlauben daher Impulszeiten unter $1\,\mu sec$. Die Prototypen wurde mit Impulsbreiten von minimal $10\,\mu sec$ und typisch $20\,\mu sec$ betrieben.

Laserdioden als Sensor-Lichtquelle

Im Gegensatz zur spontanen Emission bei der LED wird beim Laser (Light Amplification by Stimulated Emission of Radiation) die Emission der Photonen gezielt stimuliert. Laser bestehen immer aus einem optisch-aktiven Medium, in dem die Strahlung erzeugt wird, und einem optischen Resonator zur Verstärkung. Dieser besteht im einfachsten Fall aus zwei parallel angeordneten (teildurchlässigen), ebenen Reflektoren — einem Fabry-Perot Interferometer. Die Eigenschaften (Frequenz, Phase, Polarisation, Ausbreitungsrichtung) des erzeugten und des stimulierenden Photons sind identisch — die Strahlung ist kohärent. Sehr schmale Lichtstrahlbündel und damit eine sehr starke Richtwirkung sind damit erzielbar. Tabelle 4.1 zeigt wesentliche Vergleichsparameter.

Eigenschaft	LED	Laser
Spektrale Bandbreite	$25 - 100\,nm$	$10 - 5\,nm$
Modulationsbandbreite	$10\,kHz - 100\,MHz$	$10\,MHz - 100\,GHz$
Wirkungsgrad	$0,3$	$0,3 - 0,8$
Kosten	niedrig	deutlich höher

Tabelle 4.1 – Vergleichsgrößen LED-Laser

Laserdioden sind als Sensorlichtquellen durchaus geeignet. Sie bieten neben einer größeren Schmalbandigkeit, einen höheren Wirkungsgrad, eine bessere Strahlfokussierung und Strahlleistungsdichte pro Raumwinkel. Letzteres ist für die Unterarmabtastung nur dann relevant, wenn eine optimale Ausrichtung von Quelle und Empfänger entlang einer geraden optischen Achse möglich ist, was sich am Unterarm als schwierig erweist.

Andererseits gelten höhere Sicherheitsanforderungen und der Laserschutz gestaltet sich bei einem laientauglichen Gerät schwierig, da der Gefahr einer Augenlichtschädigung durch unsachgemäßen Gebrauch nur lückenhaft bzw. unter aufwendigen Sicherheitsmaßnahmen begegnet werden kann[4]. Für Medizingeräte, die nur von fachkundigem Personal bedient werden, wären Laserlichtquellen eine Alternative.

Da bei der vorliegenden Aufgabenstellung die Laienanwendung avisiert ist und LED-Elemente bei kompakter Bauform und ausreichender Leistung verfügbar sowie kostengünstiger sind, fiel die Entscheidung zugunsten der LED-Bauelemente als Lichtquellen für den Prototypenentwurf.

4.3.2   Photoempfängerzweig

Zur effektiven Detektion des ausgekoppelten Lichtes muss die spektrale Empfindlichkeit des Detektors an das Spektrum der Lichtquelle angepasst sein. Um eine kurze Einschaltzeit realisieren zu können, sind kurze Anstiegszeiten auch im Detektor erforderlich. Weiterhin ist eine Verwendung von Detektoren mit flächiger Sensitivität von Vorteil, da das relativ konzentriert eingestrahlte Licht innerhalb des Gewebes stark gestreut wird.

Optische Abtastung

Die von der Lichtquelle ausgesendeten Pulse durchdringen das Gewebe und werden dabei in ihrer Intensität gedämpft. Anschließend werden sie vom Detektor aufgenommen. Dabei überlagern sich mehrere Prozesse.

1. Einstreuung von Fremdlicht durch die Gewebeumgebung

Die Einstreuung von optischen Störsignalanteilen sind von den Umgebungslichtbedingungen sowie der Transparenz der Gewebeschichten abhängig. Eine

---

[4] Elter [2001] berichtet von $5 - 100\,mW$ erforderlicher Laserleistung für die Flussmessung

optische Abschirmung ist nur begrenzt möglich, da Oberflächenbereiche des Unterarmgewebes lichtundurchlässig isoliert werden müsste, was dem Tragekomfort entgegenwirkt.

2. Dämpfung der eingestrahlten Intensität durch die zeitlich konstanten Gewebeschichten

Dieser Prozess findet im die Arterie umgebenden Gewebe mit zeitlich konstanten Dämpfungseigenschaften statt. Er bewirkt, sofern keine Bewegung im Messbereich stattfindet, eine zeitlich konstante Dämpfung der eingestrahlten Intensität.

3. Dämpfung durch das Blutgefäß

Der für die PW-Signalgebung essentielle Prozess findet ausschließlich in den Arterien statt[5] und verursacht, aufgrund der zeitlichen Veränderung des Gefäßquerschnittes durch die Ausbreitung der PW, eine zeitlich veränderliche Dämpfung der Lichtintensität im Messbereich. Ist die Ausdehnung des Blutgefäßes maximal, wird die Lichtintensität maximal gedämpft. Die Signalamplitude am Detektorausgang nimmt dementsprechend ein Minimum ein.[6]

Verarbeitung des Detektorsignals

Das Detektorsignal enthält die Superposition aller Signalanteile, die durch Signalverarbeitung getrennt werden müssen. Die Verarbeitung des Detektorsignals stellt eine Doppelabtastung dar. Das Grundsignal der PD, bei ausgeschalteter LED, setzt sich aus Fremdlichteinstreuung und Rauschen zusammen. Diesem Grundsignal werden zu den LED-ON-Zeitpunkten die transmittierten Spitzenintensitäten überlagert, die durch die LED-Lichtpulse hervorgerufen werden.

In der ersten Stufe der Signalverarbeitung werden durch Abtastung der Spitzen-Intensitäten zu den LED-ON-Zeitpunkten die Stützstellen des Transmissionssignals ermittelt, was einer Unterabtastung entspricht. Nach Glättung und Tiefpassfilterung stellt das so gewonnene Transmissionssignal die Überlagerung eines Anteils konstanter Intensität (Gleichanteil, DC) mit einem zeitvariablen Anteil (Wechselanteil, AC) dar. Zur Anzeige der PW-Kurve wird der Gleichanteil eliminiert, zur Berechnung der Sauerstoffsättigung, welche die Berechnung des sogenannten Ratios[7] erfordert, wird er ausgewertet. Schaltungstechnisch werden in der Regel DC und AC-Anteile separaten AD-Umsetzern zugeführt.

---

[5] Abgesehen von sehr geringen Beiträgen kleinster arterieller Blutgefäße in den Hautschichten.

[6] Folglich stellt das optisch gewonnene PW-Signal bei seiner Ableitung am Handgelenk bezüglich der Druckwellenkurve das invertierte Signal dar. Zur besseren Vergleichbarkeit, wird es in der Regel invertiert dargestellt.

[7] Vgl. Kapitel 2.5

4.3.3 Strahlenschutz

Aufgrund der erforderlichen beträchtlichen Impulsleistung der Sensorprototypen wurden die Strahlenschutzvorgaben gesichtet und ihre Einhaltung überprüft.

Wesentlich ist die im Jahre 2010 in geltendes nationales Recht in Deutschland überführte EU-RICHTLINIE 2006/25/EG/[EU- Parlament, 2006-04][8]. Sie enthält Mindestvorschriften zum Schutz von Sicherheit und Gesundheit der Arbeitnehmer vor der Gefährdung durch physikalische Einwirkungen[9] mit europaweiter Geltung.

Frühere Festlegungen der maximal zulässigen Strahlungsgrenzwerte (BAUA [2005], FMET [2004] mit Erläuterungen in FMET [2004]) wurden damit abgelöst und die Gleichbehandlung der inkohärenten Strahlung der LED-Quellen mit der kohärenten Strahlung der Laser, die in BGI [2003] festgelegt ist, wird in der neuen Richtlinie nicht mehr verfolgt. Differenzierte Regeln, die die Parameter Wellenlänge, Intensitäten und Pulscharakteristik berücksichtigen, kommen stattdessen zur Anwendung.

Der Expositionsgrenzwert ist der maximal zulässige Wert für die Einwirkung optischer Strahlung auf die Augen oder die Haut. Im vorliegenden Spektralbereich sind ausschließlich thermische Effekte prüfungsrelevant. Dabei wird die Einwirkung auf das Auge, als das empfindlichere Organ, betrachtet.

Zur vereinfachten Berechnung der Expositionsgrenzwerte für nicht klassifizierte LEDs wird auf Anhang 5 der der FMET (sowie ergänzend auch auf die BG-Information "Betrieb von Lasereinrichtungen" BGI) verwiesen.

Weitere Details sowie die messtechnische Verifikation der Strahlenschutz-Grenzwert-Konformität sind in den Abschnitten D.2 bzw. D.2 im Anhang dokumentiert.

4.4 Mehrkanal-Sensor

Um die in Abschnitt 4.3 definierten Anforderungen erfüllen zu können, wurde ein mehrkanaliger PPG-Sensorprototyp (MKS) entwickelt und prototypisch implementiert.

1. Dessen Systemaufbau, Einzelkomponenten und Gerätekonzept werden nachfolgend dargestellt.

2. Um eine manuelle Suche des besten Ableitorts für das PW-Signal am Unterarm durchführen zu können, wurde mit einem zweiten Baugruppensatz des MKS zusätzlich ein Einkanalsensor-Prototyp (EKS) entwickelt. Dieser wird in Unterabschnitt 4.5 beschrieben.

3. Für Messungen der transmittierten optischen Gesamtintensitäten war der Aufbau eines Labormessplatzes erforderlich, der in Unterabschnitt 4.6 skizziert wird.

---

[8] 19. Einzelrichtlinie im Sinne des Artikels 16 Absatz 1 der Richtlinie 89/391/EWG
[9] Künstliche optische Strahlung

4.4.1 Systemaufbau

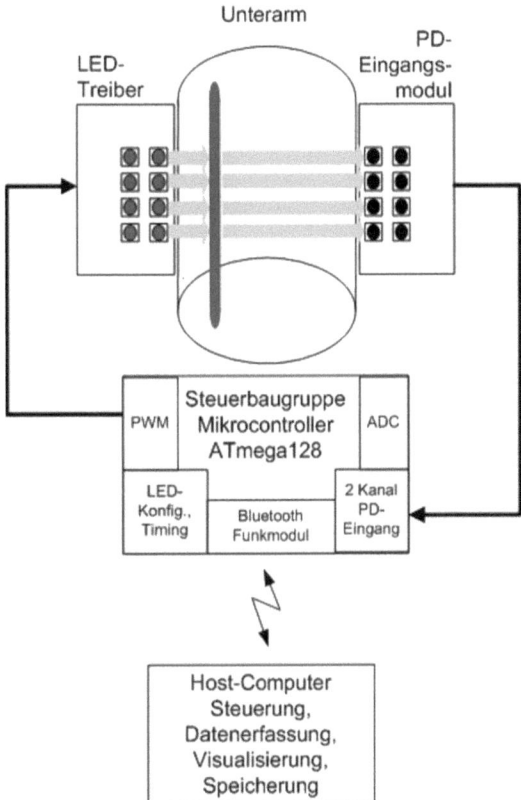

Abbildung 4.6 – Blockschaltbild des MKS-Prototypen

Unter Sensorsystementwurf wird gemäß Abbildung 4.6 ein optoelektronisches System verstanden, welches als

1. zentrales Steuerungselement einen Mikrocontroller besitzt, der Ablaufsteuerung, Aktivierung der LED, Erfassen und Digitalisieren der PD-Signale sowie die Signalbewertung durchführt und die Kommunikation mit dem Host-PC steuert,

2. Lichtquelle eine zweizeilige Anordnung von je 4 LED-Elementen vorsieht, die sequentiell angesteuert werden können,

3. Photoempfänger ebenfalls eine zweizeilige Anordnung von je 4 PD-Elementen vorsieht, von denen jeweils zwei zeitgleich ausgelesen werden können,

4. Kommunikationsschnittstelle für die Sensordatenübertragung eine serielle Schnittstelle bereitstellt, die als drahtlose Verbindung (Bluetooth-Modul) ausgeführt ist,

5. im Batterie- und Netzbetrieb arbeiten kann.

Die Messdaten werden über die serielle Schnittstelle einem Industrie-PC zur Verfügung gestellt, der Speicherung, Visualisierung und Auswertung ermöglicht. Die Schaltung (vgl. Abbildung 4.6) selbst ist in drei Moduln geteilt, um kurze Signalwege und eine gute Signaltrennung zu erreichen:

- LED-Treibermodul,

- PD-Modul sowie die

- Hauptplatine mit dem Mikrocontroller.

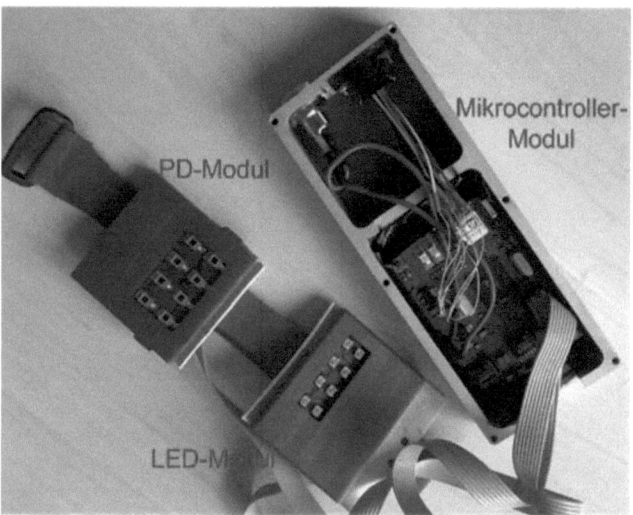

Abbildung 4.7 – Prototyp MKS mit LED-Modul (Mitte unten), PD-Modul (links oben) und Auswerteelektronik (rechts)

Das LED-Treiber-Modul und PD-Modul sind in eigenen Kunststoffgehäusen gekapselt, die von einem Armband direkt am Unterarm fixiert werden können (Abbildung 4.7 unten links). Beide sind über Kabel mit der Hauptplatine verbunden (Separates Gehäuse in Abbildung 4.7 oben rechts), welches mit zwei elastischen Bändern ebenfalls am Unterarm befestigt wird. Solange man im Bluetooth-Sende-/Empfangsbereich des Empfangs-PCs bleibt, kann der Sensor mobil betrieben werden. Anstelle eines Empfangs-PCs kann auch ein Smartphone verwendet werden, welches einen größeren Mobilitätsradius ermöglicht.

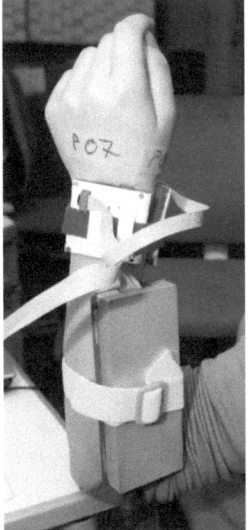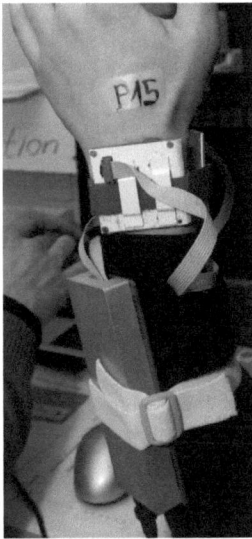

Abbildung 4.8 – MKS-Applikation am Unterarm

Die Abbildung 4.8 zeigt den am Arm fixierten Sensorprototypen, jeweils bei einem weiblichen und männlichen Probanden. Die Moduln werden nachfolgend beschrieben. Im Vordergrund ist jeweils das Photodiodenmodul (weiße Kunststoffgehäuseabdeckung) zu sehen, während das LED-Modul an der Unterarm-Unterseite angebracht ist und nur die seitliche Begrenzung erkennbar ist. Die Auswerteelektronik ist mit einem separaten, flexiblen Gummiband ebenfalls am Unterarm fixiert.

4.4.2 Mikrocontroller-Modul

Die Mikrocontroller-Hauptplatine stellt Bausteine und Schnittstellen für die Ansteuerung des LED-Moduls und die Signalerfassung des PD-Moduls bereit. Vor Digitalisierung der Eingangssignale erfolgt eine hardwarebasierte Tiefpassfilterung. Neben dem Bluetooth-Kommunikationsmodul befinden sich hier auch Spannungswandler für die Komponenten. Der verwendete Mikrocontroller ATMEGA128 wurde aufgrund des günstigen Verhältnisses von Rechenleistung und Energieverbrauch, aufgrund der Ausstattung mit pulsweitenmodulierbaren, digitalen Ausgangskanälen sowie mehreren AD-Eingangskanälen ausgewählt. Der Schaltplan findet sich in Anhang D.3.

4.4.3 Ansteuerung der Lichtquelle

Zur Ansteuerung der Lichtquelle bieten sich prinzipiell zwei Betriebsmodi an, nämlich der Betrieb mit einem kontinuierlichen Strom und der pulsweitenmodulierte Betrieb. Bereits die ersten Laborversuche jedoch zeigten, dass

• die für die Durchstrahlung des Handgelenksquerschnitts erforderliche optische Leistungsdichte um etwa zwei Größenordnungen über dem Leistungspegel handelsüblicher, zumeist in Fingerclips verwendeter LED-Komponenten liegen und

• dass die erforderliche Stromaufnahme der LED im kontinuierlichen Betrieb zu nicht akzeptabler Wärmeabstrahlung bei dennoch mäßiger Signalqualität führt.

Aus Rücksicht auf die Wärmebelastung aber auch aufgrund der Anforderungen des mobilen Betriebs kommt daher nur der gepulste Betriebsmodus in Betracht. Er erlaubt den Betrieb mit Strompulsen im Bereich $1000 - 2000\,mA$ bei kurzer Pulsdauer und energieeffizientem Taktverhältnis. Da die Lichtintensität proportional zur Stromaufnahme zunimmt, ist um eine gute optische Durchdringung des Unterarmgewebes zu erreichen, eine möglichst hohe Stromstärke anzustreben.

Bauteil-bedingte Grenzen

Aufgrund der einfachen Erzeugung werden rechteckförmige Impulse zur LED-Ansteuerung verwendet. Damit kann ausreichend Energie in kurzer Zeit in die LED transportiert werden. Flankensteilheit und Dauer dieser Impulse werden begrenzt durch Schaltung und Kennlinien der verwendeten Bauelemente. Insbesondere die parasitäre Kapazität der LED sowie die Gatekapazität des MOSFET-Schalttransistors spielen hier eine Rolle. Da Anstiegszeiten derartiger Bauelemente deutlich unter $t_a < 100\,ns$ liegen, kann eine minimale Einschaltzeit von $T_{on} < 1\,\mu sec$ erreicht werden. Damit lassen sich kurze, energieeffiziente Ansteuerimpulse realisieren.

LED-Pulswiederholfrequenz

Die minimale Frequenz der LED-Pulse, die das transmittierende Lichtsignal erzeugen, welches eine optische Abtastung des PW-Signals bewirkt, muss dem Abtasttheorem von Nyquist entsprechend mindestens doppelt so groß sein wie die maximale, im PW-Signal auftretende Nutzfrequenz. Daher ist zunächst die maximale Nutzfrequenz des PW-Signals zu bestimmen.

Diese wird auf die spätere Anwendung angepasst. Obwohl das Nutzsignalspektrum der PW-Kurve kaum signifikante Signalleistungen oberhalb von 6Hz aufweist, werden in der Pulsoximetrie Abtastraten von $25\,Hz \le f_a \le 100\,Hz$ als typisch gewählt. Die Erfassung der PW-Laufzeit erfordert eine möglichst exakte Spitzenwert- bzw. Fußpunkterkennung, womit höhere Abtastraten bis zu $f_a = 250\,Hz$ gerechtfertigt werden.

Die untere Grenzfrequenz der PW kann im Einklang mit medizintechnischen Normen mit $0,5\,Hz$ ($30\,bpm$) festgelegt werden. Soll der Blutsauerstoffsättigungswert aus den Intensitätsverhältnissen zweier Wellenlängen erfassbar sein, ist die Erfassung des Gleichanteils, d.h. eine Grundfrequenz von $0\,Hz$ festzulegen.

Nimmt man die auf der vorherigen Seite ermittelte, minimale Abtastpulsdauer von $t_{pmin} \approx 1\,\mu sec$ als Grenzwert und definiert aufgrund der vorgenannten Betrachtungen die Abtastrate des Nutzsignals auf $f_a = 250\,Hz$ mit $T = 4\,msec$ dann kann ein minimales Tastverhältnis von $T_V = \frac{T_{pnmin}}{T} = 0,00025$ erreicht werden. Allerdings stellt die Realisierung eines derart kleinen Tastverhältnisses hohe Anforderungen an die zeitsynchrone Abtastung der nur $1\mu sec$-langen Einschaltphasen des PD-Signals. Soll bei direkter Digitalisierung mehr als nur ein Abtastwert pro t_p-Phase verfügbar sein, so müsste mit einer Abtastfrequenz im einstelligen MHz-Bereich gearbeitet werden.

Maximale LED-Einschaltzeit

Die maximal erlaubte LED-Einschaltzeit wird bei gegebener Stromstärke durch das Tastverhältnis nach oben begrenzt. Um unterschiedlichen Tastverhältnissen gerecht zu werden, wird ein Grenzkennlinienfeld für den LED-Typ angegeben, das bei gegebener Stromstärke eine maximale Pulsdauer spezifiziert.

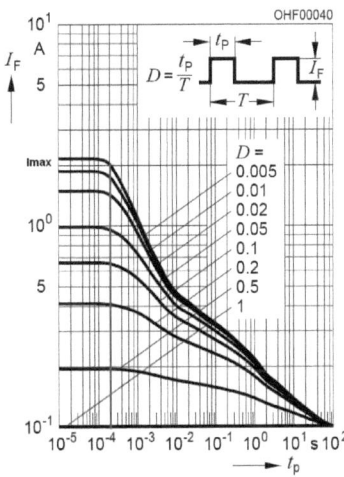

Abbildung 4.9 – Pulslänge in Abhängigkeit von $I < I_{max}$ und Tastverhältnis D (Quelle: OSRAM Semiconductors [2005, S. 5])

Abbildung 4.9 zeigt am Beispiel der LED SFH4209 auf der Abszisse die Pulsdauer und der Ordinate die Stromstärke. Die Kurven repräsentieren die

Grenzlinien bei gegebenem Tastverhältnis. Der zulässige Betrieb ist unterhalb der zugehörigen Kurve spezifiziert, bewegt man sich im oberen Bereich, ist mit irreparablen Schäden der LED zu rechnen. Die oberste Kurve bezeichnet das kleinste Tastverhältnis für $D = 0.005$. Bei maximal zulässigem Strom $I_{max} \approx 2.0\,A$ (vgl. den dicken senkrechten Strich in Abbildung 4.9) beträgt die maximale Pulsdauer von $t_{pmax} \approx 200\,\mu sec$ bei $T_{min} = 40\,msec$ Ausschaltzeit.

Wie durch Messungen verifiziert, liegt die Pulsanstiegszeit der LEDs (und auch der PD, vgl. 4.2) zwar unter $100\,nsec$, doch muss beim Abschalten noch eine Ausschwingzeit von etwa $2\,\mu sec$ abwartet werden, bis das Signal stabil auf Null liegt, was aufgrund der um ein bis zwei Größenordnungen längeren T_{OFF}-Phasen unkritisch ist.

Im rechten Teilbild von Abbildung 4.13 auf Seite 65 kann dieser Ausschwingvorgang anhand der gelben Kurve, die den LED-Stromverlauf anzeigt, nachvollzogen werden. Das linke Teilbild von Abbildung 4.13 auf Seite 65 zeigt das Tastverhältnis anhand einer LED-Strompuls-Folge. Die systembedingte Untergrenze für t_p wird daher neben den Anstiegszeiten von LED und PD auch durch die Performanz des Auswertezweigs bestimmt.

LED-Treibermodul

Der Mikrocontroller aktiviert die LED-Elemente im Zeitmultiplex über DA-Ausgänge, die selbst auf maximal $40\,mA$ Ausgangsstrom begrenzt sind. Daher war eine Treiberschaltung mit einem schnell schaltenden Leistungstransistor (MOSFET) erforderlich, die Pulsbreiten von $\geq 1\,\mu sec$ erlaubt. Dieser erhält das t_p-Signal direkt vom Mikrocontroller.

Zur Strombegrenzung wurde ein im Drain-Zweig liegender, weiterer MOSFET eingesetzt. Der Maximalstrom (und damit die abgestrahlte Intensität) des aktivierten LED-Zweigs wird über eine konstante Gate-Spannung eingestellt, die von einem digitalen Potentiometer erzeugt und deren Sollwert vom Mikrocontroller vorgegeben wird. Damit wurde auch der zu aktivierende LED-Kanal selektiert.

Aufgrund der Entkopplung von Puls-Timing-Vorgabe und Strombegrenzung waren flankensteile Pulse bei einstellbarer Stromstärke möglich[10].

4.4.4   Photoelektrischer Eingangszweig

Wesentliche Anforderung des Entwurfs sind eine an den Lichtsender angepasste Anstiegsgeschwindigkeit des Empfängers sowie eine ausreichende Empfindlichkeit. Zur Auswahl stehen grundsätzlich Photowiderstand, -Phototransistor und PD.

Photowiderstand

Der Photowiderstand kommt aus zwei Gründen nicht in Frage:

---

[10] Schaltplan siehe Anhang D.3.2.

1. Die maximale spektrale Empfindlichkeit handelsüblicher photoresistiver Bauelemente liegt bei Wellenlängen zwischen $500nm$ und $600nm$ und damit außerhalb des avisierten Wellenlängenspektrums.

2. Die Schaltzeiten der Photowiderstände von $25-50\,msec$ sind für avisierte kurze Pulszyklen im einstelligen Mikrosekundenbereich zu lang. Typische Anstiegszeiten handelsüblicher LEDs im sichtbaren Bereich liegen bei ca. $10-50\,nsec$.

Phototransistoren

Phototransistoren sind in der Regel etwas lichtempfindlicher als PD. Allerdings zeigen PD deutlich kürzere Flankenanstiegs- und -abfallzeiten. Bei den untersuchten Bauelementen zeigten PD gegenüber Phototransistoren eine bis zu 10-fach bessere Dynamik.

Aus diesen Gründen wurde die weitere Validierung auf PD beschränkt.

Photodioden

Gemäß den unter Abschnitt 4.3 definierten Systemvorgaben, wurden für die Prototypentwicklung nachfolgende PDen in die engere Auswahl genommen:

- Siemens Silizium-PIN-PD BPX 61

- Vishay Silizium-PIN-PD BP 104

- Siemens Silizium-PIN-PD mit Tageslichtsperrfilter SFH 205F

Einen Überblick über die zugehörigen spektralen Empfindlichkeiten gibt Abbildung 4.10.

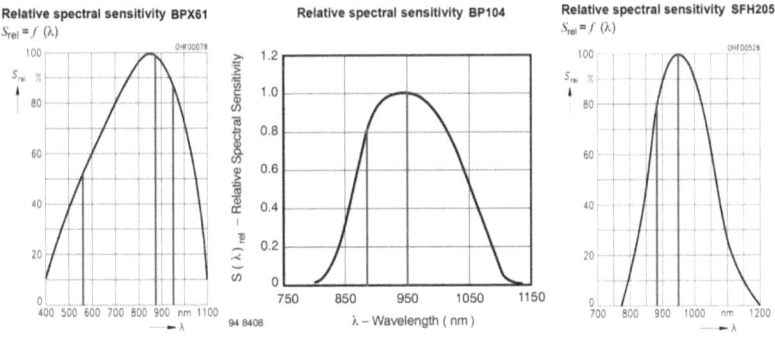

Abbildung 4.10 – Spektrale Empfindlichkeit ausgewählter Photodioden (Quelle Datenblätter BPX61, S. 4, BP104, S.4, SFH205F, S.4, OSRAM Opto Semiconductors GmbH, Regensburg 2009)

Darin sind mit dicken, senkrechten Linien die Wellenlängen der infrage kommenden LED eingezeichnet, bei denen deren abgestrahlte Intensität am höchsten ist. Hier zeigt sich, dass nur der Typ BPX61 auch den roten Spektralbereich abdeckt, die beiden anderen sind nur im IR-Bereich sensitiv. Diese wurde auch für die Schaltung verwendet.

Die spektralen Empfindlichkeiten sowie die Anstiegs- und Abfallzeiten zeigt Tabelle 4.2. Darin ist mit E_e die Beleuchtungsstärke, mit V_R die Sperrspannung (reverse voltage) und mit λ die Wellenlänge des beim Ermitteln der Werte verwendeten Lichtes bezeichnet.

Photodioden	Testbedingungen	Spektrale Empfind- lichkeit	Anstiegszeit (rise time)	Abfallzeit (fall time)
BPX61	Standard light A $V_R = 5\,V$	$70\,nA/lx$	$20\,nsec$	$20\,nsec$
BP104	$E_e = 1\,mW/cm^2$ $\lambda = 950\,nm,$ $V_R = 5\,V$	$45\,\mu A/lx$	$100\,nsec$	$100\,nsec$
SFH205	$E_e = 1\,mW/cm^2$ $\lambda = 950\,nm,$ $V_R = 5\,V$	$60\,\mu A/lx$	$20\,nsec$	$20\,nsec$

Tabelle 4.2 – Spektrale Empfindlichkeit und Schaltzeiten BPX61, BP104 und SFH205

Photoempfänger-Schaltung

Um gleichzeitig zwei PD-Signale erfassen und verarbeiten zu können, wurden zwei Photoempfängerkanäle ausgeführt. Um die 8 Photodioden paarweise sequenziell auslesen zu können, wurde am Eingang ein Signal-Multiplexer implementiert, wie in Abbildung 4.11 gezeigt. Dieser erlaubt das zeitgleiche Durchschalten zweier wahlfreier PD-Eingangssignale auf die zwei Eingangskanäle des Photoempfängers.

Abbildung 4.12 zeigt mögliche Schaltungsarchitekturen für die Auswertung der PD-Signale. Dabei kann die Eingangsstufe in Form einer Differenzstufe ausgeführt werden, um in die Kabel eingestreute Störanteile zu eliminieren[11]. Danach folgt der Transimpedanzwandler (TI) und Vorverstärker. Beide sind zur Strom-Spannungswandlung und Vorverstärkung des kleinen PD-Stroms nötig. Bis zu dieser Stufe sollte die Schaltung analog aufgebaut werden. Anschließend hat man Freiheitsgrade bezüglich analoger bzw. digitaler Verarbeitung. Abbildung 4.12 zeigt die Varianten, die nachfolgend hinsichtlich der Vor- und Nachteile erläutert werden.

---

[11] Im Prototypen nicht implementiert und in Abbildung 4.12 nicht eingezeichnet.

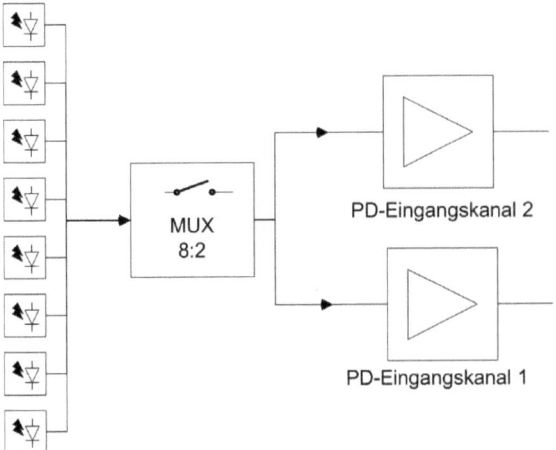

Abbildung 4.11 – 8-auf-2-Multiplexer der PD-Signale am Eingang

Variante 1

Sie repräsentiert die Schaltung mit minimaler analoger Signalverarbeitung, die lediglich die Transimpedanzwandlung, Vorverstärkung und Tiefpassfilterung des PD-Signals umfasst. Unmittelbar daran folgt die AD-Umsetzung und die Rohdaten werden ausschließlich digital weiterverarbeitet. Ein wesentlicher Vorteil ist hier die Einsparung analoger Bauteile, was eine Platzreduktion erlaubt. Zweiter Vorteil ist die Flexibilität bei der Signalauswertung, da die Rohsignaldaten digital verfügbar sind. Allerdings müsste in diesem Fall mit einer vergleichsweise hohen Abtastrate gearbeitet werden, um bei sehr kurzen LED-ON-Zeiten noch valide Werte zu erfassen. Nachteilig ist daher der höhere Platz- und Stromverbauch bedingt durch einen hochauflösenden ADU sowie der erhöhte Rechenaufwand für die Signalvorverarbeitung im Mikrocontroller, die Peak-Wertberechnung und digitale Tiefpassfilterung umfasst. Aufgrund dessen wird ein leistungsfähigerer Prozessor notwendig, dessen Abmessungen, Stromaufnahme und Kosten erhöht sind.

Variante 2

Zwischen Vorverstärkerstufe und Tiefpassfilter wird hier ein analoges Abtasthalteglied, eine zusätzliche Verstärkerstufe mit Signalglättung sowie eine kapazitive Signalkopplung in den Signalweg eingefügt, um den reinen Wechselanteil am AD-Umsetzer abtasten zu können. Vorteil ist hier die Entlastung des Mikrocontrollers der bereits das gefilterte PW-Signal als digitalisiertes Rohsignal vorliegen hat. Von Vorteil ist ferner, dass ein ADU mit geringerer Auflösung erforderlich ist und in den Mikrocontroller integrierte Standard-ADUs mit 10 *bit*-Wortlänge verwendet werden können. Von Vorteil sind ferner moderate Anforderungen an die Rechenleistung und damit den Stromverbrauch. Nachteilig bleibt einerseits der Platzbedarf für zusätzliche analoge Bauteile wie

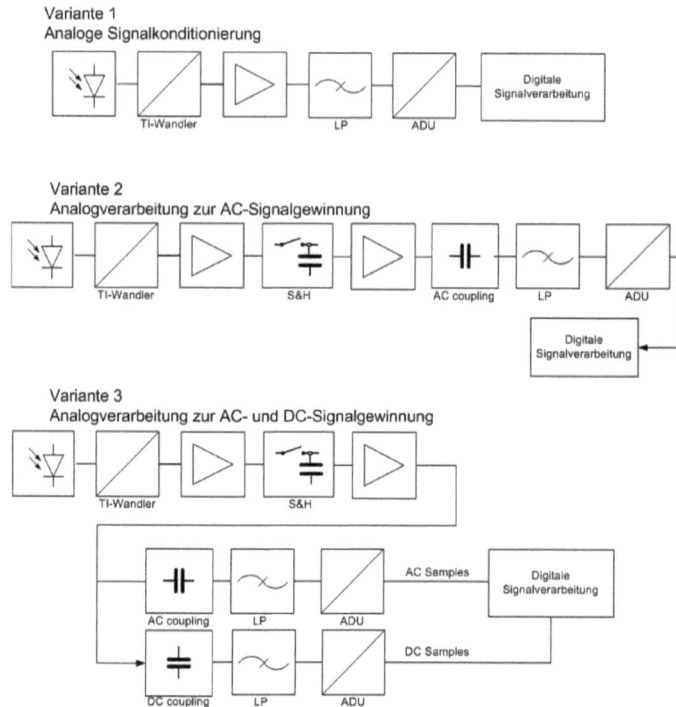

Abbildung 4.12 – Relevante Blockschaltbilder des Photoempfängerzweigs

OPV, Dioden und passive Bauelemente. Zudem steht der DC-Signalanteil, der für die Blutsauerstoffberechnung wesentlich ist, hier nicht zur Verfügung.

Variante 3

Führt man nach dem Abtasthalteglied das verstärkte Signal über einen zusätzlichen Verarbeitungskanal mit DC-Kopplung auf einen zusätzlichen AD-Umsetzer, so kann auch das DC-Signal vom Mikrocontroller weiterverarbeitet werden. Die Vorteile sind die gleichen wie bei Variante 2. Hinzu kommt die Verfügbarkeit des DC-Signals. Als Nachteil verbleibt hier der Platzbedarf für den zusätzlichen Signalzweig.

Realisierte Variante

Aufgrund der begrenzten Rechenleistung von kostengünstigen Mikrocontrollern wird in kommerziellen Pulsoximetern bislang in der Regel Variante 3 realisiert. Für den Entwurf des MKS-Prototypen war die Entlastung des Mikrocontrollers wesentlich, der mit Steuerungsaufgaben, dem zeitgleichen Einlesen zweier PW-Signale bei je $1\,kHz$-Abtastrate noch ausreichend Rechenleistung für Echtzeit-Signalanalyse zur Verfügung stellen soll. Auf die digitale Erfassung des DC-Anteils wurde daher verzichtet und die Entwurfsentscheidung zugunsten Variante 2 getroffen, deren Blockschaltbild dem von Abbildung 4.12, Mitte entspricht.

Eine PD erzeugt bei Bestrahlung mit Licht einen sehr kleinen Photostrom, der zur weiteren Verarbeitung verstärkt und in eine proportionale Spannung umgewandelt werden muss. Dafür ist ein Transimpedanzwandler-Verstärker erforderlich.

Aufgrund der kleinen Tastzeiten des LED-Signals ist ein Abtast-Halteglied nötig, welches über einen Spitzenwertgleichrichter die transmittierten Intensitätswerte abtastet, die zu den LED-ON-Phasen erfasst werden. Diese bilden die Stützwerte des Signals der optischen Gesamtintensität und müssen über die relativ lange LED-OFF-Phase gehalten werden.

Nach Glättung und einer weiteren Verstärkerstufe erfolgt die Abtrennung des DC-Anteils sowie die Anti-Aliasing-Tiefpass-Filterung vor der AD-Umsetzung[12].

Messungen zur Funktions-Verifikation

Abbildung 4.13 zeigt die Gegenüberstellung von LED-Ansteuersignal und dem von der PD empfangenen Signal bei Luft-Kopplung im Abstand von $2\,cm$. Die

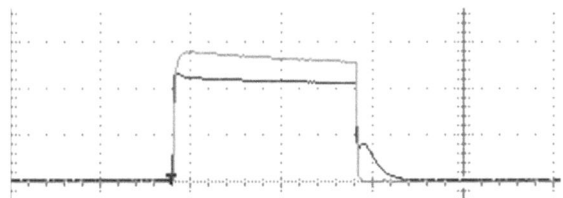

Abbildung 4.13 – Abtast-Pulszyklus des Mehrkanal-PPG-Sensors (LED-Spannung (dunkelgrau $[2\,V/SKE]$), PD-Signal (hellgrau $[10\,mV/SKE]$), Zeit ($2\,\mu s/SKE$))

Flankenanstiegs- bzw. -abfallzeit im Bereich $t \leq 100\,ns$ ist bei einer Pulsdauer von in diesem Fall $8 - 10\,\mu s$ vernachlässigbar klein. Der Überschwinger am Ende der absteigenden Flanke (gelbes Signal) führt zu keinem erneuten Aktivieren der LED, sondern erlaubt eine nahezu rechteckige Pulscharakteristik im PD-Eingangskanal. Abbildung 4.14 zeigt darüber hinaus die Pulswiederholrate von $1\,kHz$ (bei $200\,\mu s$ Skalenteilung). Die geringe Pulsbreite erlaubt ein Tastverhältnis von etwa 1 : 100, welches an die Peak-Detektion höhere Anforderungen stellt.

4.4.5 LED-PD-Kanalzuordnung

Abbildung 4.15 zeigt die prinzipielle Anordnung der LED und PD innerhalb der rechteckigen Modulanordnung. Die Nummern in den kleinen Rechtecken

---

[12] Details zur Schaltung siehe Anhang D.3.3

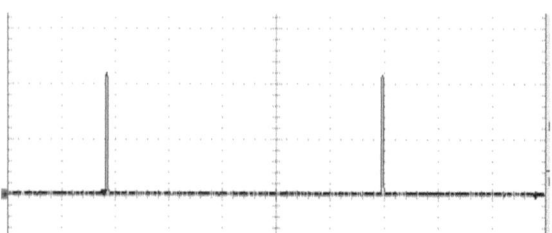

Abbildung 4.14 – Abtast-Pulsfolge des Mehrkanal-PPG-Sensors (LED-Spannung (dunkelgrau [$2\,V/SKE$]), PD-Signal (hellgrau [$10\,mV/SKE$]), Zeit ($2\,\mu s/SKE$) mit LED-OFF-Phase zwischen den Pulsen)

bezeichnen die Identität jedes einzelnen LED- und PD-Elements, die in den nachfolgenden Signalpegeldarstellungen zur Referenzierung verwendet werden.

Während die LED entsprechend der in den roten Kreisen enthaltenen Nummern sequentiell aktiviert werden, können aufgrund von zwei verfügbaren Eingangskanälen je zwei PD gleichzeitig abgetastet werden. Deren Reihenfolge ist mit den Nummern in den farblich markierten Rechtecken eingezeichnet. So werden zunächst die cyanfarbigen, gefolgt von den grün-, blau- und gelbmarkierten PD-Eingangssignale verarbeitet.

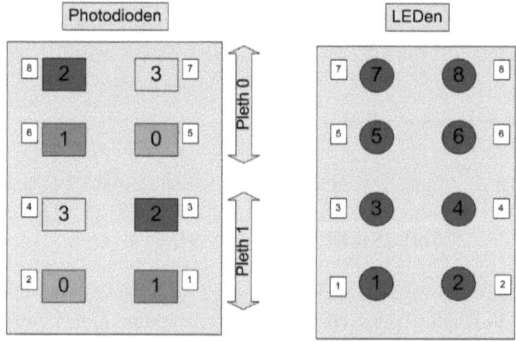

Abbildung 4.15 – Geometrische Anordnung von LED- und PD-Array (Ziffern in kleinen Rechtecken entsprechen der Bauteil-Identifikation, Ziffern in Kreisen/großen Rechtecken zeigen die sequentielle Aktivierung der Kanäle)

Die schematische Anordung hat man sich so vorzustellen, dass zwischen der rechten Seite des PD-Moduls und linken Seite des LED-Moduls der Abstand klein gehalten wird, um

- das LED-Modul nahe der Hauptarterie anzuordnen

- und die beiden Moduln mit bestmöglichem Kontakt zur Hautoberfläche auszurichten.

Anfänglich wurde die mechanische Verbindung der beiden Moduln in der Art eines elastischen Scharniers durchgeführt, später aber durch ein textiles Band (siehe Abbildung 4.16) ersetzt.

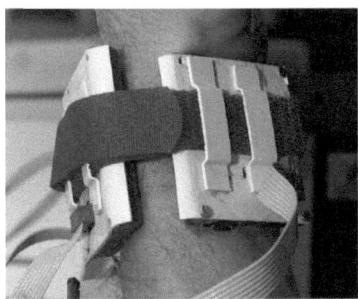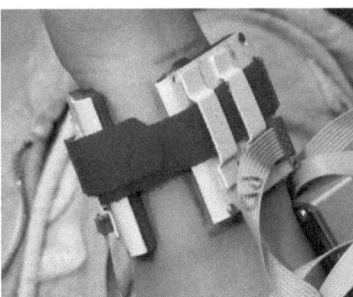

Abbildung 4.16 – Applikation des MKS-Sensors am linken Unterarm (Position: links Radialis, rechts Ulnaris)

4.4.6 Ermittlung der Signalpegel

Im Rahmen der in Abschnitt 6.4 auf Seite 122 näher beschriebenen Probandenstudie wurden auch Testmessungen mit dem MKS-Prototypen durchgeführt. Dabei absolvierte dieser eine vollständige Abtastung aller LED-PD-Kombinationen mit einer Aufzeichnungsdauer t_{ASE} je Signalepisode[13] von jeweils ca. 5 Sekunden. Bei 8 LED- und 4 PD-Paar-Kombinationen entspricht dies insgesamt 32 Signalepisoden mit zusammen $160\,sec$ Gesamtdauer. Bei einer Abtastfrequenz von $f_a = 125\,Hz$ fallen so etwa 20.000 Abtastwerte an.

Abbildung 4.17 zeigt ein auf das Amplitudenmaximum normiertes Signalbeispiel einer solchen Probandenmessung über 32 Signalepisoden. Die obere und mittlere Kurve repräsentieren die Signale der beiden PD-Eingangskanäle. Einige der als PW-Signal oder Artefaktepisode erkennbaren Signalabschnitte sind mit Pfeilen gekennzeichnet.

Die LEDs werden aufsteigend entsprechend ihrer Identifikationsnummer für jeweils $t_{LEDi} = 4 \cdot t_{ASE}$ aktiviert, um alle PD über die beiden parallelen Eingänge (vgl. Abbildung 4.17) auslesen zu können.

In den beiden oberen Kurven ist deutlich zu erkennen, dass die Eingangsverstärker beim Kanalwechsel schaltungsbedingt eine Einschwingphase durchlaufen, die die Nutzsignalphase verkürzt. Dabei läuft der Verstärker bei kleinem Eingangssignal in die obere bzw. untere Signalbegrenzung. Aufgrund der Zeitkonstante von Abtasthalteglied und kapazitiver Signalkopplung entsteht eine Einschwingphase von bis zu $3\,sec$ Dauer, die für Auswertung ausmaskiert werden muss.

---

[13] Signalepisode bedeutet ein Teilabschnitt eines ausgedehnten Zeitsignals von definierter Länge

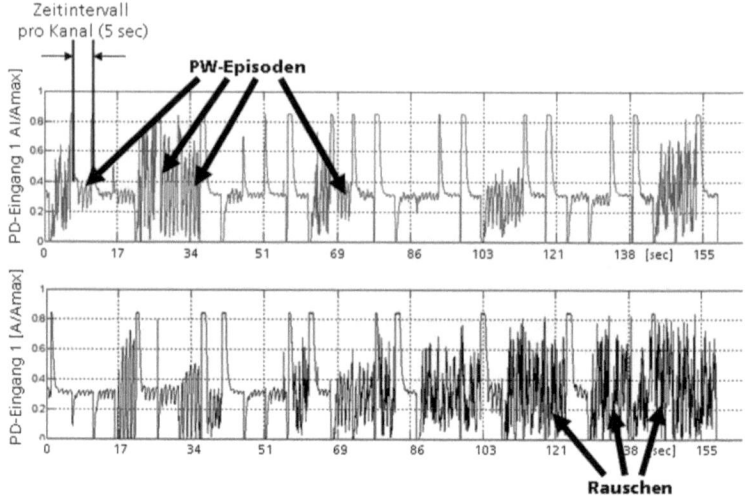

Abbildung 4.17 – Signalepisodenfolge eines Probanden (Ordinate: Maximum-normiertes PD-Signal, Abszisse: Zeit in [sec])

Auf die Darstellung der Ergebnisse einer amplitudenbasierten PW-Detektion, welche vom Mikroprozessor in Echtzeit für jede Signalepisode berechnet wird, wurde verzichtet. Diese wenig spezifische Signalbewertung konnte nur sehr eingeschränkt zwischen Artefakt- bzw. PW-Signal unterscheiden. Um eine zuverlässige Bewertung des erfassten Signals eines Kanals zu erhalten, ist eine merkmalsbasierte PW-Identifikation erforderlich, deren Verfahren in Kapitel 5 beschrieben werden.

4.5   Einkanal-Sensor

Basierend auf den Hardwaremoduln des MKS, wurde ein Einkanalsensor-Prototyp (EKS) realisiert, der

- durch Unterbringung sämtlicher Elektronikkomponenten in ein am Unterarm tragbares Sensorgehäuse (Abbildung 4.18, Elektronikeinheit),

- durch Integration von zwei LED (645 nm und 950 nm) und einer PD jeweils in ein armbandkompatibles Sensorgehäuse (Abbildung 4.18, Moduln unten links),

- durch Kabelverbindung der Sensorgehäuse mit der Elektronikeinheit sowie

- durch nderungen an der Firmware des Mikrocontrollers, die nur die externen Optoelektronik-Komponenten ansteuert.

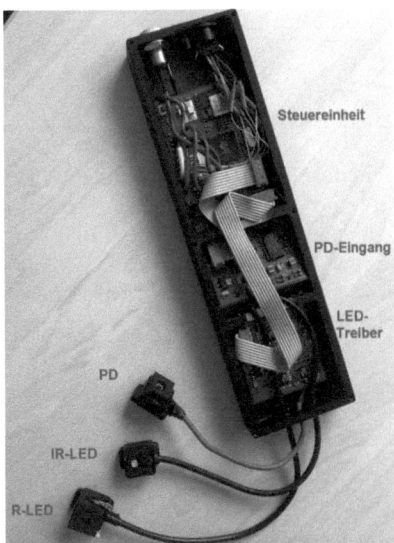

Abbildung 4.18 – Einkanal-sensor-Prototyp mit armbandfixierbaren Sensor-moduln (zwei LED, eine PD)

Mit diesem Sensorprototyp war es möglich, für die in Kapitel 6.4 auf Seite 122 beschriebene MRT-PPG-Probandenstudie eine heuristische Suche des besten Ableitorts durchzuführen und die abgeleiteten Signale zu speichern.

4.5.1 Armbandfixierbare Sensorik

Wesentliche Voraussetzung dafür war eine frei bewegliche Positionierung der Sensormoduln. Hier wurde ein Armband als Träger und Fixator gewählt, welches die Verschiebung in Umfangsrichtung aber auch einen Versatz in axialer Richtung auf einfache Weise ermöglicht und den Anpressdruck konstant zu halten erlaubt.

In Abbildung 4.18, unten links, sind Gehäusekomponenten für die LED- und PD-Moduln ohne Armband zu sehen. Die Komponenten wurden nach einem CAD-Modell aus Leichtmetall gefräst und lichtabsorbierend schwarz eloxiert. Für LED und PD wurden kleine Leiterplatten gefertigt, die die mechanische Fixierung der elektrooptischen Bauelemente sowie die Kontaktierung des Kabels außerhalb des Gehäuses erlauben.

Zur Unterdrückung von Fremdlicht und zur Verbesserung der Signalaus- bzw. Einkopplung wurde eine elastische, optisch-isolierende Dämpfungsschicht an den seitlichen Begrenzungen der PD eingesetzt, die zur Hautoberfläche hin abschließt. Diese Dämpfungsschicht – zu sehen in Abbildung 4.18 – fördert zudem den Tragekomfort und erlaubt, die optoelektronischen Bauteile geeignet mit der Haut zu kontaktieren, ohne dass dabei subjektiv ein störendes "eindrücken" wahrgenommen wird.

4.5.2   Elektronikmodul

Abbildung 4.19 zeigt im linken Bild das Armband mit dem LED-Modul an der
Radialisarterie (rechts) und dem PD-Modul am Handrücken (links) bei einer
Person mit ausgeprägter Behaarung. Im rechten Bild ist die Elektronikeinheit
und die Gesamtanordnung zu sehen. Dabei kann die Anordung wahlweise mit
einem Lithium-Ionen-Akku oder einem Netzteil betrieben werden. Die Elek-
tronikbaugruppen entsprechen bis auf geringe Modifikationen denen des MKS.

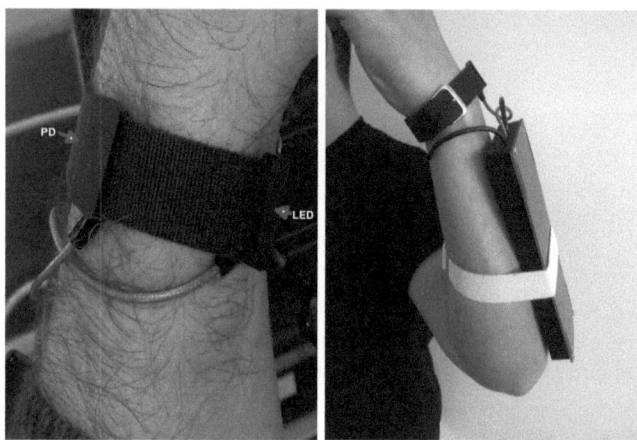

Abbildung 4.19 – Armband mit optischen Sensorelementen des Einkanal-
sensor-Prototyps

Mit dem EKS wurde im Rahmen der MRT-PPG-Studie (Abschnitt 6.4)
Messungen zur heuristischen Suche des besten Ableitortes durchgeführt. Die
gewonnenen Signale wurden für den Aufbau der Referenz-Signal-Datenbank
(Kapitel 5) sowie für die Berechnung der optischen Intensitäten (Kapitel 7.4.4)
verwendet. Signalbeispiele finden sich im Anhang D.5.

4.6   Labormessplatz

Schaltungsbedingt liefern die Prototypen MKS und EKS nur die PW-Signale,
d.h. die AC-Anteile der gemessenen Intensitäten. Um die gesamte, durch den
Unterarm transmittierte Intensität zuverlässig messen zu können, wurde ein
Labormessplatz entwickelt, der nachfolgend beschrieben wird.

4.6.1 Messtechnisches System

Abbildung 4.20 zeigt das Blockschaltbild, die verwendeten Messgeräte, den eigenentwickelten LED-Treiberverstärker, mit denen die Ansteuerung unterschiedlicher Leistungs-LEDn sowie die Adaption unterschiedlicher PD möglich ist. Kanal 4 zeigt das Signal des Funktionsgenerators (U_G). Anhand der Differenz der beiden Spannungssignale aus Kanal 3 (U_{LEDR}) und Kanal 2 (U_{LED}) kann mithilfe des Messwiderstands R_{mess} der LED-Strom berechnet und mit U_{LED} die Spannung an der LED erfasst werden. Kanal 1 schließlich zeigt das vorverstärkte Eingangssignal U_{PD} der PD.

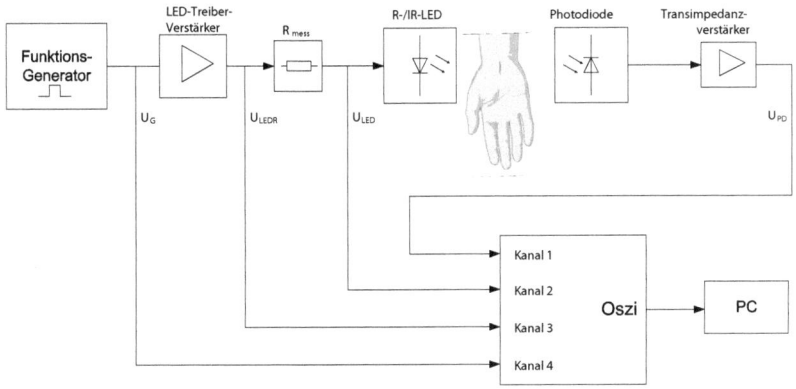

Abbildung 4.20 – Aufbau des Labormessplatzes

Der Funktionsgenerator erzeugt ein Rechtecksignal, welches über einen LED-Treiberverstärker[14] und einen Messwiderstand an die LED angelegt wird. Mit dieser Anordnung sind Rechteckpulse mit einer Stromstärke von $2000\,mA$ bei Anstiegszeiten $10\,ns < t_a < 100\,ns$ für Rot- und Infrarot-LED realisierbar. Aufgrund der hohen Stromspitzen des LED-Zweigs einerseits sowie der hohen Empfindlichkeit der PD-Eingangstrecke trat Übersprechen auf. Erst durch Einsatz getrennter Stromversorgungen, Potenzialtrennung der beiden Zweige sowie Einhaltung von Mindestabständen bei Kabeln und Gehäusen waren Messungen zuverlässig durchführbar.

Das Signal der PD wurde über einen hochohmigen, rauscharmen Messvorverstärker auf den Eingang des Oszilloskops vom Typ Tektronix DPO 3034 geschaltet. Damit konnte die Spannung an der PD erfasst, visualisiert und Episoden davon aufgezeichnet werden. Zur Synchronisation wurde der Taktausgang des Funktionsgenerators mit dem Triggereingang des Oszilloskop verbunden.

Die PD- und LED-Moduln sind ähnlich denen des EKS und per Steckverbindung austauschbar (vgl. Abbildung 4.21). Die Fixierung erfolgt wie beim

---

[14] Details siehe Anhang D.4.

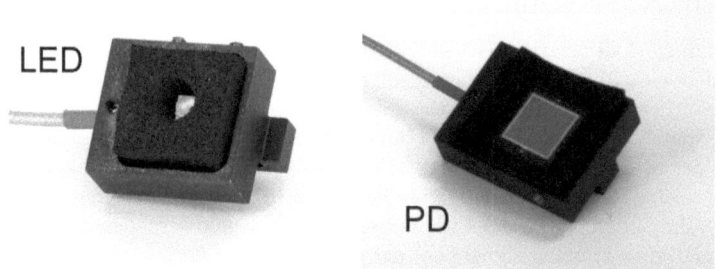

Abbildung 4.21 – Armbandfixierbare LED- und PD-Moduln

EKS mithilfe eines Armbands. Auch hier ist auf adäquate optische Kontaktierung zu achten, um maximale Signalausbeute zu erreichen.

Aufgrund der geringen Abmaße und der Freiheitsgrade bezüglich der Anordnung können transmittierte Gesamtintensitäten mit den Sensorkomponenten auch an anderen Körperbereichen gemessen werden.

4.6.2 Lichtquelle

Die Auswahl der LEDs erfolgte unter dem Gesichtspunkt ausreichender optischer Impulsleistung für die zwei Wellenlängen rot und infrarot und ihre mechanische Integration in ein armbandtaugliches Sensorgehäuse. Die Kenndaten zeigt Tabelle 4.3.

LED	LR W51M	SFH4209
Peak-Wellenlänge	$625 \pm 10\,nm$	$950 \pm 20\,nm$
Abstrahlwinkel	20°	50°
max. LED-Stoßstrom ($t_p = 10\mu s$)	$2000\,mA$	$2200\,mA$
Leistungsaufnahme	$1100\,mW$	$300\,mW$
Lichtstärke	$102\,cd$	$28\,cd$
Aktive Chipfläche	keine Angabe	$0,3 \cdot 0,3\,mm$

Tabelle 4.3 – Kenndaten der eingesetzten LED-Typen

Betrieben wurden die LEDs mit einer Flussspannung von etwa $U_F = 4\,V$, bei $t_P = 20\,usec$ Abtastpulsdauer.

Die LED-Bauelemente wurden zur Applikation am Unterarm wie für den EKS[15] in armbandtaugliche Miniaturgehäuse aus Leichtmetall integriert.

Die Aktivierung der LEDs erfolgte mit Rechteckpulsen, die von einem Funktionsgenerator in Verbindung mit einem dediziert dafür entwickelten Treiberverstärker erzeugt und mit einem Oszilloskop kontrolliert wurden.

---

[15] vgl. Unterabschnitt 4.5.1

4.6.3 Empfängerzweig

Die Vorgabe spektraler Sensitivität für den nahinfraroten Wellenlängenbereich, insbesondere jedoch für die Wellenlängen 625nm/950nm war die wesentliche Anforderung. PD liefern einen hochohmigen Ausgangsstrom, mithilfe eines Transimpedanzwand-lers in eine belastbare Spannung umgewandelt werden muss.

4.6.4 Messgeräte

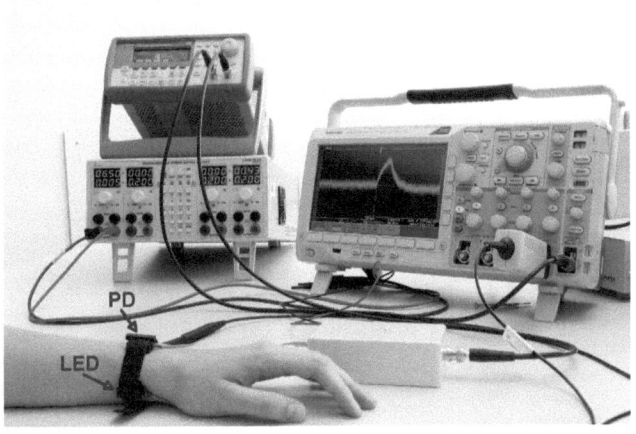

Abbildung 4.22 – Aufbau Labormessplatz mit armbandfixierbaren LED- und PD-Moduln

Der Laboraufbau besteht wie in Abbildung 4.22 gezeigt, aus einem Labornetzteil zur Spannungsversorgung der Schaltungen, einem Funktionsgenerator vom Typ Agilent 33220A und einem Vierkanal-Oszilloskop vom Typ Tektronix DPO 3034, welches erlaubt insgesamt vier Signale gleichzeitig am Oszilloskop zu visualisieren. Beachtet werden muss dabei, dass alle vier Eingänge des Oszilloskops ein gemeinsames Bezugspotenzial besitzen.

Mit dem Laboraufbau kann die ins Gewebe eingestrahlte Intensität und die am Auskoppelort transmittierte Intensität absolut gemessen und sowohl der Gleich- als auch der Wechselanteil nachfolgend analysiert werden. Weiter kann hier der Einfluss von Fremdlicht messtechnisch erfasst werden. Diese Messungen sind für die Verifikation der Modelle zur Lichtausbreitung im Gewebe unverzichtbar, da mit den Sensorprototypen nur Wechselanteile erfasst werden konnten.

Die Ergebnisse der Messungen sind in Abschnitt 7.4 zu finden.

Kapitel 5

Bewertung von PW-Signalen

Im nachfolgenden Kapitel wird zunächst die Aufgabenstellung präzisiert, geeignete Methoden zur Signalanalyse vorgestellt und der gewählte Ansatz aus der Mustererkennung zur lernenden Klassifikation begründet.

Relevante Methoden zur Extraktion charakteristischer Signalmerkmale werden vorab skizziert und anschließend der entwickelte Algorithmus zur Identifikation und Bewertung von PW-Signalen vorgestellt. Dabei wurde ein zweistufiges Vorgehen gewählt. Stufe 1 stellt die Signalvorverarbeitung dar, die nieder- und hochfrequente Störanteile eliminiert. Dies ist erforderlich, um in Stufe 2 aus dem bereinigten Signal Referenzpunkte sowie weitere Merkmale robust berechnen zu können.

Nach Auswahl und Implementierung ausgewählter Merkmale in Matlab, wurden die Merkmalsvektoren anhand einer Referenzsignal-Datenbank berechnet. Anschließend erfolgte die Diskriminanzanalyse, die mit dem Data-Mining-Werkzeug WEKA durchgeführt wurde. Nach Analyse der diskriminanzstärksten Merkmale mit relevanten Klassifikatoren, wurde die Nächster-Nachbar-Klassifikationsmethode in Matlab umgesetzt und basierend auf der linearen Diskriminanzanalyse nach Fischer eine echtzeitfähige Entscheidungsfunktion entwickelt. Zur Qualitätsbewertung der bereits identifizierten PW-Signale wurde, aufbauend auf den bereits berechneten Merkmalen, die Methode der Clusteranalyse eingesetzt.

Die Ergebnisse der Identifikation und Qualitätsbewertung werden in Abschnitt 7.3 zusammengefasst. Ebenso die Anforderungen der Verfahren hinsichtlich Rechenaufwand, Speicherbedarf und Lauffähigkeit auf verfügbaren Mikrocontrollern.

5.1 Aufgabenstellung

Mit Signalen aus mehreren optischen Kanälen stellt sich die Aufgabe der Erkennung und Bewertung der PW-Charakteristik. Dabei kann die Signalqualität nicht alleine durch das Signalrauschverhältnis angegeben werden, da oftmals transiente Störsignale, verursacht durch Bewegung, Atmung oder sonstige Fremdlichteinflüsse, zu erheblichen Störanteilen im Nutzfrequenzband führen.

Aufgrund der beträchtlichen, interindividuellen Variation von Grundfrequenz, Form und Amplitude des PW-Signals gibt es kein einheitliches Referenzsignal zum Vergleich.

Die Charakteristik der PW erfordert daher Verfahren, die unterschiedliche Parameter wie Signalextrema, die Segmentierung von Pulszyklen sowie Formeigenschaften erfassen. Darauf kann eine lernende Klassifikation aufbauen, die die auftretende Parameterstreuung abbildet.

Die wesentlichen Anforderungen an ein solches Verfahren sind neben der zuverlässigen Identifikation und einem aussagekräftigen Qualitätsmaß vor allem auch die Echtzeitfähigkeit auf eingebetteten Systemen mit beschränkten Hard- und Software-Ressourcen.

5.2 Verfahren zur PW-Analyse

Relevante Verfahren zur PW-Analyse können grob in vier Kategorien eingeteilt werden:

1. Verfahren, die Referenzpunkte ermitteln und eine Segmentierung des PW-Zyklus erlauben,

2. Verfahren, die basierend auf dem PW-Zyklus Form-Parameter extrahieren,

3. Verfahren, die komplexe Signalereignisse auf einer Sequenz von Zyklen berechnen und schließlich

4. Verfahren, die spektralanalytische und statistische Parameter berechnen.

Die Verfahren unter 1. sind eine Voraussetzung für die Verfahren der Kategorien 2. und 3. und dienen dazu, einzelne PW-Zyklen zu selektieren, um nachfolgend weitere Parameter extrahieren zu können. Die Fläche unter der PW-Kurve (engl. Area Under Curve (AUC)) zum Beispiel gehört zu dieser Kategorie.

Mit der Möglichkeit zur Segmentierung einzelner Pulszyklen versprechen auch Parameter wie Signalleistung (bzw. -energie) oder auch statistische Parameter wie die Korrelation eine höhere Trennschärfe. Die Signalenergie stellt ein zentrales Kriterium für die Erkennung des PW-Typs nach traditioneller chinesischer Puls-Diagnose (TCPD) dar [C. Huo and Zhang, 2008].

Merkmale der Kategorie 4 können mit Methoden der FFT, STFT und Wavelet-Transformation sowie statistischen Verfahren gewonnen werden. Das in der Nachrichtentechnik gebräuchliche Signalrauschverhältnis (engl. SNR) empfiehlt sich eher als Maß für die Signalqualität denn als Merkmal für die Identifikation.

Literaturrecherche und eigene Untersuchungen haben gezeigt, dass die Verfahren zur Ermittlung der Referenzpunkte von grundlegender Bedeutung für alle weiteren Lösungsschritte sind. Aufgrund der Nichtstationarität des PW-Signals und der Möglichkeit, Zeit und Frequenzauflösung in unterschiedlicher

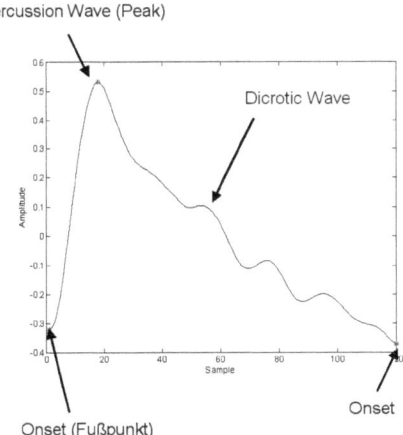

Abbildung 5.1 – Markante Punkte in einem PPG-PW-Signal

Skalierung verfügbar zu haben, verspricht die Wavelet-Transformation Vorteile gegenüber der klassischen Frequenzanalyse.

Aufgrund der Echtzeitanforderung der vorliegenden Aufgabenstellung zur Kanalbewertung muss die Bewertung anhand möglichst weniger Pulszyklen durchgeführt werden. Für die PW-Identifikation und Signalqualitätsbewertung sind daher schwerpunktmäßig Verfahren der ersten, zweiten und vierten Gruppe relevant, die nachfolgend kurz vorgestellt werden.

5.2.1 Detektion von Referenzpunkten

Unter Referenzpunkten werden Minima und Maxima, die Start-/Endpunkte eines PW-Zyklus sowie die Extremwerte der 1.Ableitung verstanden. Abbildung 5.1 zeigt einige dieser Referenzpunkte eines Pulszyklus beginnend mit dem Startpunkt (Fußpunkt, engl. Onset), gefolgt vom Hauptmaximum (Percussion Peak), dem 1. Nebenmaximum (Dicrotic Wave[1]), ggfs. weiteren Nebenmaxima und endend mit dem Fußpunkt des nachfolgenden Zyklus. Nicht eingezeichnet ist das Maximum der 1.Ableitung zwischen Fußpunkt und Hauptpeak.

Die Erkennung der Referenzpunkte erfolgt meistens nach dem Peak-Detektionsverfahren im Zeitbereich, in dem in einem Fenster geeigneter Breite die Minima/Maxima gesucht und einer Plausibilitätsprüfung unterzogen werden. Bessere Ergebnisse liefert die Peak-Detektion auf dem abgeleiteten PW-Signal, da die Punkte mit maximaler Steigung eindeutiger als die des ursprünglichen Signals lokalisiert werden können [Xu et al., 2006].

Eine Schwierigkeit bei beiden Ansätzen ist bei einer Variation der Pulsfrequenz von $0,5 - 3\,Hz$ die Vorgabe einer adäquaten Fensterlänge, welche Fehl-

---

[1] dikrotisch = zweigipfelig

detektionen vermeidet. Als fortgeschrittene Variante kann die Peak-Erkennung unter Zuhilfenahme eines synchronisierten EKG-Signals gelten [Käestle, 1999], die jedoch erheblichen Zusatzaufwand erfordert. Zuverlässiger dagegen sind Verfahren, die mit adaptiver Fensterlänge arbeiten.

Die Referenzpunkte sind dabei nicht nur für die Signalidentifikation relevant sondern aus ihnen werden medizinische Informationen wie die Pulsrate oder die Blutsauerstoffsättigung in der Pulsoximetrie berechnet. Signalanalytische Methoden, die möglichst wenig Verzerrung verursachen, sind daher essenziell. Daher werden an die Sensitivität und Spezifität der Verfahren relativ hohe Anforderungen gestellt.

5.2.2 Die diskrete Wavelet-Transformation

Nachfolgend wird die diskrete Wavelet-Transformation (DWT) kurz charakterisiert[2]. Der Algorithmus der Fast Wavelet Transformation (FWT) stellt ein eigenständiges Konzept im Vergleich zur reinen Diskretisierung der kontinuierlichen WT dar und vermeidet einen Großteil des (redundanten) Rechenaufwands für die Signalanalyse und -synthese.

Die FWT basiert auf der Theorie der Multiskalenanalyse und der Quadratur-Spiegel-Filterbänke. Er wird auch als Zwei-Kanal-Subband-Codierung mithilfe eines Quadratur-Spiegel-Filters bezeichnet (engl. Quadrature Mirror Filter (QMF)). Meyer und Mallat [1989] belegten damit die quvalenz des FWT-Verfahrens zu klassischen Verfahren der Signalanalyse.

Wesentlich dabei ist, dass das Innere Produkt, welches bei der kontinuierlichen WT zwischen Zeitsignal und Wavelet-Basis-Funktion berechnet wird, bei der FWT durch eine Serie von Frequenzbandteilungen ersetzt wird. Diese wird durch schrittweise Hoch- bzw. Tiefpassfilterung des Zeitsignals erreicht. Dadurch wird die Komplexität der Wavelet-Transformation von $NlogN$-Operationen[3] auf N reduziert.

QMF erlauben die Generierung der Impulsantworten des Hochpassfilters $g(n)$ aus einem vorgegebenen Tiefpassfilter $h(n)$ mit der Länge der Impulsantwort $(L = 2N)$, gemäß folgender Gleichung:

$$g(n) = (-1)^n \cdot h(L - n) \qquad (5.1)$$

Im Betragsfrequenzgang ergänzen sich die Übertragungsfunktionen gemäß

$$|H(\omega)|^2 + |G(\omega)|^2 = 1 \quad \omega \in [0, \pi] \qquad (5.2)$$

Die FWT unterteilt das Zeitsignal in jeder Verarbeitungsstufe in einen niederfrequenten (Approximation) und hochfrequenten Anteil (Details), wie in Abbildung 5.2 dargestellt.

---

[2] Ein kurze Einführung zur Wavelet-Transformation findet sich im Anhang E.1.
[3] Unter Operation wird eine Multiplikation und Addition von jeweils zwei Werten verstanden.

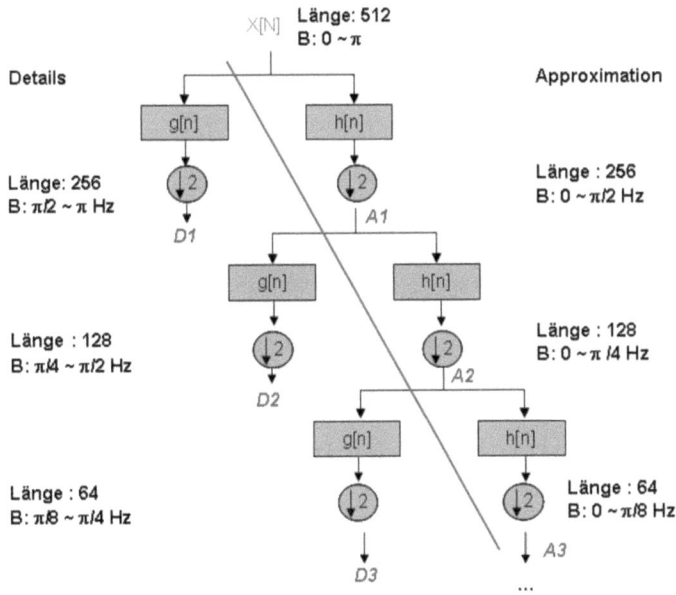

Abbildung 5.2 – Prinzip der Band-Zerlegung der FWT

Das diskrete Eingangszeitsignal $x(n)$ mit der Länge $l_e = N$ wird einem Halbband-Tiefpassfilter $h(n)$ und einem Halbband-Hochpassfilter $g(n)$ zugeführt, d.h. die Grenzfrequenz beider Filter f_c entspricht der halben, maximal möglichen Signalfrequenz f_g und damit einem Viertel der Abtastfrequenz f_a, gemäß $f_c = \frac{1}{2}f_g = \frac{1}{4}f_a$.

Das Tiefpassfilter $h(n)$ entfernt den Frequenzanteil oberhalb $f > f_c$. Das resultierende Signal entspricht dem rechten Zweig in Abbildung 5.2. Dieses kann ohne Informationsverlust durch Weglassen jedes zweiten Samples unterabgetastet werden. Der unterabgetastete Vektor repräsentiert die Koeffizienten der sogenannten Signal-Approximation der 1. Stufe mit der Länge $l = \frac{N}{2}$.

In den meisten Anwendungsfällen ist die relevante Information in der unteren Hälfte des Frequenzbands enthalten, daher wird der Vorgang der Halbband-Filterung und Unterabtastung auch auf diesem Approximation genannten Signalanteil wiederholt.

Dadurch entsteht eine Zerlegung in Signalbänder, deren Signalenergie durch Wavelet-Koeffizientenfolgen repräsentiert werden. Dies eröffnet die Möglichkeit, Signalanteile unterschiedlicher Bänder zu selektieren und zu kombinieren. Durch jede Stufe wird das Frequenzband des Approximationszweigs halbiert, so dass dadurch im unteren Frequenzband die Frequenzauflösung erhöht, aufgrund der sukzessive, reduzierten Vektorlänge jedoch die Zeitauflösung verringert wird.

Für die Rekonstruktion des Signals ist das umgekehrte Vorgehen erforderlich, jeweils mit komplementärer Filtercharakteristik wie oben beschrieben. Zusätzlich müssen die rücktransformierten Anteile bei jeder Stufe zweifach überabgetastet und addiert werden. Das Eingangssignal kann dann verlustfrei rekonstruiert werden.

Weitere Informationen zur WT finden sich in Mallat [1989], MathWorks [1996], Polikar [2010], Käestle [1999] und Daubechies [1992]. Eine detaillierte Darstellung zur Auslegung der Filter findet sich in Strang and Nguyen [1996].

Die FWT wird insbesondere zur Bildanalyse und Codierung eingesetzt. Mithilfe der Diskreten Meyer-Wavelet-Transformation (DMWT) konnte die Signalvorverarbeitung in der vorliegenden Arbeit gelöst und die Merkmalsextraktion wirksam unterstützt werden. Die diskrete Haar-Wavelet-Transformation (DHWT) erwies sich für die Peak-Detektion und -Extraktion von Referenzpunkten im Pulszyklus von Vorteil.

5.3   Datenbank mit Signalepisoden

Ein wesentliches Problem bei der Identifikation des PW-Signals ist das Fehlen einer expliziten Referenz. Die der PW inhärente Kurvencharakteristik unterliegt neben der Abhängigkeit vom Ableitort erheblichen intra- bzw. interpersonellen Variationen. Eine explizite mathematische Referenzsignaldefinition gegen die parametrisch geprüft werden kann, ist mit vertretbarem Aufwand nicht möglich.

Ein medizinischer Experte oder entsprechend vorgebildeter Laie wird ein PW-Signal guter Qualität jedoch anhand charakteristischer Formmerkmale mühelos identifizieren. Das menschliche Gehirn erkennt charakteristische Merkmale des Kurvenverlaufs und kann hnlichkeiten in neuen Signalen erkennen. Schwieriger dagegen ist die Identifikation von Signalen mit wenig ausgeprägter PW-Charakterisierung. Ebenso die Unterscheidung zwischen Signalen mit mittlerer bis guter Qualität.

Anstelle einer mathematischen Referenzsignaldarstellung wurde daher eine Datenbank mit Referenz-Signalepisoden[4] als statistische Referenz erstellt, die je 50 PW- und Artefakt-Signalepisoden umfasst. Diese entstammen Probandenmessungen, die mit dem EKS-Sensor aufgezeichnet wurden.

5.3.1   Kriterien der Identifikation

Die PW-Kurve variiert nicht nur hinsichtlich der zeitlichen Dauer sowie der absoluten und relativen Maxima eines Herzzyklus, sondern auch bezüglich des Vorhandenseins sowie der relativen Lage von Haupt- und Nebenmaxima. Hinzu kommen Störungen durch Fremdlichteinkopplung oder Bewegung.

Um ein trennscharfes Unterscheidungskriterium für die Identifikation zu erreichen, wurden daher lediglich zwei Klassen von Signalen definiert. Klasse

---

[4] Unter Signalepisoden werden Ausschnitte gleicher Länge aus Probanden-PPG-Signalen verstanden.

1 beinhaltet PW-Signale, deren Kurvencharakteristik deutlich zu erkennen ist und Klasse 2 solche ohne unmittelbar sichtbare PW-Charakteristik. Eine Klassenzuordnung der PW-Kurven erfolgte durch visuelle Bewertung ausschließlich qualitativ. Die Vorgabe dafür zeigt Tabelle 5.1.

Klasse	1 Artefakt- Signale	2 PW- Signale
Charakteristische PW-Form	nicht erkennbar	erkennbar
Amplitude	nicht relevant	ausgeprägt
Selbstähnlichkeit	gering	ausgeprägt

Tabelle 5.1 – Kriterium zur Klasseneinteilung der PW-Referenzsignale

Zunächst werden Signale mit nicht erkennbarer PW-Charakteristik Klasse 1 zugeordnet und als nicht valide PW-Signale klassifiziert. Signale mit visuell erkennbarer Pulscharakteristik werden Mitglieder von Klasse 2. Damit steht eine manuell vorklassifizierte Signaldatenbank zur Verfügung, die als Referenz für die nachfolgende Merkmalsanalyse und Bewertung dient.

5.3.2 Beispiele von Signalepisoden

Die im Textformat vorliegenden Abtastwerte der Sensor-Rohsignale wurden in ein matlabkompatibles Format umgewandelt und in einer Datenstruktur gesichert. Abbildung 5.3 zeigt drei typische Beispiele von Signalepisoden des EKS-Prototyps. Im linken Teilbild ist keine PW-Modulation zu erkennen. Das mittlere Signalbeispiel repräsentiert ein stark gestörtes PW-Signal. Hier sind zwar PW-Signalanteile vorhanden, werden aber von anderen Effekten stark überlagert, so dass eine nachfolgende Auswertung fehlerbehaftet sein wird. Im rechten Teilbild ist die PW-Charakteristik gut zu erkennen. Die Teilbilder verdeutlichen die Aufgabe der PW-Bewertung, die einerseits aus der Klassifikation valider PW-Signale besteht und andererseits aus der Selektion des Signals mit der besten Qualität bei Vorliegen mehrerer valider PW-Signale aus dem MKS.

Dabei waren die Signale schwer zu klassifizieren, die nahe der Klassengrenze liegen. Weiter ist ein Maß für die Qualität des PW-Signals angesichts der Streubreite der PW-Form explizit nur schwer zu definieren.

5.4 Algorithmus zur PW-Bewertung

Zur merkmalsbasierten Signalklassifikation wurde ein mehrstufiges Vorgehen gewählt. Abbildung 5.4 zeigt die Übersicht über die Funktionsblöcke:

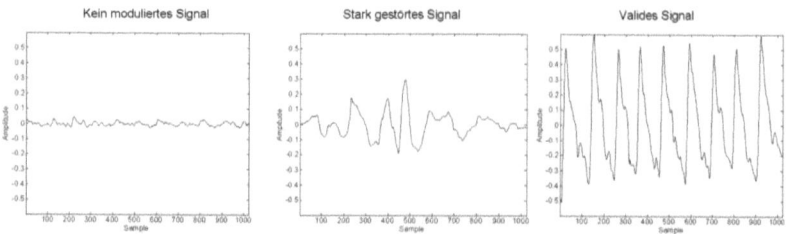

Abbildung 5.3 – PPG-Signalbeispiele des EKS-Prototyps

- Stufe 1 (Signalvorverarbeitung) unterdrückt niederfrequente Signaldrifts und höherfrequentes Rauschen . Hier wurden zwei Ansätze verfolgt: Neben klassischer Hochpassfilterung durch ein FIR[5]-Filter, wurde mithilfe des Meyer-Wavelets eine Wavelet-Signalzerlegung mit Denoising vorgenommen, mit der auch das höherfrequente Rauschen eliminiert wurde.

- In Stufe 2 werden unter Nutzung von FFT, diskreter Haar-Wavelet-Zerlegung und Peak-Detektion die Merkmale "Signalrauschverhältnis" (SNR), "Anzahl Referenzpunkte" (ARP), "Korrelation von Pulszyklen" (KKZ), "Fläche eines Pulszyklus" (engl. Area Under Curve, AUC), sowie die "Grundfrequenz der PW" (GFP) berechnet, die bei validen PW-Signalen der Pulsfrequenz entspricht.

- Stufe 3 führt den Merkmalsvektor einem Klassifikator zu, der die Validität des PW-Signal prüft und bei Zugehörigkeit zu Klasse 2 (PW-Signal) nachfolgend eine Qualitätsbewertung vornimmt.

Alle Funktionsblöcke wurden in Matlab implementiert und die Verfahren werden nachfolgend beschrieben. Die Ergebnisse der Merkmalsextraktion für die Einzelmerkmale werden angegeben. Die Diskriminanzanalyse aller Merkmale sowie die Ergebnisse der Klassifikation werden in Kapitel 7.3 beschrieben.

5.5   Signalvorverarbeitung

In den meisten Veröffentlichungen über PW-analytische Arbeiten wie auch bei der Analyse anderer physiologischer Signale wie z.B. dem EKG oder EEG führt man vor der Extraktion relevanter Merkmale eine Signalvorverarbeitung durch.

Zum einen wird damit eine niederfrequente Trendwanderung im Frequenzband $0\,Hz \leq f \leq 0,6\,Hz$ [Xu et al., 2006] beseitigt. Die gestrichelte Linie in

---

[5] Finite Impulse Response Filter

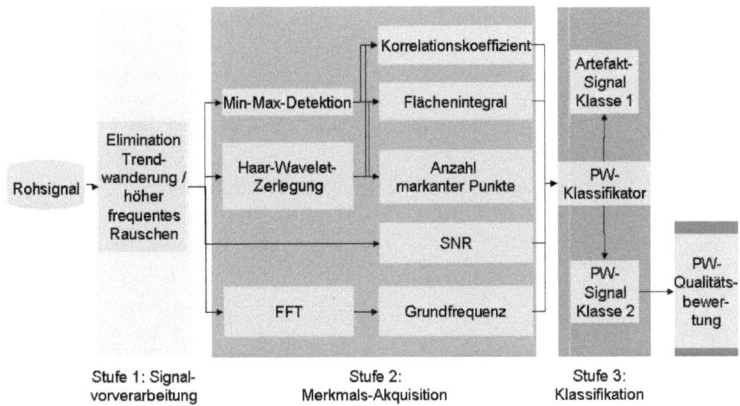

Abbildung 5.4 – Funktionsblöcke zur PW-Identifikation und Qualitätsbewertung

Abbildung 5.5 bezeichnet die algorithmisch berechnete Trendwanderung, die von der Atmung aber auch von Bewegungsartefakten herrühren kann.

Höherfrequente Anteile entsprechen häufig einem überlagerten Rauschsignal, welches optischen oder elektrischen Ursprungs sein kann. In Abbildung 5.6 ist ein PW-Signal mit überlagertem, höherfrequentem Rauschen zu sehen.

Die Vorfilterung des PW-Signals bestimmt die Genauigkeit und Robustheit der nachfolgenden Analyse. Eine Hochpass- bzw. Tiefpassfilterung repräsentiert die naheliegende Lösung, mit dem Effekt, dass jenseits der Eckfrequenz liegende Signalanteile pauschal eliminiert werden. Um die PW-Information möglichst zu erhalten, sind Verfahren vorzuziehen, die erlauben, höherfrequente Anteile selektiv unterdrücken zu können.

5.5.1 Entfernung Trendwanderung

Für die Elimination niederfrequenter Signalanteile werden typischerweise Hochpassfilter verwendet, die bei hoher Flankensteilheit eine entsprechend hohe Ordnung respektive Impulsantwort erfordern. Eine Alternative hierzu bietet die diskrete Zerlegung mithilfe der DMWT[6].

---

[6] Details siehe unter E.1.2 und E.1.2.

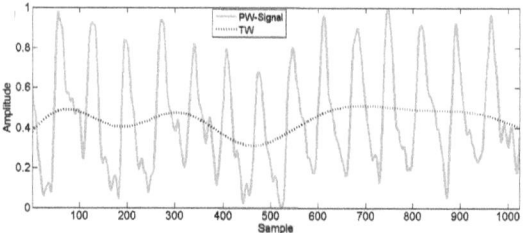

Abbildung 5.5 – PW-Signal mit Trendwanderung

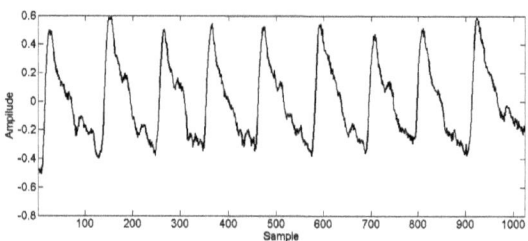

Abbildung 5.6 – PW-Signal mit höherfrequentem Rauschen

Die DMWT ist linearphasig und klingt im Frequenzbereich [7] schnell ab. Damit wird eine Bandpass-Zerlegung mit minimaler Überlappung erreicht. Diese Eigenschaft ist für die Schätzung der Trendwanderung von Vorteil.

Die Signalepisoden der Referenzdatenbank wurden mit $f_a = 125\,Hz$ abgetastet, was einer maximalen Signalfrequenz von $f_g = 62,5\,Hz$ entspricht. Tabelle 5.2 zeigt die Frequenzbänder von Approximations- und Detailfolge nach sukzessiver Halbierung des Frequenzintervalls auf der Approximationsfolge [Parameswariah, 2002].

Stufe	Approximation	Frequenzbank	Detail	Frequenzbank
1	$A1$	$0 \sim 31,25\,Hz$	$D1$	$31,25 \sim 62,5\,Hz$
2	$A2$	$0 \sim 15,63\,Hz$	$D2$	$15,63 \sim 31,25\,Hz$
3	$A3$	$0 \sim 7,81\,Hz$	$D3$	$7,81 \sim 15,63\,Hz$
4	$A4$	$0 \sim 3,91\,Hz$	$D4$	$3,91 \sim 7,81\,Hz$
5	$A5$	$0 \sim 1,95\,Hz$	$D5$	$1,95 \sim 3,91\,Hz$
6	$A6$	$0 \sim 0,98\,Hz$	$D6$	$0,98 \sim 1,95\,Hz$
7	$A7$	$0 \sim 0,49\,Hz$	$D7$	$0,49 \sim 0,98\,Hz$

Tabelle 5.2 – Frequenzintervalle der DMWT-Zerlegung bei Abtastfrequenz $f_a = 125Hz$.

---

[7] vgl. Anhang E.1.2 auf Seite 314

Der Frequenzanteil der Trendwanderung liegt unterhalb $f_{cmax} = 0,68\,Hz$ Xu et al. [2006]. Die Approximationsfolge der 7. Stufe hat eine Grenzfrequenz $f_c = 0,49\,Hz$ und ist aufgrund der Nähe zu f_{cmax} für die Entfernung der Trendwanderung geeignet.

Um Signalartefakte bei der Wavelet-Filterung zu vermeiden, muss das Signal der Trendwanderung eine gewisse Signalstärke aufweisen. Xu et al. [2005] haben eine Berechnungsmethode entwickelt, die das Energieverhältnis (ER) zwischen PW-Signal und Trendwanderung aus der Wavelet-Zerlegung erlaubt.

$$ER = 20 log_{10} \frac{\parallel A1 - A7 - mean(A1 - A7) \parallel}{\parallel A7 - mean(A7) \parallel} \tag{5.3}$$

$A1$ und $A7$ repräsentieren die rekonstruierten Approximationsfolgen der 1. und 7.Stufe und $\parallel\parallel$ bezeichnet die Norm 2.Ordnung über diskrete Folgen. "$mean$" bezeichnet das arithmetische Mittel. $A7$ approximiert die geschätzte Trendwanderung und $A1 - A7$ das bereinigte PW-Signal. Durch Subtraktion der Mittelwerte werden die DC-Anteile beider Signale eliminiert.

Je kleiner ER ist, desto stärker ist die Trendwanderung des Signals. In Xu et al. [2005][8] wird gezeigt, dass ein ER-Wert von bis zu $50\,dB$ für die Anwendung des Wavelet-Filters vertretbar ist. Die Verifikation mit den PW-Signalepisoden der Referenzdatenbank ergaben einen maximalen Wert von $ER_{max} \leq 21,04\,dB \ll 50\,dB$. Damit ist die Anwendbarkeit ohne relevante Verzerrungen sichergestellt.

Die Trendwanderung-Entfernung wurde in Matlab in folgenden Schritten implementiert:

1. Sukzessive Zerlegung des Roh-PW-Signals bis zur 7. Stufe. Danach steht die Approximationsfolge $(A7)$ der 7. Stufe zur Verfügung.

2. Rekonstruktion der Approximationsfolge der 7.Stufe, die die Trendwanderung repräsentiert, mithilfe der inversen, digitalen WT.

3. Subtraktion der rekonstruierten Approximation 7ter Stufe vom Roh-PW-Signal.

4. Berechnung von ER nach Gleichung 5.3 zur Verifikation von Bedingung 5.3.

Abbildung 5.7 veranschaulicht die Wirksamkeit des Verfahrens. Die gestrichelte Linie der oberen Abbildung repräsentiert das Roh-PW-Signal sowie die geschätzte Trendwanderung (Approximationsignal aus 7.Stufe) der DMWT. Die untere Abbildung zeigt das davon bereinigte PW-Signal mit konstantem Grundpegel. Die PW-Charakteristik bleibt erhalten.

---

[8] Diese Berechnung basiert auf der Auswertung von 5395 klinischen PW-Signalepisoden.

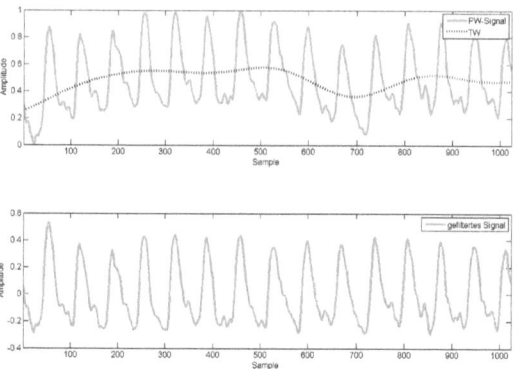

Abbildung 5.7 – Entfernung der Trendwanderung

5.5.2 Entfernung höherfrequenten Rauschens

Der dominierende Energieanteil des PW-Signals (ca 90%) befindet sich zwar im Intervall zwischen $0,5 \sim 10\,Hz$, dennoch können nach traditioneller chinesischer PW-Analyse Frequenzkomponenten bis zu $40Hz$ Information enthalten [C. Huo and Zhang, 2008].

Das Denoising-Verfahren nach [Xu et al., 2005], welches auf den Signalkomponenten der Wavelet-Zerlegung aufsetzt, bietet gegenüber reiner Hochpass-Filterung den Vorteil, dass signifikante, höherfrequente Anteile entlang der Zeitachse erhalten werden können. Durch Schwellwertvorgabe können irrelevante Störanteile in bestimmten Zeitintervallen unterdrückt und informationsrelevante Signalkomponenten erhalten oder hervorgehoben werden. Abbildung 5.8 zeigt anhand der Detailfolgen der ersten bis dritten Stufe der DMWT, $D1$ bis $D3$ das Prinzip. Die waagrechte gestrichelte Linie der Detailfolge $D1$ markiert den Schwellwert. Darüber liegende Koeffizienten der Folge verbleiben, während unterhalb liegende verworfen werden [MathWorks, 2007].

In der eigenen Implementierung wurde zur Entfernung des höherfrequenten Rauschens zunächst eine dreistufige DMWT des Roh-PW-Signals gerechnet und die Approximationsfolge der 3.Stufe ($A3$) als Basissignalkomponente definiert. Um das Frequenzteilungsraster der WT (vgl. Tabelle 5.2) effizient zu nutzen, wird die Grenzfrequenz für das höherfrequente Rauschen auf die der 3.Stufe ($f_g = 7,81\,Hz$) festgelegt.

Die Basissignalkomponente $A3$ des gefilterten Signals wird gemäß folgender Beziehungen rekursiv rücktransformiert :

A3: $I_3 = IWT_{TP}\{A_3\}$, $I_2 = IDWT_{TP}\{I_3\}$, $I_1 = IDWT_{TP}\{I_2\} = \mathbf{S}_{A3}$

Dabei bedeutet die IWT_{TP} die Rücktransformation mithilfe eines inversen Tiefpasses (IWT_{HP}) die Rücktransformation mithilfe eines inversen Hoch-

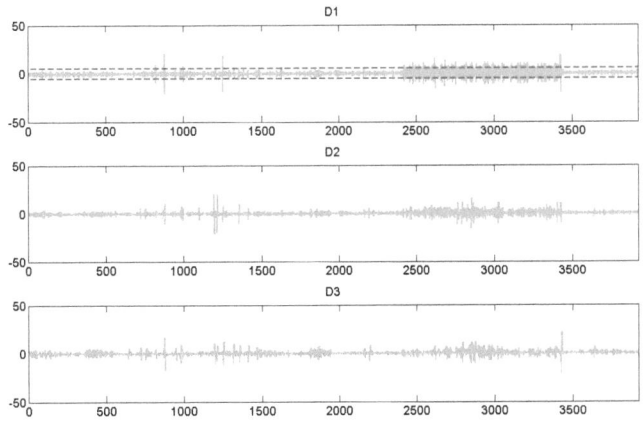

Abbildung 5.8 – Darstellung der Detailfolgen erster bis dritter Stufe ($D1$, $D2$, $D3$) der DMWT;
Teilbild oben: Signalanteile unterhalb der gestrichelten Schwellwertlinie werden eliminiert, darüber liegende bleiben erhalten; Entsprechend wird dies für $D2$ und $D3$ durchgeführt (Schwellwertlinien nicht gezeichnet).

passes). Zu dieser Basissignalkomponente werden die schwellwertkorrigierten Detailfolgen $D3$, $D2$ und $D1$ einzeln rekursiv rücktransformiert gemäß der Beziehungen:

$$\mathbf{D3:}\ ID_3 = IWT_{HP}\{DEN(D_3)\}$$

$$ID_2 = IDWT_{TP}\{ID_3\}$$

$$\mathbf{S_{D3}} = IDWT_{TP}\{ID_2\}$$

$$\mathbf{D2:}\ ID_2 = IWT_{HP}\{DEN(D_2)\}$$

$$\mathbf{S_{D2}} = IDWT_{TP}\{ID_2\}$$

$$\mathbf{D1:}\ \mathbf{S_{D1}} = IDWT_{TP}\{DEN(D1)\}$$

Dabei bedeutet DEN die Denoising-Operation für die jeweilige Detailfolge. Die Rekursion erfolgt gemäß der in Abbildung 5.2 skizzierten Signalzerlegung. Zur Rekonstruktion des PW-Signals werden die mithilfe des Denoising gefilterten, rücktransformierten Signalanteile der Basissignalkomponente $A3$ gemäß $S_{PW} = S_{A3} + S_{D3} + S_{D2} + S_{D1}$ überlagert.

Abbildung 5.9 zeigt zum Vergleich orginales (grau) und gefiltertes Signal (schwarz, unterbrochen). Moderate Glättungseffekte sind sichtbar, relevante Signalverzerrungen sind nicht erkennbar und informationsrelevante, höherfrequente Anteile bleiben erhalten.

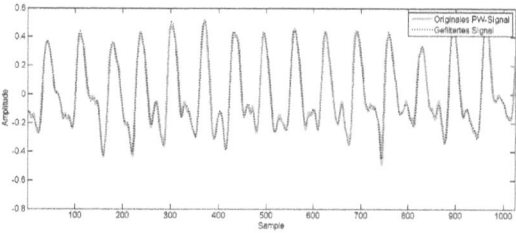

Abbildung 5.9 – Entfernung des höherfrequenten Rauschens

5.6 Merkmalsakquisition

Für die Auswahl möglicher Merkmale sind die damit erreichbare Klassifikationsleistung, sowie der zur Berechnung erforderliche Aufwand die wesentlichen Auswahlkriterien. Entsprechend der Recherche in Abschnitt 5.2, wurde das "Signalrauschverhältnis" (SNR), die "Anzahl Referenzpunkte" (ARP), die "Korrelation von Pulszyklen"(KKZ), die "Fläche eines Pulszyklus"(AUC) sowie die "Grundfrequenz der PW" (GFP) als für die PW-Identifikation relevante Merkmale ausgewählt. In diesem Abschnitt werden die Definition der Merkmale, die gewählten Methoden zur Akquisition, die Implementierung der Merkmalsoperatoren in Matlab sowie die damit berechneten Werte auf den Referenzsignalen dargestellt.

5.6.1 SNR aus Vorverarbeitung

Der SNR-Wert definiert in der Nachrichtentechnik [Fettweis, 2004] das Verhältnis der Leistung des Nutzsignals bezogen auf den Rauschanteil gemäß

$$SNR = 10 \log \left(\frac{P_{Signal}}{P_{Rauschen}} \right) \qquad (5.4)$$

Um den SNR-Wert als Merkmal für die Bewertung der Signalqualität nutzen zu können, ist eine Definition von Nutz- und Rauschsignalband notwendig. Die für die Signalvorverarbeitung in Tabelle 5.2[9] gezeigte DMWT-Zerlegung erlaubt eine näherungsweise auf das Nutzfrequenzband bezogene Leistungsbestimmung, da sich die Approximationsfolge der 3.Stufe dem Nutzsignal und die Summe der Detailfolgen aller drei Stufen den Rauschanteilen zuordnen lassen.

Das Eingangssignal lässt sich als Überlagerung folgender Komponenten darstellen:

$$S = A1 + D1 = A2 + D1 + D2 = A3 + D1 + D2 + D3 \qquad (5.5)$$

wobei $A1$, $A2$, $A3$, $D1$, $D2$, $D3$ jeweils rücktransformierte Zeitsignale bedeuten.

---

[9] entsprechend der Wavelet-Struktur von Abbildung 5.2 auf Seite 79

Der SNR-Wert wird wie folgt definiert:

$$SNR = 10 \log \frac{\sum_i A_{3i}^2}{\sum_i D_{1i}^2 + \sum_i D_{2i}^2 + \sum_i D_{3i}^2} \qquad (5.6)$$

Die mittlere Leistung des Nutzsignals ist die Quadratsumme der Werte der rücktransformierten Approximationsfolge 3.Stufe, i ist der Laufindex der Signalsamples. Die mittlere Rauschleistung entspricht der Quadratsumme der Werte der rücktransformierten Detailsfolgen der drei Stufen [Alfaouri and Daqrouq, 2008] ohne Denoising-Korrektur.

Abbildung 5.10 zeigt die berechneten SNR-Werte über alle Signalepisoden der Datenbank in dB, wobei der Signalindex $1-50$ der Klasse "PW-Signale" und der Signalindex $51-100$ der Klasse "Artefakt-Signale" entspricht. Obwohl die SNR-Werte der PW-Signale im Intervall $17,3 \sim 28,62 \, dB$ konzentriert sind, treten ähnliche Werte auch bei Artefakt-Signalen auf. Die schwache Diskriminanzleistung des SNR-Wertes ist in der Abbildung deutlich zu erkennen.

Da das SNR nur das Verhältnis der Signalleistung einzelner Frequenzbänder, nicht aber die Signalform bewertet, sind Artefakt-Signale mit ähnlicher Spektralverteilung von validen PW-Signalen nicht zuverlässig zu unterscheiden.

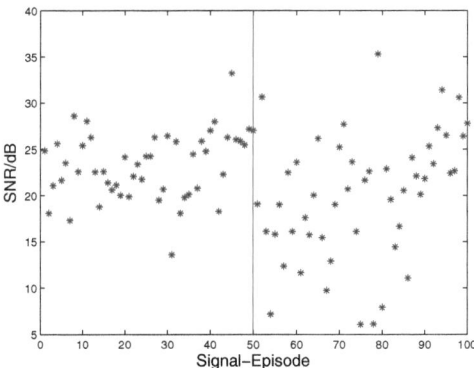

Abbildung 5.10 – Werte des Merkmals SNR berechnet aus PW- (Index 1-50) und Artefakt-Signalen (Index 51-100)

5.6.2 GFP mittels FT

Mithilfe der schnellen, diskreten Fouriertransformation (Algorithmus der Fast Fourier Transformation, FFT) wurde die GFP[10] f_0 berechnet, die als dominanter Frequenzpeak im Nutzsignalspektrum definiert wird. Abbildung 5.11 zeigt

---

[10] Grundfrequenz der PW

im oberen Bild das Frequenzspektrum eines PW-Signals. Das Nutzsignalspektrum umfasst den biologisch möglichen Bereich der Pulsrate zwischen $0,68\,Hz$ und $3\,Hz$.

Valide PW-Signale zeigen ferner ausgeprägte Nebenmaxima bei der zweiten und dritten Harmonischen der Grundfrequenz f_0. Das Signalbeispiel in Abbildung 5.11, oben zeigt die stärksten Frequenzkomponenten bei $f_0 = 1.53\,Hz$, $f_1 = 2,93\,Hz$ und $f_2 = 4,28\,Hz$, was näherungsweise dem Doppelten bzw. Dreifachen der Grundfrequenz entspricht. Dieses Phänomen ist typisch für valide PW-Signale.

Stark verrauschte Signale hingegen zeigen eine eher inhomogene Verteilung spektraler Anteile, wie im unteren Bild von Abbildung 5.11 in Form einer Vielzahl von Maxima mit um zwei Größenordungen kleinerer Amplitude zu sehen ist.

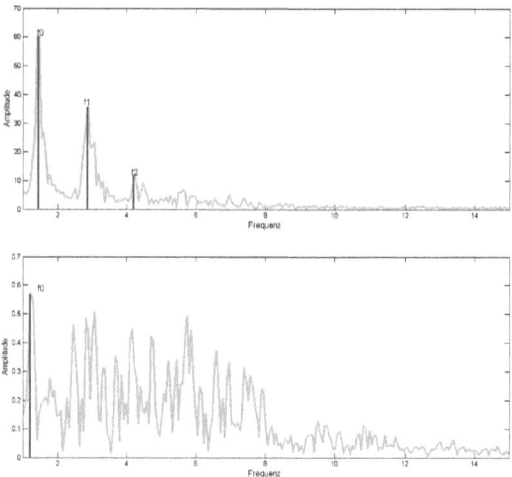

Abbildung 5.11 – FFT eines PW- (oben) und Artefakt-Signals (unten)

Die Grundfrequenz kann durch Ermittlung des globalen Maximums der Amplituden im Spektrum automatisch bestimmt werden. Die Peak-Erkennung der Harmonischen kann bei inhomogenem Spektrum mehrdeutig sein.

Um die Diskriminanzleistung zu erhöhen, könnte zusätzlich zur Grundfrequenz das Amplitudenverhältnis der ersten beiden Harmonischen im Vergleich zum Gesamtspektrum ausgewertet werden. Dieser Ansatz wurde wegen der nicht trivialen spektralen Signalbewertung nicht weiter verfolgt. Stattdessen wurde nur die Grundfrequenz, die bei PW-Signalen die Pulsfrequenz repräsentiert, als Merkmal verwendet.

Die berechneten Werte für die GFP der Signalepisoden valider PW-Signale (1-50) liegen im Intervall zwischen $0,97 \sim 1,95\,Hz$ und die der Artefakt-Signale (51-100) liegen im Mittel tiefer, zeigen jedoch einen großen überlap-

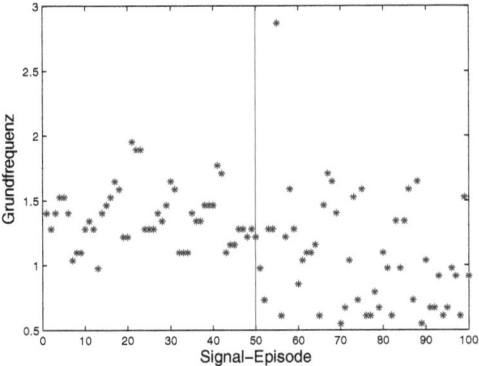

Abbildung 5.12 – Werte des Merkmals GFP berechnet aus PW- (Index 1-50) und Artefakt-Signalen (Indeex 51-100)

penden Bereich wie in Abbildung 5.12 zu erkennen ist. Es liegt nahe, dass auch in einigen der Artefakt-Signale PW-modulierte Anteile enthalten sind, die von dominanten Störeinflüssen überdeckt werden. Das Merkmal der Grundfrequenz alleine diskriminiert daher ebenfalls nur sehr schwach zwischen den beiden Signalklassen.

5.6.3 ARP mithilfe Peak-Detektion und Haar-Wavelet

Zur Ermittlung der ARP[11] im Signal, die für die Identifikation des PW-Signals von essentieller Bedeutung sind, wurden zwei Verfahren entwickelt und gegeneinander verglichen:

1. Die Peak-Detektion mithilfe eines adaptiven Fensters.

2. Die diskrete Haar-Wavelet-Transformation (DHWT).

Beide Methoden erlauben anhand lokaler Minima bzw. Maxima den Anfang und das Ende eines PW-Zyklus zu detektieren und liefern damit die Grundlage für die Berechnung weiterer Parameter wie den Korrelationskoeffizienten zweier PW-Zyklen (KKZ) und die Fläche eines Pulszyklus (AUC).

Peak-Detektion mit adaptivem Fenster

Abbildung 5.13 zeigt das Flußdiagramm des Verfahrens. Nach Vorfilterung und Berechnung der 1. Ableitung des Signals werden lokale Maxima als Referenzpunkte in einer Anzahl ($n \geq 6$) von PW-Zyklen bestimmt. Dabei wird zunächst ein Erfahrungswert für die Fensterlänge vordefiniert und damit die Peak-Kandidaten ermittelt. Aus der Zeitreihe der so ermittelten Peak-Folge

---

[11] Anzahl von Referenzpunkten

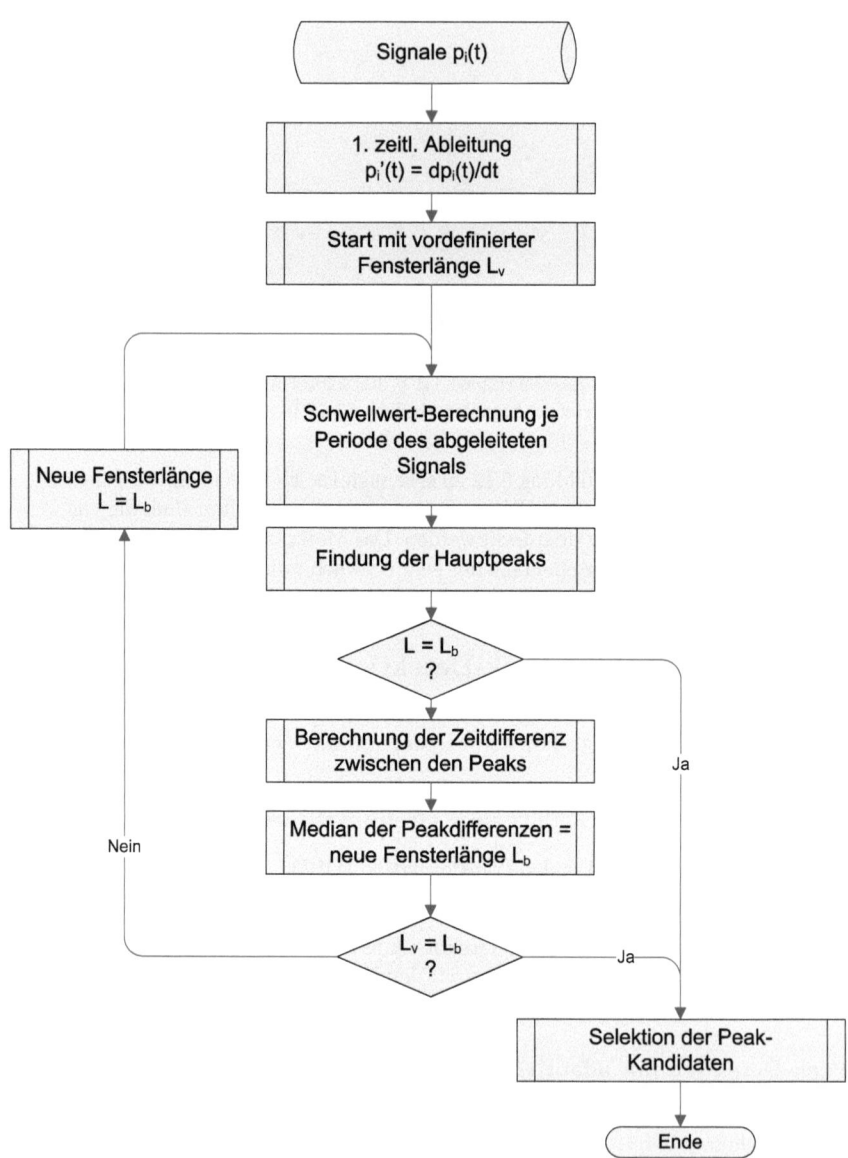

Abbildung 5.13 – Peak- und Fußpunkt-Detektion mit adaptivem Fenster

wird die tatsächliche Pulszyklenlänge als Medianwert ermittelt. Daraus wird schließlich die angepasste Fensterlänge bestimmt. Weichen die berechnete von der vordefinierten Fensterlänge ab, wird die Schwellwertberechnung und Findung der Hauptpeaks mit der berechneten Fensterlänge wiederholt.

Anhand der auf der ersten Ableitung des Signals durch Fensterverschiebung in 6 Perioden ermittelten, lokalen Maxima und Minima werden der Schwellwert S mithilfe der empirisch gefundenen Beziehung von Xu [Xu et al., 2006] wie folgt bestimmt:

$$S = [MIN - (MAX2 - MIN2)] * 0,9 \qquad (5.7)$$

MIN bezeichnet den minimalen Wert, MAX2 und MIN2 sind jeweils das zweite Maximum bzw. Minimum.

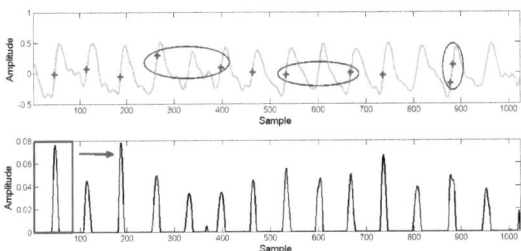

Abbildung 5.14 – Referenzpunkt-Detektion mit initialer Fensterlänge

Die Peaks der Ableitung mit Werten oberhalb dieses Schwellwerts werden selektiert (Abbildung 5.14, unten), um kleinere Nebenpeaks zu eliminieren. Anschließend wird die Signal-Fensterung mit initialisierter Fensterlänge über die gesamte Peak-Folge durchgeführt und die Positionen der Maxima der 1.Ableitung (Kreuzmarkierung in Abbildung 5.14, oben) des PW-Signals bestimmt.

Aufgrund nicht optimierter Fensterlänge werden nicht alle PW-Zyklen erfasst, wie Abbildung 5.14, oben, zeigt. Dennoch liefert der Median der Referenzpunktabstände eine zuverlässige Information über die reale Zykluslänge.

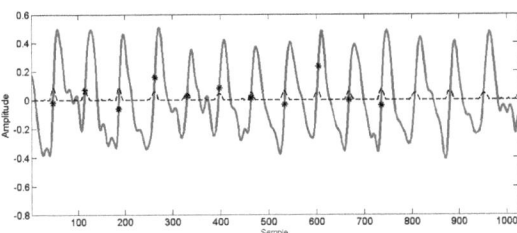

Abbildung 5.15 – Referenzpunkt-Detektion bei angepasster Fensterlänge

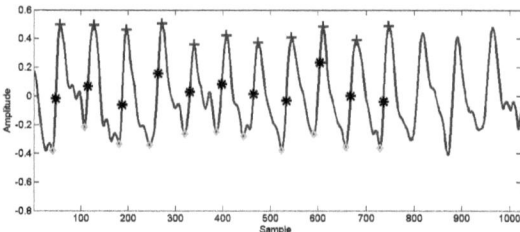

Abbildung 5.16 – Peaks und Fußpunkte, die mithilfe der Referenzpunkte gefunden wurden

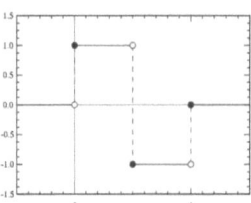

Abbildung 5.17 – Kurvenform des Haar-Wavelet

In einem zweiten Lauf mit angepasster Fensterlänge führt dies zur optimierten Erfassung aller Zyklen (vgl. Abbildung 5.15, oben). Die gestrichelte Kurve (repräsentiert die über dem Schwellwert liegenden Peaks der 1.Ableitung, welche die Wendepunkte der ansteigenden Flanke des PW-Signals darstellen. Diese dienen als Startpunkte für Bestimmung der lokalen Maxima und Minima, die in Vorwärts- bzw. Rückwärtsrichtung gesucht werden. In Abbildung 5.16, unten sind Wendepunkte mit einem Stern, Peaks mit einem Kreuz und Fußpunkte mit einer Raute markiert.

Das Verfahren war auch bei stark gestörten Signalen stabil anwendbar.

Peak-Detektion mit Diskreter Haar-WT

Aufgrund der Bedeutung der Erkennung von Referenzpunkten für die Merkmalsgewinnung wurde ein zweites Verfahren, basierend auf der DHWT, entwickelt. Das Haar-Wavelet erfordert aufgrund seiner einfachen Kurvenform (Abbildung 5.17) verglichen mit anderen Wavelet-Funktionen geringen Rechenaufwand.

Die Kurvenform des Haar-Wavelets ist wie folgt definiert:

$$\psi(t) = \left\{ \begin{array}{ll} 1, & 0 \leq x < \frac{1}{2} \\ -1, & \frac{1}{2} \leq x < 1 \\ 0, & sonst \end{array} \right\} \tag{5.8}$$

Das Verfahren zur Berechnung der Peaks erfolgt in 3 Schritten:

1. Berechnung der Peak-Kandidaten

2. Vereinigung einer Folge gleicher Peak-Kandidaten

3. Entfernung redundanter Peaks

Das Zerlegungs-Filter des Haar-Wavelets bewirkt die Summation (Approximationsfolge) bzw. Differenz (Detailfolge) zweier aufeinanderfolgender Werte des Ursprungssignals bzw. der Approximationsfolge der vorherigen Stufe. Die Detailfolge repräsentiert daher die Steigung des PW-Signals.

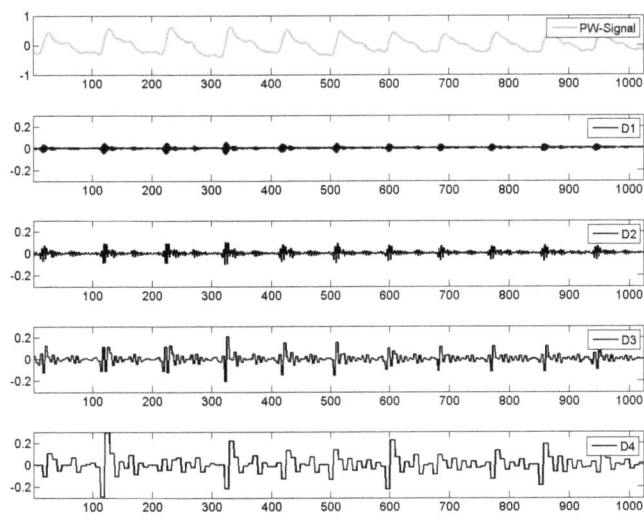

Abbildung 5.18 – Detailsfolge der Stufen 1 bis 4 aus DHWT

Abbildung 5.18 zeigt die rekonstruierten Detailfolgen der 1. bis 4.Stufe, wobei Stufe 1-3 die gleiche Periodizität wie das Ursprungssignal aufweisen. Die Detailsfolge der 3.Stufe zeigt Plateaus identischer Werte. Diese werden in einem weiteren Schritt eliminiert, um Referenzpunkte eindeutig finden zu können. Ab der vierten Stufe geht die Periodizität des Urspungssignals teilweise verloren.

Auswahl der Peaks

Abbildung 5.19 zeigt die Approximationsfolge $A3$ (oben) und die Detailfolge $D3$ (unten), jeweils im Vergleich zum originalen PW-Signal. Jedes lokale Maximum der Detailfolge $D3$ entspricht in etwa der Position maximaler Steigung des PW-Zyklus.

Die Detailfolge wird mithilfe einer dekrementellen Schwellwertvorgabe ausgehend vom Peak-Maximum solange erniedrigt, bis eine Mindestanzahl von

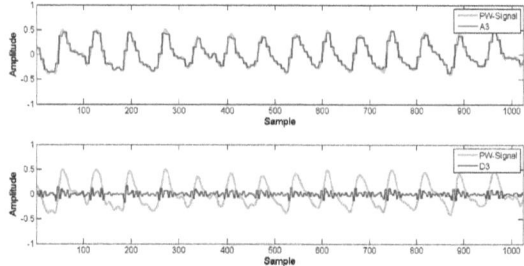

Abbildung 5.19 – DHWT 3ter Stufe

Peaks, entsprechend der minimal möglichen Pulsfrequenz, erfasst wurde. Abbildung 5.20, oben zeigt die Situation bei Schwellwert 0.05.

Die kleinste Pulsrate der Referenzsignal-Datenbank beträgt $f_p = 48\,bpm = 0,8\,Hz$[12]. Bei einer Signalepisodenlänge von 1024 Abtastwerten und einer Abtastfrequenz von $f_a = 125\,Hz$ beträgt die Dauer der Signalepisode etwa $8sec$. Im Falle der niedrigst anzunehmenden Pulsrate von $f_p = 40\,bpm = 0,67\,Hz$ wären minimal 6 Peaks erforderlich. Da das Verfahren jedoch für jeden Zyklus mehrere, redundante Peak-Kandidaten liefert, muss die Mindestvorgabe höher erfolgen. Die Mindestanzahl der Peaks wurde empirisch mit $n_{zmin} \geq 12$ ermittelt. Die Peaks oberhalb des Schwellwerts werden vergrößert und die restlichen Werte zu Null gesetzt. Abbildung 5.20, unten zeigt die detektierten Peak-Kandidaten als senkrechte Linien.

Elimination der Peak-Plateaus

Trotz dekrementeller Schwellwertvorgabe verbleiben redundante, wertgleiche Peak-Kandidatenfolgen, die ein Peak-Plateau darstellen und im Folgeschritt auf einen Peak-Wert reduziert werden. Von rechts nach links fortschreitend werden alle nicht verschwindenden Werte bei Übereinstimmung der rechtsseitige Wert zu Null gesetzt. Zum Schluss wird jeder Peak nur mit einem Punkt dargestellt. Der Vorgang wird in Abbildung 5.21 visualisiert.

Entfernung der redundanten Peaks

Auch nach der Peak-Plateau-Entfernung verbleiben redundante Peak-Kandidaten. Valide Peaks weisen Mindestabstände auf, die durch physiologisch sinnvolle Pulsraten nach unten begrenzt werden. Bei Annahme einer maximalen Pulsfrequenz $f_{pmax} < 180\,bpm = 3\,Hz$, welche für Referenzsignalepisoden gilt, kann der Mindestabstand valider Peaks mit $d_{valpeak} \geq 40\,Samples$ angegeben werden. Die Abstände zwischen den Peak-Kandidaten werden berechnet und solche, die einen geringeren Abstand haben, werden verworfen.

Final erhält damit jeder PW-Zyklus einen Referenzpunkt, der näherungsweise dem Maximum der 1. Ableitung entspricht, wie in Abbildung 5.22, oben

---

[12] beats per minute (bpm)

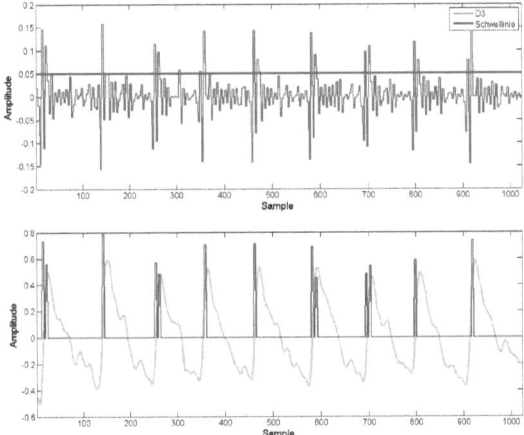

Abbildung 5.20 – Peak-Auswahl anhand dekrementeller Schwellwertvorgabe (waagrechte Linie, Bild oben); selektierte Peaks (senkrechte Linien) und PW-Signal im Bild unten.

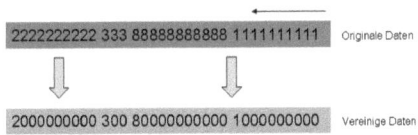

Abbildung 5.21 – Reduktion benachbarter, wertgleicher Peak-Kandidaten

dargestellt. Damit kann in gleicher Weise wie in Unterabschnitt 5.6.3 beschrieben, in Vorwärts-Richtung das Maximum und in Rückwärts-Richtung das Minimum des PW-Zyklus bestimmt werden. Im unteren Bild von Abbildung 5.22 sind die finalen Maxima als Kreuz und Fußpunkte als Ring markiert.

Diskriminierung des Merkmals "Anzahl Referenzpunkte"

Abbildung 5.23 zeigt die Merkmalswerte, die aus den Referenzsignalen berechnet wurden. Während die validen PW-Signalepisoden (1-50, linke Hälfte) mindesten 7 Referenzpunkte ergaben, konnten aus den Artefakt-Signalepisoden (51-100, rechte Hälfte) maximal 5 Referenzpunkte extrahiert werden. Damit ist alleine anhand dieses Merkmals eine vollständige Diskriminierung der Referenz-Signalepisoden für das vorliegende Zwei-Klassen-Problem möglich.

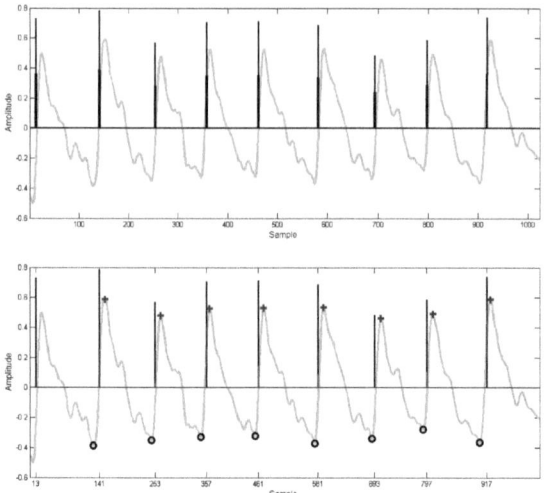

Abbildung 5.22 – Entfernung redundanter Peaks pro Zyklus (Bild links); Ergebnis der Minimum- (Ringmarkierung) und Maximum-(Kreuzmarkierung) Suche, ausgehend von Referenzpunkten (Bild oben)

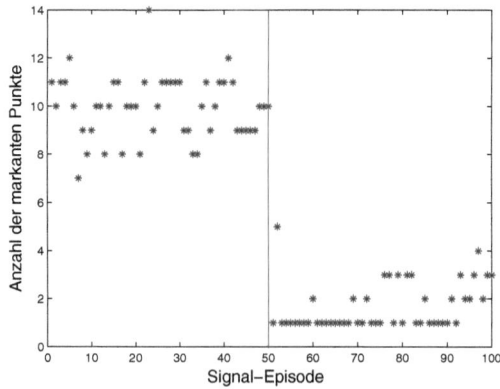

Abbildung 5.23 – Werte des Merkmals ARP ermittelt mit DHWT berechnet auf PW- (Index 1-50) und Artefakt-Signalen (Index 51-100)

5.6.4 Korrelation segmentierter Pulszyklen

Die Korrelation einzelner Pulszyklen reflektiert deren Selbstähnlichkeit an und repräsentiert damit einen wesentlichen Indikator der PW-Charakteristik. Bei vorliegender Segmentierung der PW-Zyklen erfolgt die Berechnung des Korrelationskoeffizienten zweier PW-Zyklen.

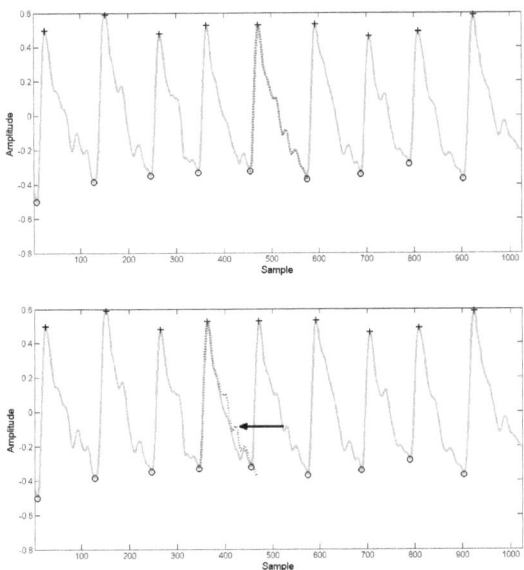

Abbildung 5.24 – Referenzzyklus der KK-Berechung (oben) und peaksynchrone Verschiebung des Referenzzyklus über die Signalepisode(unten)

Für die Zyklus-Segmentierung wurden die Fußpunkte als Begrenzung gewählt. Als Referenz wird, wie in Abbildung 5.24 (oberes Bild, gestrichelter Zyklus) gezeigt, der in der Mitte der Signalepisode liegende PW-Zyklus genommen. Durch eine peaksychrone, sequenzielle Verschiebung dieses Zyklus über die verbleibenden PW-Zyklen (Abbildung 5.24, unten) lassen sich KK-Werte ermitteln. Zur Charakterisierung der Signalepisode wird ein durchschnittlicher KK-Wert der Signalepisode berechnet.

Der Berechnungsvorgang soll auch auf gestörten Signalen zu sinnvollen Ergebnissen führen. Abbildung 5.25 zeigt das verrauschte Signal mit Spitzen-, Fuß- und Wendepunkten, die mithilfe der Min-Max-Detektion gefunden wurde. Aufgrund der Inhomogenität des Signals sind signifikante Abweichungen des KK-Werts verglichen zu einem kaum gestörten PW-Signal zu erwarten.

Der Validierungslauf über die Referenz-Signalepisoden bestätigte diese Erwartung. In Abbildung 5.26 sind die KK-Werte bei validen Signalepisoden

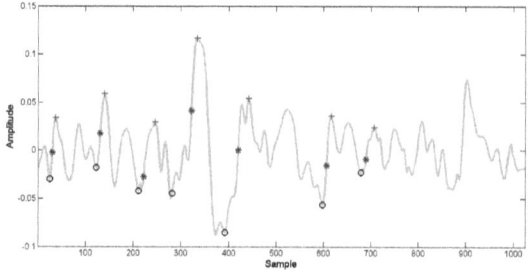

Abbildung 5.25 – Min-Max-Detektion auf verrauschtem Signal

(1-50) im Intervall für $r \geq 0,6$ konzentriert, während verrauschte Signale im Mittel deutlich kleinere, stärker streuende Werte aufwiesen.

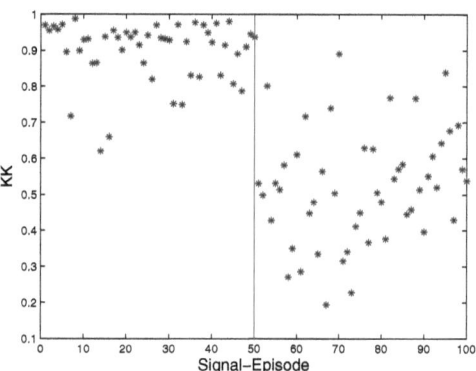

Abbildung 5.26 – Werte des Merkmals der Selbstähnlichkeit (KKZ)

5.6.5 AUC segmentierter Pulszyklen

Das Merkmal AUC wurde, wie in Abbildung 5.27 gezeigt, als die Fläche berechnet, welche unterhalb der PW-Kurve eines Zyklus liegt und nach unten durch die Strecke zweier benachbarter Fußpunkte begrenzt wird.

Durch die Anwendung auf vorsegmentierte Pulszyklen werden zum einen verfälschende Gleichanteile erfolgreich eliminiert und zum anderen hebt eine Mehrzahl ähnlicher PW-Zyklen den Parameterdurchschnitt, so dass Ausreißer aufgrund von Störungen unterdrückt werden. Auch wenn aufgrund des Mittelungscharakter dieses Flächenmaßes die Form der PW nicht erfasst wird, ist die Diskriminanzleistung relativ hoch, wie Abbildung 5.28 verdeutlicht. Daher ist dieses Merkmal insbesondere in Verbindung mit kurvenformsensitiven Merkmalen erfolgversprechend kombinierbar.

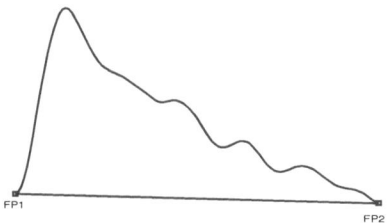

Abbildung 5.27 – Fläche unter der PW-Kurve (AUC)

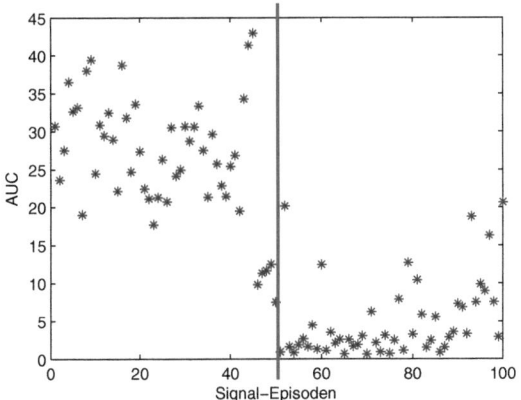

Abbildung 5.28 – Werte des Merkmals AUC

Die Ergebnisse aus Abbildung 5.28 basieren auf den Referenzpunkten im Pulszyklus, die mit der Peak-Detektionsmethode berechnet wurden. Alternativ hierzu wurde der Parameter AUC auch mithilfe der DHWT-Methode aus Unterabschnitt 5.6.3 auf Seite 94 für die 50 validen PW-Episoden berechnet[13]. Abbildung (5.29) zeigt den Vergleich der Ergebnisse sowie die Abweichungen. Die Signale schwanken innerhalb der AUC-Wertebereiche von $vAUC_{MMD} \in (0, 64 - 42, 97)$ und $vAUC_{DHWT} \in (0 - 58, 22)$. Das Differenzsignal hat einen Mittelwert von $\bar{m} = -1.7032$ und eine Standardabweichung von $\sigma = 6.6594$. Der Korrelationskoeffizient von $r = 0, 75$ bei einer Fehlerwahrscheinlichkeit von $P < 0.01\%$ zeigt, dass beide von einigen Ausreißern abgesehen, ähnliche Werte liefern.

---

[13] Implementierungsbedingt liegen beim DHWT-Verfahren für die nichtvaliden PW-Signale keine Referenzpunkte vor

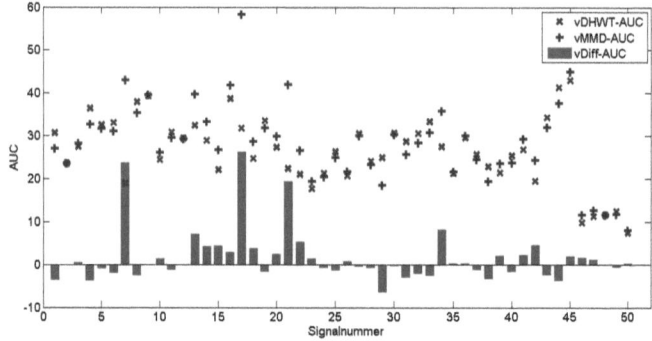

Abbildung 5.29 – Vergleich der AUC-Parameter berechnet nach MMD(+) und DHWT-Methode(×) auf 50 validen PW-Signalepisoden

5.7 Klassifikation

Die berechneten Signalparameter werden nachfolgend einer Relevanz- und Diskriminanzanalyse unterworfen, die mit dem Werkzeug WEKA durchgeführt wurde. Dieses stellt die Funktionalität eines breiten Spektrums an Klassifikationsmethoden zur Verfügung und berechnet anhand der Eingabe-Datensätze mit Gold-Standard-Klassifizierung, die ereichbare Klassifikationsleistung für die gewählte Klassifikationsmethode.

5.7.1 Verfahren zur Klassifikation

Neben der Findung diskriminanter Merkmale stellt die Wahl einer geeigneten Klassifikationsmethode einen wesentlichen Beitrag für die Systemlösung dar. Dabei werden zwei Aufgaben unterschieden:

1. Die Identifikation einer Signalepisode als valides PW-Signal beschreibt eine Zweiklassen-Aufgabe mit überwachtem Lernen, die auf der Basis vorklassifizierter Referenz-Datensätze gelöst werden kann.

2. Die Qualitätsbewertung für eine, bereits als valides PW-Signal identifizierte Signalepisode kann als Mehrklassenproblem mit unbekannter Referenz und unüberwachtem Lernen definiert werden.

Für die Lösung des Identifikationsproblems bei überwachtem Lernen stehen Klassifikations-Methoden zur Verfügung, die anhand vorklassifizierter Merkmalsvektoren eines Trainingsdatensatzes eine Entscheidungsfunktion bereitstellen, anhand derer zu klassifizierende Test-Datensätze korrekt zugeordnet werden sollen.

Dabei gibt es eine Reihe von Ansätzen zur Lösung des Klassifikationsproblems, die bezogen auf die erreichbare Klassifikationsleistung und den erfor-

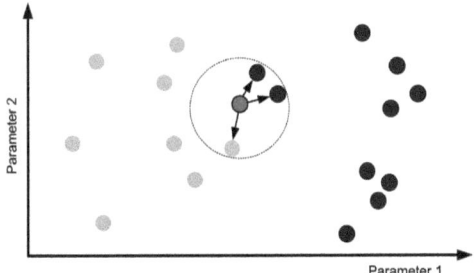

Abbildung 5.30 – KNN im zweidimensionalen Merkmalsraum mit $k = 3$ Trainingskandidaten

derlichen Rechenaufwand Unterschiede aufweisen. Hinsichtlich der Klassifikationsleistung gilt als Standardmethode und Referenz der Nächste-Nachbar-Klassifikator (KNN).

Setzt man eine lineare Trennbarkeit der Merkmalsvektoren voraus, so stellt die Lineare Diskriminanzanalyse nach erfolgreichem Trainingslauf eine Entscheidungsfunktion bereit, die einer Geradengleichung entspricht und aufgrund des minimalen Rechenaufwands für eine Echtzeitanwendung geeignet ist.

Beide Methoden, die in Matlab implementiert wurden, werden nachfolgend kurz vorgestellt. Auf eine Darstellung weiterer komplexerer Klassifikationsmethoden wird verzichtet, da die Validierung der Verfahren mithilfe von WEKA keine besseren Ergebnisse erbracht hat. Eine umfassende Beschreibung der in diesem Softwarewerkzeug implementierten Verfahren kann in Witten and Frank 2005 nachgelesen werden.

Für die Qualitätsbewertung wurde auf den als valide PW-Signale identifizierten Trainingsdatensätzen eine Clusteranalyse durchgeführt. Die dabei verwendeten Methoden werden in Unterabschnitt 5.8 skizziert.

5.7.2 Nächster-Nachbar-Klassifikator (KNN)

KNN ist ein robuster und parameterfreier Algorithmus zur Klassifikation, der alle vorklassifizierten Trainingsereignisse im Testbetrieb benötigt und Testkandidaten anhand der am nächsten liegenden Trainingsereignisse klassifiziert.

Abbildung 5.30 verdeutlicht dies am Beispiel: Die grauen und schwarzen Punkte repräsentieren gespeicherte Trainingsdaten aus zwei Klassen. Der schwarzumrandete Punkt stellt den Testkandidaten dar. Anhand der Vorgabe $k = 3$ werden drei Punkte mit dem kleinsten Abstand zum Testkandidaten gesucht, die im Bild innerhalb der gestrichenen Kreislinie liegen. Die Abstände können durch verschiedene Distanzfunktionen bestimmt werden wie etwa den Euklid'schen oder Manhattan-Abstand. Von den drei nächstliegenden Ereignissen sind zwei aus der Klasse der schwarzen Punkte. Der Testpunkt wird daher auch dieser Klasse zugeordnet.

Wesentlicher Vorteil des KNN ist, dass er eine sehr gute Anpassung der

Klassifikation an den Trainingsdatensatz und damit sehr hohe Klassifikationsraten ermöglicht und zwar auch dann, wenn die Merkmalsvektoren linear nicht getrennt werden können. Dieser Vorteil wird bei verrauschten Trainingsdaten zum Nachteil, da der Klassifikator zu einer Überanpassung führt. Weitere Nachteile des Verfahrens liegen in der Verfügbarkeit einer hinreichenden Anzahl von Traningskandidaten, die im Speicher gehalten werden müssen und im Rechenaufwand, die Abstände eines Testvektors zu allen Trainingsvektoren berechnen und vergleichen zu müssen.

Die KNN-Methode wurde in dieser Arbeit als Referenz verwendet. Die Darstellung der Ergebnisse findet sich in Kapitel 7.3.2 auf Seite 171 .

5.7.3   Linear-Diskriminanz-Analyse (LDA)

Demgegenüber bietet die LDA eine echtzeitfähige Lösung der Klassifikationsaufgabe im Testbetrieb. Der Aufwand für die Berechnung der Entscheidungsfunktion entsteht nur beim Trainingsbetrieb. Im Testbetrieb ist lediglich die Berechnung eines Funktionswerts erforderlich.

Die einfachste Darstellung der linearen Diskriminanzfunktion in einem zweidimensionalem Merkmalsraum bei einem Zwei-Klassen-Modell wie in Abbildung 5.31 entspricht einer Geradengleichung der Form

$$y(\vec{x}) = \vec{w^T} \vec{x} + \omega_0. \tag{5.9}$$

Dabei entspricht $\vec{w}$ dem Gewichtsvektor für die einzelnen Merkmale und ω_0 einem Schwellwert. Die Variable $\vec{x}$ entspricht dem Merkmalsvektor des Testereignisses. Wenn $y(\vec{x_j}) \geq 0$, wird $\vec{x_j}$ zu Klasse 1 zugeordnet, sonst zu Klasse 2. Die Grenze ist definiert durch $y(\vec{x_g}) = 0$, die dem Sonderfall einer auf eine Gerade reduzierten Hyperebene zur Klassentrennung entspricht.

Wenn die Spitzen der Merkmalsvektoren $\vec{x_A}$ und $\vec{x_B}$ beide auf dieser Trenneben liegen und damit $y(\vec{x_A}) = y(\vec{x_B}) = 0$ ergibt, dann gilt auch $\vec{w^T}(\vec{x_A} - \vec{x_B}) = 0$, denn der Vektor $\vec{w}$ ist orthogonal zum Vektor der Entscheidungsebene (hier als Sonderfall einer Gerade) liegt. Analog dazu, entspricht an der Stelle $y(\vec{x_A}) = 0$ die Distanz des Ursprungs zur Hyperebene dem Wert

$$\vec{w^T}\vec{x_A} = -\omega_0. \tag{5.10}$$

Der beliebige Vektor $\vec{x}$ lässt sich als Linearkombination eines Projektionsvektors auf sowie eines Abstandsvektors zur Hyperebene darstellen. $\vec{x_\perp}$ bezeichnet die orthogonale Projektion von $\vec{x}$ auf die Hyperebene und r die Distanz von $\vec{x}$ zur Hyperebene.

$$\vec{x} = \vec{x_\perp} + r\frac{\vec{w}}{\|\vec{w}\|} \tag{5.11}$$

Eingesetzt in 5.9 und unter Berücksichtigung von 5.10 gilt

$$y(\vec{x}) = r\|\vec{w}\| \tag{5.12}$$

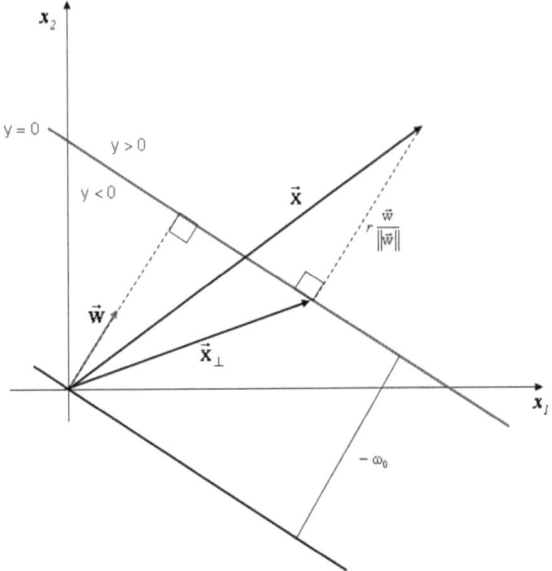

Abbildung 5.31 – Abstandsberechnung zur Hyperebene mithilfe der linearen Diskriminanzfunktion (2D-Fall)

Durch geeignete Optimierungsverfahren kann bei Wahl eines geeigneten Startwerts für ω_0 zunächst der Normalenvektor der Hyperebene bestimmt und anschließend die Abstände r über alle Trainingsereignisse einer Klasse minimiert werden.

5.7.4 LDA nach Fischer (FLDA)

Ein solches Optimierungsverfahren stellt die Fischer'sche LDA dar. Das Ziel dessen ist eine Dimensionsreduktion. Dabei wird der n-dimensionale Eingangsvektor $\vec{x}$ durch Linearkombination gemäß der Vorschrift

$$y(\vec{x}) = \vec{w}^T \vec{x} \tag{5.13}$$

auf eine Dimension projiziert. Durch Optimierung der Komponenten des Gewichtsvektors $\vec{w}$ soll maximale Separierbarkeit erreicht werden. Voraussetzung dafür ist jedoch, dass die Merkmalsvektoren im n-dimensionalen Raum linear separierbar sind.

Das einfachste Maß für die Trennbarkeit der auf dem Gewichtsvektor projizierten Klasse ist der Schwerpunktsvektor der Klasse. Für zwei Klassen C_1 und C_2 mit jeweils N_1 und N_2 Punkte berechnen sich ihre Schwerpunktsvektoren wie folgt:

$$\vec{m_1} = \frac{1}{N_1} \sum_{n \in C_1} \vec{x_n} \tag{5.14}$$

$$\vec{m_2} = \frac{1}{N_2} \sum_{n \in C_2} \vec{x_n} \tag{5.15}$$

Der Ansatz von Fischer sieht eine Maximierung der Separierbarkeit zwischen den Klassen und damit eine Erhöhung des Abstands der Klassenschwerpunkte vor, bei gleichzeitiger Minimierung der Abstände innerhalb der Klassen, damit Überlappungen möglichst vermieden werden.

Die Inter-Klassenvarianz, d.h. der Abstand der beiden Klassenschwerpunkte beträgt

$$S_B = (\vec{m_2} - \vec{m_1})(\vec{m_2} - \vec{m_1})^T \tag{5.16}$$

Die Abstandssumme der Merkmalsvektoren innerhalb jeweils einer Klasse (Intra-Klassenvarianz) ist bestimmt durch

$$S_{C1} = \sum_{n \in C_1} (\vec{x_n} - \vec{m_1})(\vec{x_n} - \vec{m_1})^T \tag{5.17}$$

und für mehrere Klassen wird die Summe über alle Klassen gebildet. Im Zwei-Klassen-Fall lautet dies

$$S_W = \sum_{n \in C_1} (\vec{x_n} - \vec{m_1})(\vec{x_n} - \vec{m_1})^T + \sum_{m \in C_2} (\vec{x_m} - \vec{m_2})(\vec{x_m} - \vec{m_2})^T \tag{5.18}$$

Das Fischer-Kriterium wird definiert durch das Verhältnis zwischen der Inter- und Intra-Klassenvarianz als

$$J(w) = \frac{w^T S_B w}{w^T S_W w} \tag{5.19}$$

Durch Bestimmung von dessen Maximum sind auch die Komponenten des Gewichtsvektors festgelegt, der den Normalenvektor der Hyperebene für die Trennung der Klassen darstellt. Der Vorteil des Verfahrens liegt darin, dass der Trainingsaufwand für die Bestimmung der Diskriminanzfunktion zwar höhere, die spätere Prüfung von Testereignissen auf Klassenzugehörigkeit jedoch geringe Rechenzeit erfordert [Bishop, 2006]. In Kapitel 7.3.2 wird eine auf den zwei Merkmalen ARP und KKZ berechnete Entscheidungsfunktion angegeben.

5.8   K-Means-Clusteranalyse

Um die Qualität eines PW-Signals messen zu können, müssen zunächst Kriterien definiert werden, die als Qualitätsmaß genutzt werden können. Um den Rechenaufwand auf dem Zielsystem zu begrenzen, wird in erster Näherung geprüft, inwieweit die zur Identifikation bereits berechneten Merkmale zusätzlich als Qualitätsmaß interpretiert werden können. Dabei bieten sich bei visueller Betrachtung vor allem die Merkmale der Selbstähnlichkeit von Signalzyklen wie auch die zyklenbezogene, mittlere Signalenergie als bevorzugte Kriterien zur Bewertung an.

Zwischen PW-Signalen von mittlerer bis guter Qualität ist eine visuelle Unterscheidung schwierig. Eine Möglichkeit, Qualitätsstufen zu finden bietet die automatische Klassifikation durch unüberwachtes Lernen im Rahmen einer Clusteranalyse. Die Clusteranalyse ordnet Objekte aufgrund ihrer Merkmalsähnlichkeit davon abgeleiteten Gruppen zu. Drei wichtige Methoden der Clusteranalyse sind hierarchische Clusterverfahren, K-Means-Verfahren, und modellbasierte Clusterverfahren.

1. Das hierarchische Verfahren erzeugt mehrstufige Cluster von Objekten mit minimalem Abstand. Zunächst befinden sich alle Objekte in einem Cluster, dann erfolgt eine schrittweise Aufspaltung, bis jeweils nur ein Trainingsereignis übrig bleibt. Durch Vorgabe der Hierarchieebenen kann die (geradzahlige) Klassenanzahl gesteuert werden.

2. Für das modellbasierte Cluster-Verfahren muss die Anzahl der Klassen vorher festgelegt werden. Ferner ist Modellwissen über die Verteilung der Cluster erforderlich. Danach wird in einem Trainingslauf eine bestimmte Verteilung der Objekte angenommen, die Zugehörigkeit zu einem Cluster wird über eine Wahrscheinlichkeitsfunktion bestimmt.

3. K-Means-Verfahren arbeitet bei a-priori bekannter Anzahl der Cluster mit mehreren Iterationen. Das K-Means-Verfahren erfordert kein Vorwissen, ist einfach zu implementieren und hat relativ kurze Laufzeit bei großen Datenmengen.

Die Anwendung hierarchischer oder modellbasierter Clusterverfahren bietet wenig Vorteile bei deutlich höherem Aufwand, da kaum Modellwissen über die Qualitätsklassen vorliegt.

K-Means-Verfahren

Beim K-Means-Verfahren wird lediglich die Anzahl der zu ermittelnden Cluster vorher festgelegt. Wie Abbildung 5.32 zeigt, werden die Positionen der Schwerpunkte der Cluster zum Start bei Iteration $i = 0$ zufällig initialisiert. Jedes Objekt wird dem Cluster zugeordnet, dessen Schwerpunkt am nächsten liegt. Iteration $i = 1$ entspricht dieser Situation. Der Schwerpunkt jedes Clusters wird bei jeder Iteration neu berechnet. Danach werden wieder die nächstliegenden Kandidaten berechnet und so fort. In Abbildung 5.32 ist der Verlauf der Clusterzuordnung für die Iterationen bis $i = 3$ zu sehen.

Diese Iteration wird wiederholt, bis die Objekte derart zugeordnet sind, dass die Summe der quadratischen Distanz der einzelnen Objekte zu ihren jeweiligen Clusterschwerpunkten über alle Cluster ein Minimum erreicht. Die mathematische Darstellung ist wie folgt:

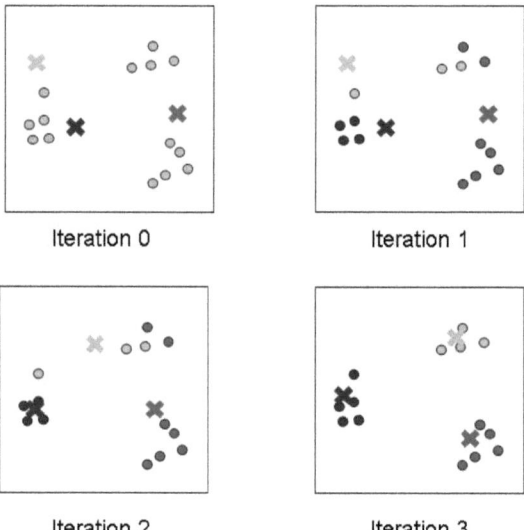

Iteration 0   Iteration 1

Iteration 2   Iteration 3

Abbildung 5.32 – Iterationen des K-Means-Verfahrens mit drei Clustern

$$J = \sum_{n=1}^{N} \sum_{k=1}^{K} \| \vec{x_n} - \vec{\mu_k} \|^2 \qquad (5.20)$$

$\vec{x_n}$ sind die Datensätze und $\vec{\mu_k}$ sind die Schwerpunkte der Cluster. Die Abstände der Testvektoren von den Clusterschwerpunkten sind das Entscheidungskriterium für die Cluster-Zugehörigkeit des Testobjektes Bishop [2006]. Die Konvergenzgeschwindigkeit der Clusterfindung ist von der Wahl der initialen Schwerpunkte abhängig.

Die Qualität der auf diese Weise gefundenen Cluster kann durch den sogenannten Silhouette-Wert [MathWorks, 2007] angegeben werden. Der Silhouette-Wert berechnet die durchschnittliche Distanz eines Trainingsereignisses zu den Objekten des eigenen Clusters und setzt sie in Relation zu den Objekt-Abständen benachbarter Cluster[14]. Die Ergebnisse der Findung von Qualitätsclustern beinhaltet Unterabschnitt 7.3.2.

---

[14] Details hierzu siehe MathWorks [2007]

Kapitel 6

Modelle zur Lichtausbreitung

Die Analyse der Signale des MKS-Prototyps ergaben zwar Hinweise auf bevorzugte Ableitorte, doch waren diese eher unscharf und konnten zum Verständnis der optischen Signalgewinnung nur begrenzt beitragen. Daher wurden, als dritter Schwerpunkt des eigenen Beitrags, Modelle entwickelt, die die Lichtausbreitung im Unterarmgewebe zum Zwecke der PW-Signalgewinnung abbilden.

Zunächst werden die Gesetzmäßigkeiten der Lichtausbreitung im biologischen Gewebe dargestellt, relevante Theorieansätze multipler Streuvorgänge erörtert und davon abgeleitet, mögliche Zielparameter für die Modellierung diskutiert. Die Auswahl des Modells "Minimaler Optischer Pfad" (MINOP) wird begründet, welches eine Erweiterung des Gesetzes zur Lichtausbreitung von Lambert-Beer darstellt. MINOP erlaubt eine Fehlerbetrachtung anhand systematischer Iteration der Absorptions- und Streukoeffizienten basierend auf den Unterarm-Geometriedaten der Probandenstudie. Da für Absorption und Streuung in der Literatur relativ große Wertebereiche angegeben werden, ist mit dem Modell eine Verifikation bzw. Bewertung dieser Koeffizienten möglich. Unschärfen in der Geometriedaten-Erfassung werden als unterschiedliche Parametrierungsvarianten berücksichtigt. In Ergänzung wurden die MINOP-Geometriedaten als planares Schichtenmodell implementiert und die Photonenpropagation mithilfe der Monte-Carlo-Methode simuliert.

Um die wesentlichen Kompartimente der Unterarmanatomie geometrisch besser zu approximieren, wurde zusätzlich ein Zylindermodell entworfen und implementiert. Aus extrahierten Daten der MRT-Schichtbildfolgen[1] der Probandenstudie wurde eine zylindrische Referenz-Unterarmgeometrie erzeugt und in ein Modell zur Simulation der Photonenausbreitung nach der Monte-Carlo-Simulation überführt. Damit war es nicht nur möglich, bei gegebener Position der Lichteinkopplung (in unmittelbarer Nähe zur Hauptarterie) die ausgekoppelte Lichtintensität über den gesamten Unterarmumfang zu simulieren, sondern auch den Anteil an Photonenpaketen zu verfolgen, der aufgrund einer vorausgegangenen Transmission durch die Hauptarterie die PW-Information eingeprägt hat.

Die Basisdaten zur Parametrierung der Modelle lieferte eine Probanden-

---

[1] Magnet-Resonanz-Tomographie

studie, die in Kooperation mit der Abteilung Radiologie des Uniklinikums Erlangen durchgeführt wurde. Für $n = 17$ Probanden konnten mit dem MRT erzeugte Schichtbildfolgen des Unterarm-/Handgelenksbereichs gewonnen werden, in denen die vorher experimentell gefundenen besten Ableitortpositionen für die optisch-transmissive PW-Ableitung markiert waren. Auf diese Weise war eine Rückverfolgbarkeit des optischen Pfades sowie die Extraktion relevanter anatomischer Abschnittslängen, Flächen und Umfänge möglich.

Anhand gemessener Intensitätsprofile entlang des Unterarmumfangs wurden alle Modellsimulationen verifiziert. Die Ergebnisse sind in den Abschnitten 7.5 und 7.6 niedergelegt.

6.1   Lichtausbreitung im Gewebe

Trifft Lichtstrahlung auf biologisches Gewebe, so bewirkt dies eine messbare Dämpfung der Lichtintensität, die durch Streuung, Absorption und Reflexion verursacht wird. Der dominante Effekt dabei ist die Streuung des Photonenstroms, der bei üblichen mittleren freien Weglängen von etwa $100\mu m$ [Martelli et al., 2009, S. 3] mehrfach auftritt. Biologische Kompartimente, bei denen die Effekte Transmission und Streuung überwiegen, werden auch als "trübe Medien" bezeichnet [Martelli et al., 2009] .

6.1.1   Das bio-optische Fenster des Gewebes

Im sogenannten bio-optischen Fenster von $700 - 900nm$ Wellenlänge des nahinfraroten Spektralbereichs (NIR[2]), liegt der Koeffizient für den Streueffekt in trübem Gewebe um zwei Größenordnungen über dem der Absorption. Im NIR-Wellenlängenbereich weist Licht eine gute Transmission im Gewebe auf [Jöebsis, 1977]. Unterhalb von $700nm$ schränkt intensive Hämoglobinabsorption in der Haut und oberhalb von $900nm$ starke Wasserabsorption die Transmission ein. Da der Anteil der Absorption stark abnimmt, die Streuung jedoch relativ gleichbleibt, kann das NIR-Licht, abhängig von der Einstrahlintensität, eine Eindringtiefe von bis zu mehreren Zentimetern im Gewebe erreichen [Wyatt et al., 190].

Unter dem Begriff der NIR-Spektroskopie wurden in einer Reihe von Arbeiten die Absorptionsspektren für die Kopfhaut, den Schädelknochen und den Liquorbereich untersucht, um auf darunter liegende Schichten des Cortex schließen zu können. Vom Grundansatz entspricht die Methode einer Erweiterung der pulsoximetrischen Verfahren, da sie wie bei der PW-Erfassung den pulsierenden Anteil im Signal auswertet. Ziel dabei ist, quantitative Aussagen zur Sauerstoffversorgung einzelner Gehirnregionen machen zu können. Die Arbeiten haben bestätigt, dass nahinfrarotes Licht auch optisch dichtes Gewebe, wie beispielsweise Knochen, vergleichsweise gut durchdringt. Nachdem es extrazerebrale Strukturen passiert hat, weist es noch genügend Intensität auf,

---

[2] Nahinfraroter Wellenlängenbereich (600-1000 nm)

um Messungen im Hirngewebe zu ermöglichen [Wan. et al., 1981].

6.1.2 Hämoglobin und Cytochromoxidase

Im nahinfraroten Wellenlängenbereich sind Hämoglobin und Cytochromoxidase die wichtigsten Absorber. Oxygeniertes, also sauerstoffreiches Hämoglobin H_{bO_2}, deoxygeniertes Hämoglobin $H_b{}^3$, sowie die oxidierte Form der Cytochromoxidase lassen sich anhand ihrer spezifischen Absorptionsspektren differenzieren [Wray et al., 1988.].

Abbildung 2.11 auf Seite 34 zeigt die Absorptionsspektren von oxygeniertem und deoxygeniertem Hämoglobin im NIR-Wellenlängenbereich. Der Schnittpunkt beider Spektren bei 800 nm beschreibt den sog. isosbestischen Punkt (vgl. Chance [1991]).

Das Absorptionsmaximum von reduziertem Hämoglobin liegt am unteren Ende des NIR-Spektrums, während oxygeniertes Hämoglobin ein Absorptionsmaximum bei 900 nm aufweist. Die beiden Absorptionsspektren schneiden sich bei 800 nm im sogenannten isosbestischen Punkt. Bei dieser Wellenlänge ist der Anteil der Absorption für beide Chromophore gleich und erlaubt die Bestimmung der Gesamthämoglobinkonzentration unabhängig vom Oxygenierungszustand. Die differenzielle Bestimmung von Absorptionsänderungen der einzelnen Chromophore erfolgt mittels Messung mit mehreren Wellenlängen im Bereich der Absorptionsmaxima [Wray et al., 1988.], [Chance, 1991].

6.2 Theorie multipler Streuvorgänge

Ishimaru [1978] unterscheidet zwei Ansätze, die Ausbreitung von Licht theoretisch zu fassen:

1. Die analytische Theorie multipler Streuvorgänge (Analytical Theory of Multiple Scattering) beruhend auf den Maxwellschen Gleichungen. Sie ist mathematisch umfassend und erlaubt die Beschreibung wesentlicher Effekte der Teilchen und Wellennatur des Lichts. Dazu zählen multiple Streuvorgänge, Absorption, Brechung, Reflexion, Interferenz und Polarisation. Aufgrund der hohen Komplexität das Ansatzes gibt es kaum brauchbare Modelle für die Beschreibung multipler Streuvorgänge in biologischen Gewebe [Martelli et al., 2009, S. 28].

2. Abweichend hierzu beschreibt die Strahlungstransportgleichung (Radiation Transport Theory)lediglich den Energietransport basierend auf der Photonenwanderung durch ein physikalisches Medium. Als phänomenologische und heuristische Methode kann sie zwar nur wenige physikalische Effekte der Lichtausbreitung im Gewebe beschreiben, hat aber zu nützlichen Modellen für die Anwendung geführt [Ishimaru, 1978].

---

[3] Beide werden in der Pulsoximetrie genutzt.

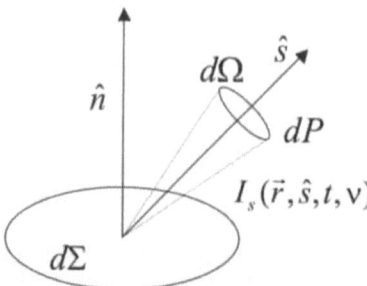

Abbildung 6.1 – Strahlentransport ausgehend von Flächenelement $d\Sigma$ durch das
Flächenteilelement dP (Martelli et al. [2009])

Aus diesem Grund wurde die Strahlungstransportgleichung auch in dieser Arbeit als theoretische Basis für die eigene Modellentwicklung genutzt.

6.2.1 Strahlungstransportgleichung

Die Strahlungstransportgleichung beschreibt den Energietransport in homogenen Medien. Martelli et al. [2009, S. 29 ff] definieren anhand der Anordnung
in Abbildung 6.1 nachfolgende Größen:

- Strahlungsdichte $I_s(\vec{r}, \vec{s}, t, v)$[4] über ein schmalbandiges Frequenzspektrum v (auch spektrale Intensität genannt) und der Einheit $[\frac{W}{m^2 sr Hz}]$,
  definiert als die mittlere Leistung, die an der Position $\vec{r}$ zur Zeit t durch
  die vom Raumwinkel $d\Omega$ begrenzte und in $\vec{s}$-Richtung orientierte Fläche
  fließt.

- Die Leistung dP, die durch den Raumwinkel $d\Omega$ zur Zeit t fließt ist
  gegeben durch $dP = I_s(\vec{r}, \vec{s}, t, v) \, | \vec{n} \cdot \vec{s} | \, d\Sigma d\Omega dv$.

Die Strahlungsdichte kann man sich folgendermaßen mit der Energiedichte ver-
koppelt vorstellen: Die Energie dE, die innerhalb eines Zeitintervalls dt durch
die Einheitsfläche $d\Sigma$ entlang der Richtung von Vektor $\vec{s}$ fließt, belegt ein
Volumen $dV = d\Sigma \cdot cdt$, wobei c die Lichtgeschwindigkeit im Medium darstellt.
Die Energiedichte innerhalb des Einheitsraumwinkels und eines Zeitintervalls
ist daher

$$\frac{dE(\vec{r}, \vec{s}, t, v)}{dV} = \frac{I_s(\vec{r}, \vec{s}, t, v)}{d\Sigma cdt} = \frac{I_s(\vec{r}, \vec{s}, t, v)}{c} \qquad (6.1)$$

---

[4] Um konsistente Vektorschreibweise zu erreichen, wird nachfolgend $\hat{s}$ bzw. $\hat{n}$ mit $\vec{s}$ bzw.
$\vec{n}$ bezeichnet.

Daher ist die spektrale Intensität $I_s(\overrightarrow{r}, \overrightarrow{s}, t, v)$ proportional zur Anzahl Photonen im Einheitsvolumen dV.

Im Folgenden werden nur elastische Photonen-Stöße als Streuereignisse betrachtet, d.h. die Frequenz des Photons bleibt nach Streuereignisssen erhalten. Da nur schmalbandige Strahlung betrachtet wird kann die Strahlungsdichte oder spektrale Intensität als Integral von $I_s(\overrightarrow{r}, \overrightarrow{s}, t, v)$ über der Frequenz definiert werden.

Zur Messung wird ein Lichtdetektor mit kleiner Sensorfläche und Öffnungswinkel am Ort $\overrightarrow{r}$ in Richtung $-\overrightarrow{s}$ positioniert.

Die Flussdichte Φ (Einheit $\left[\frac{W}{m^2}\right]$) erhält man durch Integration der Intensität über den Raumwinkel

$$\Phi(\overrightarrow{r}, t) = \int\limits_0^{4\pi} I_s(\overrightarrow{r}, \overrightarrow{s}, t)d\Omega \tag{6.2}$$

Bezieht man die Flussdichte auf die Lichtgeschwindigkeit, erhält man die Energiedichte $\underline{u}$ (Einheit $\left[\frac{Ws}{m^3}\right]$).

$$u(\overrightarrow{r}, t) = \frac{\Phi(\overrightarrow{r}, t)}{c} \tag{6.3}$$

Diese ist proportional zur Photonenanzahl im Einheitsvolumen[5].

Die Flussdichte Φ bezogen auf den vollen Raumwinkel ergibt die mittlere Strahlungsdichte.

Man unterscheidet grundsätzlich zeitabhängige (z.B. Kurzzeitimpulse mit hoher Energie und kurzer Dauer) und stationäre ("Continuous Wave") Lichtquellen beim Strahlentransport.

Eine allgemeine Form bei zeitabhängigen Quellen gibt Martelli wie folgt an:

$$\frac{\partial}{c\partial t}I(\overrightarrow{r}, \overrightarrow{s}, t) + \nabla\left[\overrightarrow{s}I(\overrightarrow{r}, \overrightarrow{s}, t)\right] + \mu_t I(\overrightarrow{r}, \overrightarrow{s}, t) \ = $$
$$\mu_s \int\limits_0^{4\pi} p(\overrightarrow{s}, \overrightarrow{s}')I(\overrightarrow{r}, \overrightarrow{s}, t)d\Omega' + \varepsilon(\overrightarrow{r}, \overrightarrow{s}', t) \tag{6.4}$$

wobei die Terme folgendes bedeuten:

- $\frac{\partial}{c\partial t}I(\overrightarrow{r}, \overrightarrow{s}, t)dV\,d\Omega dt$ beschreibt den Beitrag der zeitlichen Energieänderung, die sich in Richtung $\overrightarrow{s}$ innerhalb dV, $d\Omega$ und dt ausbreitet.

- $\nabla\left[\hat{s}I(\overrightarrow{r}, \overrightarrow{s}, t)\right]dV\,d\Omega dt$ repräsentiert den Nettofluss der Energie, die sich in Richtung $\overrightarrow{s}$ innerhalb dV, $d\Omega$ und dt ausbreitet.

---

[5] Durch Division von $u(\overrightarrow{r}, t)$ mit der Energie eines einzelnen Photons hv erhält man schließlich die Photonenzahl im betrachteten Einheitsvolumen.

- $\mu_t I(\overrightarrow{r}, \overrightarrow{s}, t) dV d\Omega dt$ stellt den durch Absorption und Streuung umgewandelten Energieanteil dar, wobei gilt $\mu_t = \mu_a + \mu_s$.

- $\mu_s \int_0^{4\pi} p(\overrightarrow{s}, \overrightarrow{s}') I(\overrightarrow{r}, \overrightarrow{s}', t) d\Omega' dV d\Omega dt$ repräsentiert die Energie, die aus allen Raumrichtungen in Richtung $\overrightarrow{s}$ gestreut wird.

- $\varepsilon(\overrightarrow{r}, \overrightarrow{s}, t) dV d\Omega dt$ repräsentiert die vom Volumen selbst erzeugte Strahlungsenergie, die aus allen Raumrichtungen in Richtung $\overrightarrow{s}$ gestreut wird.

Für zeitunabhängige Strahlquellen, d.h. Lichtabstrahlung bei konstanter Frequenz vereinfacht sich nach [Ishimaru, 1978] die Strahlungstransportgleichung zu

$$\nabla \left[\hat{s} I(\overrightarrow{r}, \overrightarrow{s}) \right] + \mu_t I(\overrightarrow{r}, \overrightarrow{s}) = \mu_s \int_0^{4\pi} p(\overrightarrow{s}, \overrightarrow{s}') I(\overrightarrow{r}, \overrightarrow{s}') d\Omega' + \varepsilon(\overrightarrow{r}, \overrightarrow{s})$$

$$(6.5)$$

Wenn man annimmt, dass

- die in Richtung $\overrightarrow{s}$ vorausstreuenden Photonen vernachlässigbar klein sind und

- keine im Medium befindlichen, optischen Quellen auftreten,

vereinfacht sich die Gleichung zu

$$\nabla \left[\hat{s} I(\overrightarrow{r}, \overrightarrow{s}) \right] + \mu_t I(\overrightarrow{r}, \overrightarrow{s}) = 0 \qquad (6.6)$$

und für den eindimensionalen Fall mit $\overrightarrow{s} = x \cdot \overrightarrow{e_x}$; $r = \overrightarrow{0}$; $I(\overrightarrow{r}, \overrightarrow{s}) = I(x)$ gilt

$$\frac{\partial I}{\partial x} = -(\mu_a + \mu_s) I \qquad (6.7)$$

Die Strahlentransportgleichung wird in der Literatur teilweise als Postulat betrachtet oder aber unter gewissen einschränkenden Annahmen aus der Boltzmann-Transport-Beziehung für Photonen hergeleitet [Oxenius, 1986]. Dabei wird vorausgesetzt, dass der Photonentransport durch die Bolzmann-Gleichung beschrieben werden kann, was jedoch bei biologischen Geweben wegen der wesentlich kürzeren mittleren freien Weglänge nicht immer zutrifft. Die Strahlentransportgleichung kann aber auch aus den Maxwellschen-Gleichungen hergeleitet werden [Mishchenko, 2002].

6.2.2   Erweitertes Lambert-Beer-Gesetz

Für schmalbandiges, monochromatisches Licht und ein nicht selbst emittierendes Medium lässt sich die eindimensionale Strahlungstransportgleichung mit dem Lambert-Beer-Gesetz als Lösungsfunktion darstellen. Dieses beschreibt ein exponentielles Abklingen der Strahlungsintensität (vgl. hierzu auch Kapitel 2.2.3) bei Durchdringung einer absorbierenden Substanz

- mit zunehmendem Abstand zur Strahlquelle gemäß dem Bouguer-Lambertschen Gesetzes und

- mit der Konzentration der absorbierenden Substanz nach dem Beerschen Gesetz.

Vorausgesetzt wird hier eine homogene Stoffschicht und der Einfall eines parallelen Lichtbündels.

$$E_\lambda = -\ln\left\{\frac{I(x)}{I_0}\right\} = \varepsilon_\lambda \cdot c \cdot x_i \tag{6.8}$$

E bezeichnet die wellenlängen- (Index λ) und stoffabhängige (Index i) Extinktion, gleichbedeutend mit der Verminderung der Intensität, des im Photometer gemessenen Lichtes. Die Extinktion wird definiert als der (natürliche) Logarithmus des Verhältnisses der hinter der Probe gemessenen Intensität I zur Quellenintensität I_0. Die Extinktion ist nach Definition gleich dem Produkt aus der Konzentration der Lösung im Messfeld (c_i) und der Schichtdicke (d_i). Aufgelöst nach ε_i erhält man den molaren Extinktionskoeffizienten

$$\varepsilon_{\lambda i} = \frac{E_\lambda}{c_i \cdot x_i} \tag{6.9}$$

als ein Maß für die absorbierte elektromagnetische Strahlung der Wellenlänge λ einer Substanz, normiert auf molare Konzentration und eine Schichtdicke von 1 cm.

Das Lambert-Beersche-Gesetz geht davon aus, dass die Absorption den Streueffekt im Gewebe deutlich übersteigt. Im Fall der Transmissionsmessung am Handgelenk überwiegen stattdessen die Streuprozesse. Aufgrund des langen Lichtwegs durch die Hautschichten bewegen sich die Photonen hinsichtlich Bewegungsrichtung und Impuls statistisch verteilt. Je länger der Weg der Photonen ist, umso größer ist die Wahrscheinlichkeit der Interaktion mit Streupartikeln. Daher soll im Folgenden der Einfluss der Streuung auf die Dämpfung der Lichtintensität I_0 untersucht werden. Die Dämpfung A_λ der eingestrahlten Lichtintensität I_0 auf Grund eines einzelnen Streuereignisses ist proportional zur Anzahl der Streupartikel N, dem Querschnitt der Streupartikel s und der Weglänge x des Photons [Elwell and Habden, 1999]:

$$A_\lambda = \ln\left\{\frac{I}{I_0}\right\} = N \cdot s \cdot x = -\mu_s \cdot x \tag{6.10}$$

Streupartikel können z.b. Zellen, Zellgrenzen oder Zellorganellen sein. Die Streukoeffizienten μ_s von menschlichem Gewebe liegen im Bereich von $1mm^{-1}$ bis $10mm^{-1}$ und liegen damit um zwei Größenordnungen über dem spezifischen Absorptionskoeffizient μ_a. Am stärksten wird das eintretende Licht an Knochen und Dermis gestreut [Elwell and Hebden, 1999]. Durchqueren Photonen biologisches Gewebe, treten vermehrt Streueffekte auf. Um für diesen Fall die

Dämpfung der Lichtintensität approximieren zu können, muss die Wahrscheinlichkeit, dass ein Photon bei einem Streuereignis in eine bestimmte Richtung gestreut wird, für jedes einzelne Streuereignis berechnet werden.

Wichtig dabei ist die Unterteilung des durchstrahlten Gewebes in zwei Bereiche: Einen Nahbereich, nur wenige Millimeter von der Lichtquelle entfernt und im Anschluss daran einen Fernbereich, mit einer Entfernung von einigen Millimetern bis zu einigen Zentimetern von der Lichtquelle. Im Nahbereich ist die Wahrscheinlichkeit, dass ein Photon, welches sich entlang eines Einheitsvektors $\overrightarrow{p}$ durch das Gewebe bewegt, an einem Streuzentrum in Richtung des Einheitsvektors $\overrightarrow{p}'$ gestreut wird, durch die Phasenfunktion $f(\overrightarrow{p}', \overrightarrow{p})$ gegeben. Für ein isotropes Medium ohne Vorzugsrichtung kann angenommen werden, dass diese Wahrscheinlichkeit nicht von $\overrightarrow{p}$, also von der Einfallsrichtung des Photons, sondern lediglich vom Winkel ϑ zwischen $\overrightarrow{p}$ und $\overrightarrow{p}'$ abhängig ist. Demzufolge wird die Phasenfunktion $f(\overrightarrow{p}, \overrightarrow{p})$ als Funktion des Skalarprodukts $(\overrightarrow{p} \cdot \overrightarrow{p})$ geschrieben, welches dem Kosinus des Winkels ϑ zwischen einfallendem und gestreutem Photon entspricht, also $f(cos\vartheta)$. In einer Reihe von Arbeiten (u.a. Nilsson [2002]) wird die Henyey-Greenstein-Funktion als adäquate Phasenfunktion $f(cos\vartheta)$ vorgeschlagen:

$$f(cos\theta) = \frac{1 - g^2}{4\pi\sqrt{(1 + g^2 - 2 \cdot g \cdot cos\theta)^3}} \qquad (6.11)$$

Darin ist g der Anisotropiefaktor. Dieser charakterisiert die Wahrscheinlichkeitsverteilung des Streuwinkels in dem entsprechenden Medium. Eine präzise Definition des Anisotropiefaktors findet sich in Nilsson [2002]. Für biologisches Gewebe gilt:

$$0,69 < g < 0,99 \qquad (6.12)$$

Dabei bedeutet $-1 < g < 0$ rückwärts gerichtete Streuung, $g = 0$ isotrope Streuung und $0 < g < 1$ vorwärts gerichtete Streuung. Elwell and Hebden [1999] beschreiben Versuche, die zeigen, dass nach dem Eindringen des Lichts in die Haut bereits wenige Millimeter von der Lichtquelle entfernt, das eingestrahlte Licht keine definierte Richtung mehr aufweist, sondern die Richtungsvektoren der Photonen zufällig verteilt sind. Darauf aufbauend kann eine hinreichend genaue Aussage über die Streuvorgänge im Fernbereich allein anhand des spezifischen Extinktionskoeffizienten $a = \mu_{s'} + \mu_a$ und dem sog. reduzierten Streukoeffizienten $\mu_{s'}$ getroffen werden. Letzterer definiert sich folgendermaßen:

$$\mu_{s'} = \mu_s(1 - g) \qquad (6.13)$$

Um Absorptions- und Streueffekten Rechnung zu tragen, muss das Lambert-Beer-Gesetz erweitert werden. Fügt man einen additiven Term S, welcher die Streuverluste berücksichtigt hinzu, so hat das modifizierte Lambert-Beer-Gesetz folgende Form:

$$E_\lambda = \ln\left\{\frac{I}{I_0}\right\} = -(\mu_s(1-g) + \mu_a) \cdot x + S = -a \cdot x + S \qquad (6.14)$$

Elwell and Hebden [1999] schlagen zusätzlich vor, zur Berücksichtigung der im Mittel größeren Weglänge bei diffuser Photonenausbreitung einen zusätzliche Skalierungsfaktor für den Wegparameter z einzuführen, dessen Verifikation jedoch experimentell aufwendig ist. Aus Praktikabilitätsgründen wurde für die unter 6.3 beschiebene, eigene Modellentwicklung daher auf die Wegskalierung verzichtet.

6.3 Modellvarianten

Ausgehend von Gleichung 6.14 ergeben sich folgende Modellvarianten:

1. Multi-Wellenlängenmessung
   Bei bekannter Geometrie eines Referenz-Unterarms und Messung der Ein- und Auskoppelintensitäten eines Tupels von n Wellenlängen im NIR-Spektrum kann durch Variation der Dämpfungskoeffizienten eine Parametersimulation gerechnet und entstehende Abweichungen analysiert werden. Alternativ hierzu kann bei bekannten Dämpfungskoeffizienten und n Gewebeschichten anhand von n gemessenen Intensitäten der NIR-Wellenlängen auf die Dicke der Gewebeschichten zurückgerechnet werden.

2. Multi-Probandenmessung
   Bei n bekannten Geometrien von Referenz-Unterarmen und Messung der Ein- und Auskoppelintensitäten bei jeweils einer Wellenlänge im NIR-Spektrum kann durch Variation der Dämpfungskoeffizienten innerhalb eines validen Intervalls eine Parametersimulation gerechnet und dabei entstehende Abweichungen analysiert werden.

3. Zeitvariante Weglängen
   Durch Messung der Intensität zu verschiedenen Zeitpunkten kann bei zeitvarianten Weglängen deren Varianz bestimmt werden.

Nachfolgend werden in einer vergleichenden Übersicht alle obengenannten Ansätze mathematisch formuliert und kommentiert. Anschließend wird die Auswahl des in der vorliegenden Arbeit implementierten Ansatzes begründet.

6.3.1 Multi-Wellenlängenmessung

Validierung der Dämpfungskoeffizienten

Bei bekannter Geometrie eines Referenz-Unterarms und Messung der Ein- und Auskoppelintensitäten eines Tupels von n Wellenlängen im NIR-Spektrum kann durch Variation der Dämpfungskoeffizienten innerhalb eines aus der Literatur entnommenen Streuintervalls eine Parametersimulation gerechnet und entstehende Abweichungen analysiert werden. Daraus können für den Referenz-Unterarm angepasste Dämpfungskoeffizienten ermittelt werden.

Ausgangspunkt ist das oben hergeleitete, um einen Streuterm erweiterte Lambert-Beer-Gesetz mit den Laufindizes j für die Variation der Wellenlänge λ_j und i für die durchstrahlte Gewebeschicht.

$$E_{\lambda_j} = \ln\left\{\frac{I_{\lambda_j}(x_i)}{I_{\lambda_j}(x_0)}\right\} = \ln\left\{I(x_i)\right\} - \ln\left\{I(x_{i-1})\right\} = \sum_{i=1}^{n} a_{\lambda_j i} \cdot \Delta x_i + S_{\lambda_j} + f'_{\lambda_j}$$

$$(6.15)$$

Nun wird die eingangsseitig eingestrahlte unbekannte Intensität auf $I(x_0)$ mit dem Streuterm S und einem Fehleranteil f' zu einem wellenlängenspezifischen Abweichungsterm zusammengefasst und ergibt

$$k_{\lambda_j} = S_{\lambda_j} + f'_{\lambda_j} + \ln\left\{I_{\lambda_j}(x_0)\right\} \qquad (6.16)$$

Dann ist es möglich für jede Wellenlänge eine Beziehung der Form von Gleichung 6.15 mit jeweils einem schichtspezifischen Parametersatz von $a_{\lambda_j i}$ aufzustellen. In Matrixschreibweise haben die Dämpfungsmatrix $\mathbf{A}$, der Vektor der Extinktion $\vec{e}$ und der Abweichungen $\vec{k}$ folgende Form:

$$\mathbf{A} = \begin{bmatrix} a_{11} & \cdots & a_{1n} \\ a_{21} & \cdots & a_{2n} \\ \cdots & \cdots & \cdots \\ a_{(n-1)1} & \cdots & a_{(n-1)n} \\ a_{n1} & \cdots & a_{nn} \end{bmatrix}, \; \vec{e} = \begin{bmatrix} \ln\left\{I_{\lambda_1}(x_n)\right\} \\ \ln\left\{I_{\lambda_2}(x_n)\right\} \\ \cdots \\ \ln\left\{I_{\lambda_n}(x_n)\right\} \end{bmatrix}, \; \vec{k} = \begin{bmatrix} k_{\lambda_1} \\ k_{\lambda_2} \\ \cdots \\ k_{\lambda_{n-1}} \\ k_{\lambda_n} \end{bmatrix}$$

$$(6.17)$$

Das entstehende lineare Gleichungssystem lautet dann

$$\vec{e} = \mathbf{A}\,\vec{x} + \vec{k} \qquad (6.18)$$

Durch systematische Variation der Parameter a_{ji} innerhalb valider, der Literatur entnommener Intervalle können so Korrekturtermvektoren berechnet und analysiert werden.

Berechnung der Schichtdicken

Setzt man voraus, dass kein pulsierendes Blutgefäß im optischen Weg liegt, d.h. keine zeitabhängige Modulation erfolgt, lässt sich bei bekannter Stoffanordnung entlang des minimalen optischen Pfades durch Intensitätsmessung einer Anzahl diskreter Wellenlängen im NIR-Spektrum auf die schichtspezifischen Weglängen $\Delta x_i = x_i - x_{i-1}$ zurückrechnen. Die Voraussetzung dafür sind bekannte Dämpfungskoeffizienten $a_{i\lambda}$. Damit das lineare Gleichungssystem nach 6.18 lösbar ist, müssen bei n Schichten auch bei n verschiedenen Wellenlängen Intensitätsmessungen durchgeführt werden.

Vernachlässigt man die Abweichungen und setzt den Vektor $\vec{k}$ zu Null, multipliziert dann Gleichung 6.18 von links mit der inversen Matrix $\boldsymbol{A}^{-1}$ (vorausgesetzt, diese existiert) so ergibt sich $\boldsymbol{A}^{-1} \cdot \vec{e} = \boldsymbol{A}^{-1}\boldsymbol{A} \cdot \vec{x}$ und der Vektor mit den Schichtdicken $\vec{x}$ zu

$$\vec{x} = \boldsymbol{A}^{-1} \cdot \vec{e} \tag{6.19}$$

Bei der Berechnung der Wegabschnitte in mm können die Werte für $\vec{x}$ nur eine relative Verteilung der Abschnittslängen entlang der Trajektorie des minimalen optischen Pfades liefern. Um absolute Werte zu erhalten, ist eine Kalibrierung erforderlich.

Voraussetzungen

Voraussetzung für die Modellverifikation ist die Verfügbarkeit von Lichtquellen mit entsprechend der Anzahl der Gewebeschichten n verfügbaren schmalbandigen, am besten äquidistant verteilten Wellenlängen im NIR-Spektrum. Die Validierung der Dämpfungskoeffizienten erfordert nicht unerhebliche Rechenleistung: Die Simulation des Gleichungssystems durch Variation der $j \times i$ Parameter in jeweils m Schritten zu insgesamt $(j^{i \cdot m})$ Gleichungssystemberechnungen führt, was bei 5 Schichten, 5 Wellenlängen und jeweils 5 Intervallstufen 10^{17} Gleichungssystemberechnungen zur Folge hat. Selbst wenn man die Stufenanzahl reduzieren würde, beispielsweise auf 3 Stufen wären dennoch etwa $30 \cdot 10^9$ Gleichungssystemberechnungen erforderlich.

Um valide Werte zu erhalten, müssten an einer Vielzahl unterschiedlicher Unterarme n Wellenlängenmessungen vorgenommen werden, was erheblichen Aufwand bedeutet. Beschränkt man sich nur auf eine Referenzgeometrie, stellt sich die Frage nach der Verallgemeinerbarkeit der Ergebnisse.

6.3.2 Multi-Probandenmessung

Anstelle einer Multi-Wellenlängen-Messung an einem Probanden kann mit deutlich geringerem Aufwand ein Probandentupel mit nur einer Wellenlänge vermessen werden.

Ausgangspunkt ist wie in Kapitel 6.3.1 das um einen Streuterm erweiterte Lambert-Beer-Gesetz, welches die Extinktion mit einem Streuterm und einen Fehlerterm beschreibt.

$$E_{P_j} = \ln\left\{\frac{I_{P_j}(x_i)}{I(x_0)}\right\} = \ln\left\{I(x_{P_j n})\right\} - \ln\left\{I(x_0)\right\} = \sum_{i=1}^{n} \Delta x_{P_j i} + S_{P_j} + f'_{P_j} \tag{6.20}$$

Wie in 6.3.1 wird die eingangsseitig eingestrahlte unbekannte Intensität $I(x_0)$ mit dem Streuterm S und einem Fehleranteil f' zu einem probandenspezifischen Korrekturterm zusammengefasst.

$$k_{P_j} = S_{P_j} + f'_{P_j} + \ln\left\{I_{P_j}(x_0)\right\} \tag{6.21}$$

Bei $n = 5$ Schichten und $j = 17$ Probanden kann so ein Gleichungssystem erzeugt werden, bei welchem jeweils die Korrekturterme berechnet und analysiert werden können. Die Systemmatrix $\mathbf{X}$ enthält pro Zeile die Schichtdickenmaße eines Probanden, die bekannt sein müssen. Die für alle Probanden als identisch angenommenen schichtspezifischen Dämpfungsparameter a_i bilden den Vektor $\vec{a}$

$$
\begin{bmatrix} \ln\{I_{P_1}(x_n)\} \\ \ln\{I_{P_2}(x_n)\} \\ .... \\ \ln\{I_{P_j}(x_n)\} \end{bmatrix} = \begin{bmatrix} x_{P_1 1} & ... & x_{P_1 n} \\ x_{P_2 1} & ... & x_{P_2 n} \\ ... & ... & ... \\ x_{P_{(j-1)} 1} & ... & x_{P_{(j-1)} n} \\ x_{P_j 1} & ... & ...x_{P_j n} \end{bmatrix} \begin{bmatrix} a_1 \\ a_2 \\ ... \\ a_{n-1} \\ a_n \end{bmatrix} + \begin{bmatrix} k_{P_1} \\ k_{P_2} \\ ... \\ k_{P_{j-1}} \\ k_{P_j} \end{bmatrix} \quad (6.22)
$$

In Matrixform lautet die Gleichung $\vec{e} = \mathbf{X}\vec{a} + \vec{k}$. Durch Variation der Dämpfungskoeffizienten innerhalb eines aus der Literatur entnommenen Streuintervalls kann eine Parametersimulation gerechnet und dabei entstehende Abweichungen analysiert werden. Daraus kann der Dämpfungskoeffizientensatz mit der geringsten Abweichung ermittelt werden.

Die Simulation des Gleichungssystems durch Variation der n Parameter von a_i in m Schritten führt zu (n^m) Gleichungssystemberechnungen. Bei 5 Parametern und jeweils 10 Intervallstufen ergibt dies 10^5 Gleichungssystemberechnungen. Dies ist gegenüber der Situation aus 6.3.1 ein signifikant geringerer Rechenaufwand.

Aufgrund der MRT-Aufnahmen der Probandenstudie stehen für $n = 17$ Probanden bekannte Geometrien von Referenz-Unterarmen zur Verfügung. Hieraus können entsprechende Trajektorien des minimalen optischen Pfades ermittelt werden. Zudem stehen Messungen der Auskoppel-Intensitäten bei einer festen Wellenlänge von $\lambda = 950nm$ im NIR-Spektrum zur Verfügung, die an den Endpunkten der Trajektorien gemessen wurden.

6.3.3 Zeitvariante Weglängen

Die Pumpfunktion des Herzmuskels sorgt trotz Glättung durch die großen, elastischen Zentralarterien für eine Pulsation von Blutfluss, Druckverteilung und führt so zu einer zyklischen Variation des Arteriendurchmessers. Gelangt das Maximum der PW zu dem Ort, an dem das Gewebe vom einem optischen Signal durchdrungen wird, führt der temporär vergrößerte Querschnitt $d + \Delta d$ zu einer erhöhten Dämpfung der eingestrahlten Lichtintensität $I = I(x = 0)$. Die Querschnittsänderung Δd führt zur Variation der optischen Transmission, die als PW-Signal detektiert wird, da die Photonenweglänge von x_i auf $x_i' = x_i + \Delta x_i$ verlängert wird.

Zum Zeitpunkt $t = t_1$ und den Weglängen x_i gilt daher:

$$
E_{\lambda_0} \mid_{t=t_1} = \ln\left\{ \frac{I(x_n, t_1)}{I(0)} \right\} = -\sum_{i=1}^{n} a_{\lambda_0 i} \cdot x_i \quad (6.23)
$$

Zum Zeitpunkt $t = t_2$ und den Weglängen x'_{ij} gilt daher:

$$E_{\lambda_0}\big|_{t=t_2} = \ln\left\{\frac{I(x_n, t_2)}{I(0)}\right\} = -\sum_{i=1}^{n} a_{\lambda_0 i} \cdot (x_i + \Delta x_i) \qquad (6.24)$$

Bei Messung mit einer Reihe unterschiedlicher Wellenlängen bedeutet dies in Matrixschreibweise zum Zeitpunkt $t = t_1$

$$\vec{e}\,\big|_{t=t_1} = \boldsymbol{A} \cdot (\vec{x} + \Delta\vec{x_{t1}}) = \boldsymbol{A}\,\vec{x} + \boldsymbol{A}\Delta\vec{x_{t1}} \qquad (6.25)$$

und zum Zeitpunkt $t = t_2$

$$\vec{e}\,\big|_{t=t_2} = \boldsymbol{A} \cdot (\vec{x} + \Delta\vec{x_{t2}}) = \boldsymbol{A}\,\vec{x} + \boldsymbol{A}\Delta\vec{x_{t2}} \qquad (6.26)$$

Nimmt man an, dass die Gewebeschichten außerhalb der Arterien zeitlich konstante Dämpfungsterme darstellen, erhält man durch Subtraktion von 6.25 und 6.26 die Vektordifferenz der wellenlängenspezifischen, zeitlich variablen Beziehungen.

$$\vec{e_{t1}} - \vec{e_{t2}} = \boldsymbol{A} \cdot (\vec{x} + \Delta\vec{x_{t1}}) - \boldsymbol{A} \cdot (\vec{x} + \Delta\vec{x_{t2}}) = \boldsymbol{A}(\Delta\vec{x_{t1}} - \Delta\vec{x_{t2}})$$
$$(6.27)$$

Aufgrund der zeitkonstanten Weglängen für die nicht arteriellen, nicht pulsierenden Schichten verschwinden deren Vektorkomponenten.

Mithilfe der Beziehung

$$\ln\left\{\frac{I(t_2)}{I_0}\right\} - \ln\left\{\frac{I(t_1)}{I_0}\right\} = \ln\left\{\frac{I(t_2)}{I(t_1)}\right\} \qquad (6.28)$$

kann man wellenlängenabhängig Gleichungen zu zwei unterschiedlichen Zeitpunkten lösen und die Matrix reduziert sich auf eine Gleichung:

$$\ln\left\{\frac{I_{\lambda_i}(t_2)}{I_{\lambda_i}(t_1)}\right\} = a_{\lambda_i art}\Delta x_{art,t2} - a_{\lambda_i art}\Delta x_{art,t1} = a_{\lambda_i art}(\Delta x_{art,t2} - \Delta x_{art,t1})$$
$$(6.29)$$

Durch Messung der Intensität zu zwei verschiedenen Zeitpunkten kann so auf die Weglängenschwankung rückgerechnet werden.

Dies entspricht dem Ausblenden der Schichtenarchitektur mit Ausnahme der Arterie. Diese stellt aufgrund der Pumpfunktion des Herzens das einzige[6] anatomische Kompartiment dar, welches das transmittierende Lichtsignal zeitveränderlich moduliert und dabei die PW-Information aufnimmt. Im Unterschied zu den bereits erwähnten Zielparametern ist hier erforderlich, den Zeitverlauf des Intensitätssignals verfügbar zu haben[7].

---

[6] Abgesehen von extern eingebrachten Bewegungsartefakten.

[7] In der Pulsoximetrie wird dieses Prinzip auf ein Zwei-Wellenlängen-System erweitert. Durch geeignete Verhältnisbildung je zweier Intensitätswerte zu unterschiedlichen Zeitpunkten kann die Konzentration des oxigenierten Hämoglobins angenähert werden (vgl. 2.2.3).

6.3.4 Auswahl der Modellvariante

Beim Ansatz der Multi-Wellenlängenmessung zur Optimierung der Dämpfungskoeffizienten (Unterabschnitt 6.3.1) wie auch beim Ansatz des Modellan-
satzes zur Schätzung der Schichtdicken aus optimierten Dämpfungskoeffizienten (Unterabschnitt 6.3.1) besteht angesichts der erheblichen interindividuellen
Streubreite der Dämpfungskoeffizienten die Gefahr, dass bei Nutzung lediglich
eines Referenz-Unterarms auf individuelle Besonderheiten hin optimiert wird
und die erzielbare Übertragbarkeit begrenzt bleibt.

Will man eine größere Zahl an Referenz-Unterarmgeometrien berücksichtigen, so müssten die relativ aufwendigen Multi-Wellenlängen-Messungen an
einer aussagekräftigen Zahl von Probanden vorgenommen,ausgewertet und fu-
sioniert werden,was erheblichen messtechnischen und organisatorischen Aufwand erfordert.

Die Auswertung des pulsierenden Anteils in den Intensitätssignalen zweier charakteristischer Wellenlängen und die daraus abgeleiteten Weglängen-
schwankungen (Kapitel 6.3.3) wiederum stellen den Kern der Methode für die
Approximation der Sauerstoffsättigung im arteriellen Blut dar. Sie sind daher
dem Stand der Technik [Kästle, 1999, S. 8] zuzuordnen.

Um die Lichtausbreitung am Unterarm entsprechend der erweiterten Lambert-Beer-Beziehung zu simulieren, fiel die Entscheidung zugunsten des Ansatzes "Multi-Probandenmessung" (Unterabschnitt 6.3.2).

Dieser beinhaltet bei Berücksichtigung der Daten von $n = 17$ Probanden
implizit eine Mittelung über ein Kollektiv und ermöglicht damit eher eine Ver-
allgemeinerung. Die Geometriedaten des minimalen optischen Pfades konnten
mit vertretbarem Aufwand aus MRT-Aufnahmen im Rahmen einer Probandenstudie gewonnen werden. Die Modellbeschreibung findet sich in Kapitel
6.5. Mit der Messung der zeitveränderlichen wie auch der gesamten optischen
Signalintensität bei einer festen Wellenlänge stehen auch Eingangsdaten für
die Verifikation des Modells zur Verfügung, deren Ergebnisse in Kapitel 7.5
dokumentiert sind.

6.4 MRT-PPG-Studie

Eine wesentliche Voraussetzung der Modell-Ansätze ist die Kenntnis von Un-
terarmgeometrien in vivo in Verbindung mit korrespondierenden Intensitätsmessungen an registrierten Ableitorten. Erstere wurden mithilfe eines MRT-
Scans und letztere mit PPG-Prototypsensoren im Rahmen einer Probandenstudie erfasst, die im nachfolgendem Abschnitt erläutert wird.

6.4.1 Motivation

Sieht man von Untersuchungen oberflächlicher Hautschichten ab, so finden sich
in Veröffentlichungen keine spezifischen Arbeiten zur optischen Signalausbreitung im Unterarmgewebe. Ferner existiert kein mathematisches Modell, wel-

ches die Strahlausbreitung in einer vergleichbar komplexen, variantenreichen Geometrie des Unterarms abbildet.

Praktische Versuche mit den Prototypsensoren im Labor ergaben hinsichtlich der Positionierung der Sensoren keinen für alle Individuen identischen, eindeutig beschreibbaren Ableitort. Solche mit guter Signalqualität erforderten längere Suchintervalle und die Reproduktion einer Messung war angesichts der Unschärfe der Repositionierung zeitaufwendig.

Um Erkenntnisse über die optische Ableitung des PW-Signals am Unterarm zu gewinnen, wurde daher eine Probanden-Studie durchgeführt, deren Ziel, Struktur und Ergebnisse nachfolgend beschrieben werden. Ein kleiner Teil der Arbeiten dieses Abschnitts wurde vom Autor in [Couronné R., 2010a] publiziert.

6.4.2 Ziel und Inhalt

Die MRT-Photoplethysmographie-Studie am Unterarm (MRT-PPG-Studie), welche mit freundlicher Unterstützung der radiologischen Klinik des Universitätsklinikums Erlangen an einer Gruppe von 17 freiwilligen Probanden durchgeführt wurde, hatte zum Ziel,

1. die besten Ableitorte valider PW-Signale durch heuristische Suche bei allen Probanden zu identifizieren und

2. anhand der MRT-Aufnahmen messbare Abschnitte des minimalen optischen Signalpfads im Gewebe zu gewinnen.

Folgende Schritte waren pro Proband vorgesehen:

1. Messtechnische Identifikation des besten Ein- und Auskoppelortes, definiert als bester Ableitort (BAO) für das PW-Signal mit Hilfe

   (a) eines Prototypsensors, der den Wechselanteil des optisch-transmissiven Plethysmographiesignals an den Arterien Radialis und Ulnaris im Unterarm/Handgelenksbereich erfasst, und

   (b) eines Labormessplatzes, welcher die optische Gesamtintensität am Photoempfänger messtechnisch erfassbar macht.

2. MRT-sensitive Markierung der Ein- und Auskoppelorte auf der Haut

3. Erstellung von MRT-Schichtbildaufnahmen des Unterarm-/Handgelenkbereichs mit den Endpunkten des optischen Pfads

4. Rekonstruktion des minimalen, optischen Signalwegs im Gewebe anhand der experimentell ermittelten Messorte aus (1) sowie der MRT-Aufnahmen aus (2).

5. Untersuchung statistischer Zusammenhänge zwischen Signalgrößen, Unterarmgeometrie und Probandeneigenschaften

6. Verifikation automatischer Signalfindung mit einem optisch-transmissiven Plethysmographie-Mehrkanalsensor

6.4.3   Studienprotokoll

Das Studienprotokoll wurde in Abstimmung mit dem Universitätsklinikum erstellt und die Genehmigung durch die Ethikkommission eingeholt. Das Protokoll umfasste die Aufklärung der Probanden über Untersuchungsmethoden, Abklärung möglicher Risiken, Vergabe der Probanden-ID sowie Registrierung personaler Daten wie Gewicht, Körpergröße und Alter vor Durchführung der Messungen. Die Probanden wurden weitestgehend aus dem Mitarbeiter- bzw. deren Angehörigenkreis des Fraunhofer IIS rekrutiert. Ein- und Ausschlusskriterien für die Probanden, waren

- das Lebensalter im Bereich von 20-60 Jahren,

- die Gleichverteilung beider Geschlechter sowie

- eine möglichst weitgehende Abdeckung des Alters- und auch des Gewichtsbereichs.

Schwangere, Patienten mit Klaustrophobie oder Kontraindikationen für die MRT (Herzschrittmacher oder andere elektronische Implantate, magnetisierbare Gefäßclips, metallische Fremdkörper, etc.), sowie Patienten des Universitätsklinikums wurden von der Studie ausgeschlossen. Die Teilnahme erfolgte freiwillig, die Aufklärung über die Messungen erfolgte anhand eines Informationsblatts, persönlicher Erläuterung und einer Einwilligungserklärung.

Bei der Protokollierung aller erhobenen Daten wurde der Datenschutz berücksichtigt. Die Auswertung der kernspintomographischen Untersuchungen erfolgte nach Pseudonymisierung. Identifikationsmerkmale wie der Name wurden durch eine Codenummer ersetzt, so dass eine Zuordnung zu einer bestimmten Person nur über weitere Hilfsmittel möglich ist. Die Veröffentlichung der erhobenen Daten erfolgt ausschließlich in anonymisierter Form.

Die Studie wurde an insgesamt zwei Terminen im Uniklinikum Erlangen durchgeführt. Die Probanden durchliefen insgesamt 4 Stationen. Station 1 umfasste die Registrierung, Aufklärung, sowie Messung von Parametern wie Körpergewicht, -größe und Alter. Station 2 repräsentierte eine Messserie mit einem Mehrkanal-PPG-Sensor mit automatischer Signalerfassung und Station 3 umfasste die manuelle Suche der besten Ableitposition, das Abspeichern des besten am Unterarm ableitbaren PPG-Signals sowie die MRT-sensitive Markierung der besten Ableitorte am Unterarm. Als Sensor wurde ein Einkanal-PPG-Sensorprototyp verwendet. An Station 4 wurde ein MRT-Scan des Unterarm-/Handgelenksbereichs durchgeführt. Zusätzlich wurden alle Probanden zur Messung der Profile der Gesamtintensitäten entlang des Unterarmumfangs in Laborräume des Fraunhofer IIS gebeten. Nachfolgend werden die wesentlichen Schritte und Ergebnisse beschrieben.

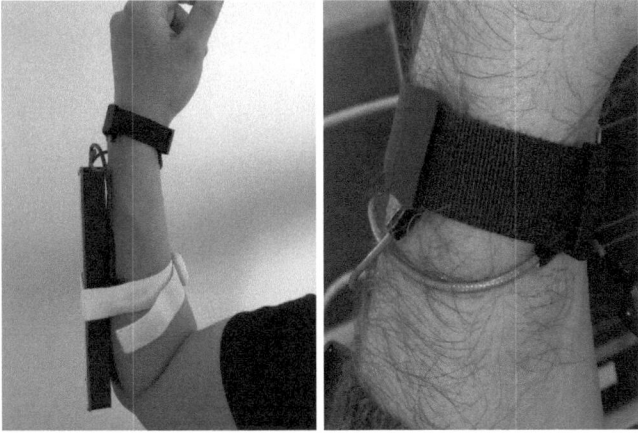

Abbildung 6.2 – PW-Messung mit dem EKS

6.4.4   Bester PW-Signal-Ableitort

Die Aufgabe eines medizinisch nicht notwendigerweise vorgebildeten Untersuchers war es, durch Variation der manuellen Positionierung von optischem Sender- und Empfängermodul, welche beide von einem Armband gehalten wurden, ein PW-Signal mit maximaler Signalamplitude abzuleiten. Abbildung 6.2 zeigt den EKS, bestehend aus dem Armband mit integriertem, optischen Signalgeber und -empfänger als auch die am Unterarm fixierte Elektronikeinheit (vgl. Kapitel 4.5).

Der Untersucher verfügte über Vorwissen über die Lage der beiden Armarterien Radialis und Ulnaris, der charakteristischen Form der optisch erfassten PW-Kurve, sowie dem Bedienen des Messplatzes. Der Suchprozess wurde an der Radialis (direkt am Handgelenk (R) und 2cm in Richtung Unterarm (M)) begonnen und anschließend an der Ulnaris weitergeführt. Die heuristisch gefundenen besten Ableitorte wurden auf der Haut farblich makiert und per Photo dokumentiert (vgl. Abbildung 6.3).

Anschließend wurden an die beste Sensorposition auf beiden Seiten des Unterarms jeweils MRT-sensitive Marker angeklebt, die eine Rückverfolgung von Lichtquelle und -empfänger ermöglichten (vgl. Abbildung 6.4).

6.4.5   MRT am Unterarm

Die Studiendurchführung erfolgte im Nichtoperativen Zentrum des Universitätsklinikums Erlangen. Die MRT wurde auf einem $1.5\,Tesla$ Ganzkörper-Kernspin-Tomographen[8] durchgeführt, der in der klinischen Routine eingesetzt wird.

---

[8] Magnetom Avanto, Siemens Healthcare, Germany

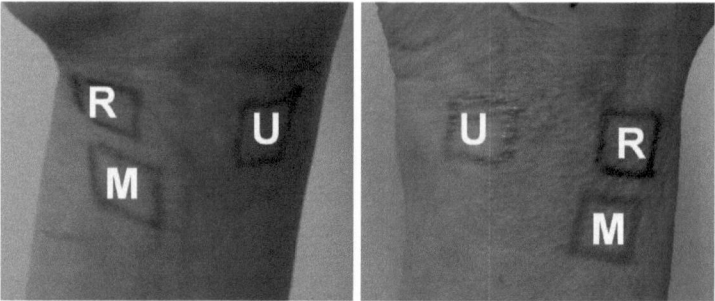

Figure 6.3 – Markierte Ableitorte am Handgelenk des linken Arms
Linkes Bild: Handgelenk-Unterseite, LED-Platzierung
Rechtes Bild: Handgelenk-Oberseite, PD-Platzierung
(Zielarterien   R=Radialis/Handgelenk,   M=Radialis/Unterarm,
U=Ulnaris)

Die Magnet-Resonanz-Angiographie (MRA) bietet als bildgebendes Verfahren zur nichtinvasiven diagnostischen Darstellung von Blutgefäßen (Arterien und Venen) als Spezialisierung der MRT eine Reihe von Vorteilen. Im Gegensatz zur konventionellen Röntgen-Angiographie werden anstelle von zweidimensionalen Projektionsbildern bei der MRA im Regelfall dreidimensionale Datensätze aufgenommen, die eine Beurteilung der Gefäße aus allen Blickrichtungen ermöglichen. Ein weiterer Unterschied zur konventionellen Angiographie ist, dass bei der MRA kein Katheter in das Blutgefäßsystem eingeführt werden muss.

Time-of-Flight-MRA

Nach Validierung geigneter Methoden wurde die Time-of-Flight-MRA ausgewählt. Dabei wird ausgenutzt, dass frisch einströmendes Blut im Untersuchungsvolumen eine höhere Magnetisierung aufweist, als das stationäre Gewebe, dessen Magnetisierung durch die einwirkenden HF-Pulse der MRT-Pulssequenz reduziert (gesättigt) wird. Die Blutgefäße mit frisch einströmendem Blut werden daher signalreich dargestellt und es wird kein Kontrastmittel benötigt. Der Name Time-of-Flight-MRA bezeichnet die Tatsache, dass die Magnetisierung des Bluts außerhalb des Untersuchungsvolumens erfolgt ist und eine gewisse Laufzeit erforderlich ist, bis das Blut mit höherer Magnetisierung das dargestellte Gebiet erreicht.

    Eine 2D-TOF-Sequenz mit Fettsättigung wurde angewandt. Diese Sequenz kombiniert die Vorteile einer hohen Signalintensität bei den Arterien mit einer Unterdrückung der Venen. Das Signal des umgebenden Gewebes ist zwar reduziert, erlaubt aber dennoch die Differenzierung von Haut, Muskeln, Sehnen und Knochen. Die Untersuchungszeit im MR-Tomographen dauerte pro Proband im Mittel etwa 10 Minuten. Es wurden jeweils etwa 20-30 Schnittbilder durch den Unterarm aufgenommen, zentriert duch die Querschnittsebene, die

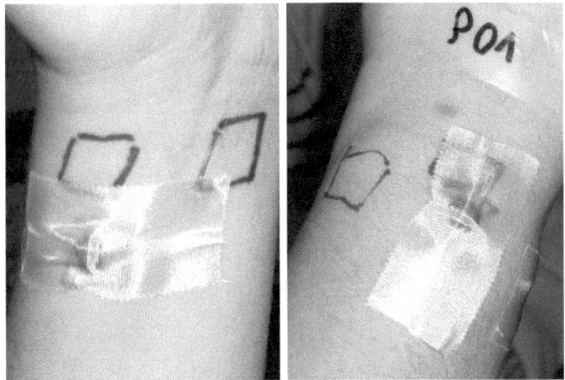

Abbildung 6.4 – MRT-sensitive Marker unter dem Klebeband kennzeichnen die
Ableitorte bester Signalqualität
Linkes Bild: Handgelenk-Unterseite, LED-Platzierung; Rechtes
Bild: Handgelenk-Oberseite, PD-Platzierung

die Unterarm-Markierungen schneidet (vgl. Abbildung 6.5).

Zur Bildgebung im MRT wurde bei der Mehrzahl der Probanden eine dedizierte Handspule eingesetzt. Um ausgedehntere Unterarmquerschnitte aufnehmen zu können, wurde auf die Kopfspule zurückgegriffen, die jedoch hinsichtlich Rauschen und Auflösung schlechtere Bildqualität liefert. Abbildung 6.5 zeigt eine typische Übersichtsaufnahme sowie das zugehörigen Schnittbild des zentralen, markierten Bereichs.

Rückverfolgung der Strecken des MINOP

Aufgrund der MRA-sensitiven Marker, die an den jeweils experimentell gefundenen Ein- bzw. Auskoppelorten des optischen Signals für die PW-Ableitung angebracht wurden, sind jeweils die Endpunkte des Lichtsignalwegs festgelegt. In den MRA-Schichtbildern (Abbildung 6.6 auf Seite 129) sind diese als helle, kreisförmige Objekte an den Unterarmgrenzen zu erkennen.

Aufgrund des MRA-Verfahrens hervorgehoben sind beide Hauptarterien, die als helle weiße Flächen im Inneren des Unterarm in Erscheinung treten.

Anhand der dazwischen liegenden Anatomie-Komponenten des Unterarms bzw. Handgelenks und der Kenntnis ihrer Absorptions- und Streuungskoeffizienten kann so ein Pfadmodell skizziert werden, welches den kürzesten Weg des eingeprägten Lichtsignals im Gewebe repräsentiert. Abbildung 6.6 zeigt stellvertretend MRA Querschnittsbilder von Handgelenk/Unterarm von je 2 männlichen und weiblichen Probanden, in denen beide Marker zu erkennen sind. Der gröbere Auflösung und das größere Bildrauschen der Kopfspulen-Aufnahme (Bild oben links) gegenüber den Handspulen-Aufnahmen(restliche) ist deutlich zu erkennen. Diese den Signalmessort identifizierenden Abbildungen wurden für die Extraktion der Weglängen einzelner anatomischer Wegab-

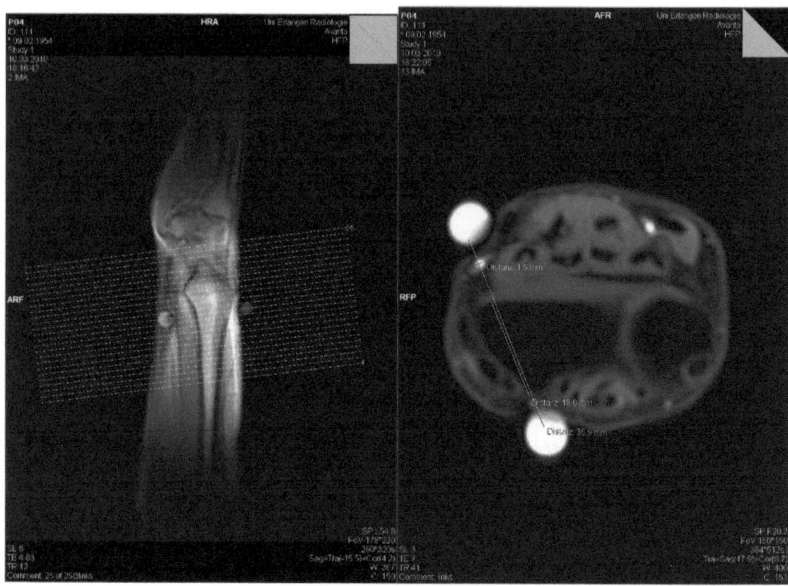

Abbildung 6.5 – MRA-Schnittbildanordnung (li.) und zentrales Schnittbild (re.)

schnitte genutzt.

6.5   Modell minimaler optischer Pfad

Wie in Abschnitt (6.3.4) begründet, wurde die Modellvariante "Multi-Probandenmessung" als Teil des eigenen Beitrags ausgewählt.

Realisiert wurde ein Pfad-Modell zur Lichtausbreitung im Gewebe, dessen
Anwendbarkeit begründet und anhand der Unterarmanatomie erläutert wird.
Danach folgt der Modellentwurf, die Implementierung sowie Parametrierung
anhand der Probandendaten.

In Kapitel 7 sind die Ergebnisse der Verifikation mit gemessenen, optischen
Intensitäten dokumentiert.

6.5.1   Motivation

In der Literatur zur Lichtausbreitung in biologischem Gewebe finden sich Modelle zur Strahlausbreitung, die auf einfache, semihemisphärische Schichtenmodelle zurückgreifen. Besonders bei der Untersuchung von Gehirnregionen
oder Hautschichten ist dies der Fall.

Die Annahme eines Gewebemodells, welches aus planaren Schichten senkrecht zum minimalen optischen Pfad zusammengesetzt ist, stellt eine derartige

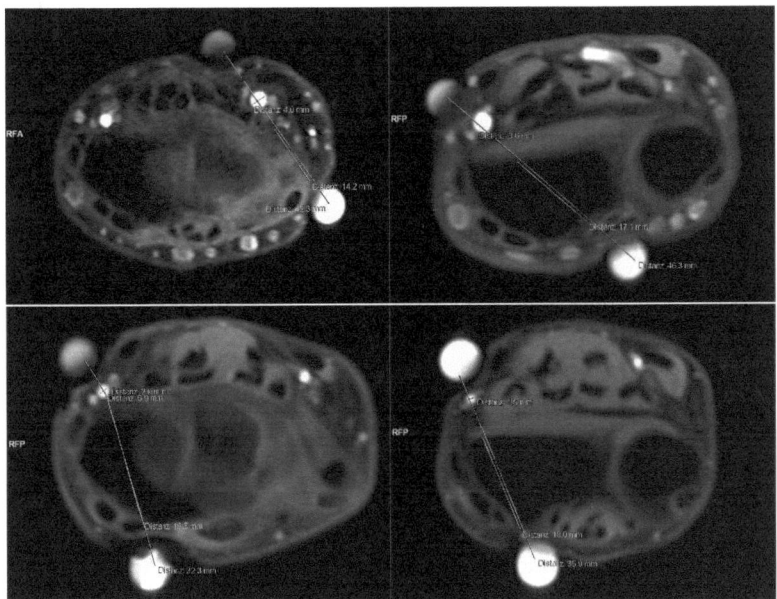

Figure 6.6 – MRA Querschnittsbilder von Handgelenk/Unterarm von je 2 männlichen (oben) und weiblichen Probanden (unten)

Vereinfachung dar. Eine Schicht kann dabei als semihemisphärisch angenommen werden, wenn ihre Schichtdicke deutlich größer als die mittlere freie Weglänge bis zum nächsten Streuereignis eines Photons $d_i \ggg \mu_s$ gilt. Da die Unterarm-Schichtdicken mehrere Millimeter betragen[9] und die mittlere freie Weglänge mit $50 - 100\,\mu m$ angegeben wird, kann diese Bedingung weitgehend als erfüllt betrachtet werden. Der ausgeprägte diffuse Streucharakter der Unterarmkompartimente rechtfertigt die Annahme eines zentralen Lichtausbreitungspfades als eine Art "Sichtverbindung" zwischen optischem Sender und Empfänger. Zur Modellrechtfertigung dient folgende Betrachtung:

Der am Lichtdetektor empfangene Anteil der transmittierten optischen Leistung P_{tr} repräsentiert die Bilanz nachfolgender Photonenpakete:

- $Input Power(P_{in})$: von der Lichtquelle in das Unterarmgewebe eingestrahlt

- $External Light(P_{ext})$: externe, nicht von der Lichtquelle erzeugte Lichtsignale und Rauschen

- $Reflected Power(P_{re})$: an den Medienübergängen reflektiert

- $Absorbed Power(P_{ab})$: entlang des optischen Pfades absorbiert

---

[9] Eingeschränkt gilt dies für die Hautschicht, die nur $1 - 2\,mm$ Schichtdicke aufweist.

- *ScatteredPower*(P_{sc}): Bilanz der Streuverluste und Gewinne in Pfadrichtung

Gleichung 6.30 fasst diese Anteile wie folgt zusammen, wobei die Vorzeichen Gewinne und Verluste auf dem Transmissionsweg indizieren.

$$P_{tr} = P_{in} + P_{ext} - P_{re} - P_{ab} - P_{sc} \qquad (6.30)$$

Das transmittierte Lichtsignal wird durch den dominanten Streueffekt gedämpft. Die zur Signalableitung nutzbare Hautregion wird dadurch vergrößert, was die Signalsuche erleichtert.

Die Quantität der einzelnen Komponenten kann von außen nur eingeschränkt gemessen werden. Allerdings sind die optischen Eigenschaften von biologischen Geweben gut untersucht und ihre kennzeichnenden Parameter hinsichtlich Reflexion am Medium, Streuung und Absorption innerhalb charakteristischer Intervalle bekannt. Diese Information bildet die Basis für die Modellierung des Photonenstroms. Dabei ist es nicht das Ziel der Modellbildung, eine exakte Bilanz der Photonenströme zu rekonstruieren, als vielmehr anhand vorliegender Geometrie und Strukturinformation diese optischen Parameter in Summe zu schätzen und zu verifizieren. Effekte der Wellenausbreitung des Lichts bleiben hier unberücksichtigt (vgl. hierzu Kapitel 6.2, bzw. Martelli et al. [2009, S. 29]).

6.5.2 Anatomie des Unterarms

Der Strahlengang durch das Medium Unterarm wird, wie in Kapitel 2.1.4 gezeigt, wesentlich von der Lage der Arterien innerhalb des Unterarmquerschnitts bestimmt. Abbildung 2.5 zeigt eine Querschnittsdarstellung durch den Unterarm, mit den Bezeichnungen für die wesentlichen Bestandteile des Gewebes.

Neben den Hautschichten bei Ein- und Austritt des Lichtstrahls ins Medium liegt vornehmlich Muskel-, Sehnen- und Fettgewebe, Knochen, venöses und arterielles Blut im Strahlengang. Die Dämpfungsfaktoren sind von der Wellenlänge, der stoffspezifischen Absorption sowie der Dicke der durchstrahlten Schicht abhängig.

Die im Bild dominanten Querschnitte der beiden Knochen Radius und Ulna sind kennzeichnend für den Handgelenksbereich, verjüngen sich jedoch sehr stark mit wachsendem Abstand in proximaler Richtung, was Abbildung 6.7 verdeutlicht. Dort werden vier Schnittbilder eines MRA-Bildstapels, beginnend am Handgelenk sowie hintereinander an drei Orten ähnlichen Abstands in Unterarmrichtung gezeigt. Den Querschnittsbildern ist jeweils rechts daneben der Längsschnitt zugeordnet, aus dem anhand der hellblauen Hilfslinien die Lage des Schnittbildes abgeleitet werden kann. Die Hilfslinien im Schnittbild selbst fokussieren die Arteria Radialis.

Nachfolgend werden die im optischen Pfad liegenden anatomischen Kompartimente[10] erläutert und ihre optischen Eigenschaften anhand einer Lite-

---

[10] Sammelbegriff für abgrenzbare anatomische Elemente wie Gefäße, Muskeln, Knochen usw..

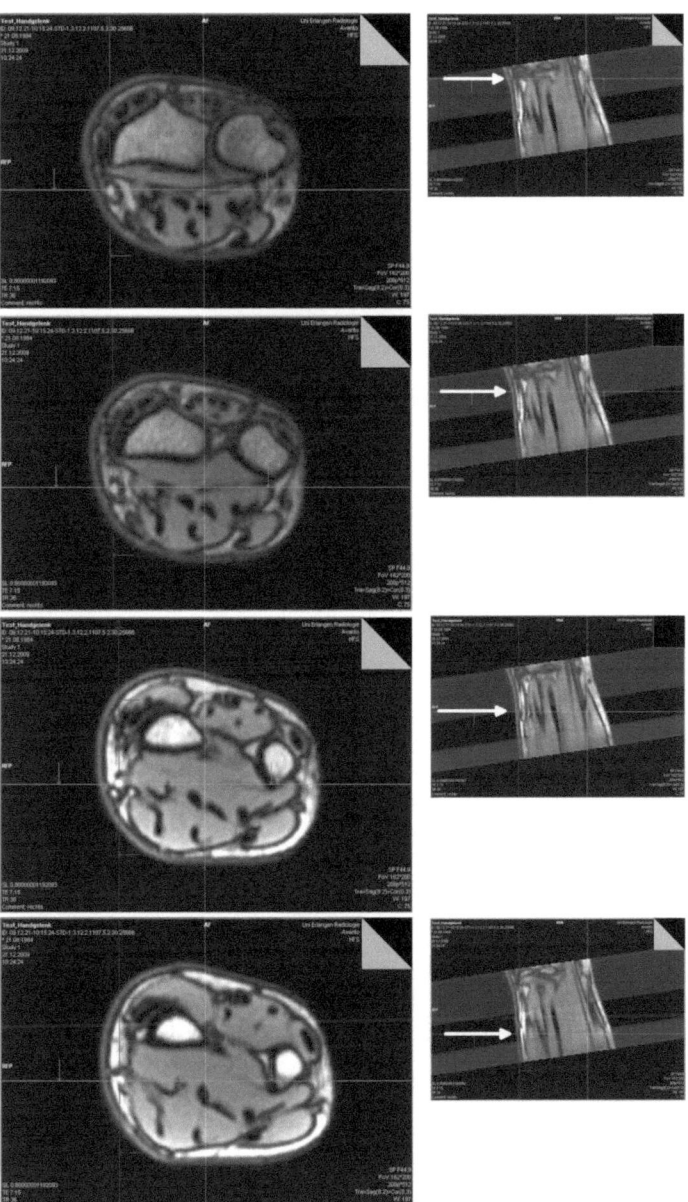

Abbildung 6.7 – MRA-Schnittbilder von 4 Positionen (weiße Pfeile in den jeweils rechten Bildern) in Unterarm-Richtung

raturrecherche vorgestellt. Abbildung 6.8 zeigt ein MRA-Schnittbild des Unterarms unmittelbar am Handgelenk. Von außen nach innen sind ringförmig angeordnet und optisch zu unterscheiden nachfolgende anatomische Objekte:

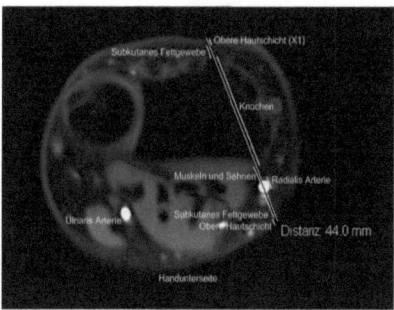

Abbildung 6.8 – Schnittbild des Unterarms am Handgelenk

1. Obere Hautschichten (Stratum Corneum (Hornhaut), Epidermis (Oberhaut), Corium (Lederhaut)

2. Subkutanes Fett-/Bindegewebe (mit kleinen arteriellen und venösen Gefäßen)

Die Arterien verlaufen unterhalb dieser Schicht im Inneren und sind umgeben von unregelmäßig angeordneten Muskeln und Sehnensträngen, die vor allem in Gelenksnähe von Knochen und Knorpelkompartimenten dominiert werden.

Abbildung 6.8 zeigt die auf die Arterien angepasste Bildgebung, welche die umgebende Anatomie nur eingeschränkt differenzierbar erscheinen lässt. So kann nicht zuverlässig zwischen Fett-/Bindegewebe und Muskeln unterschieden werden. Da Fett/Bindegewebe aber ähnlich der Haut eine ringförmige Schicht bildet und diese im Gesamtbild mindestens teilweise erkennbar ist, kann die Schichtdicke des Fett-/Bindegewebes d_{Fett} geschätzt werden. Da die Gesamtstreckenlänge d bekannt ist kann bei Subtraktion der bekannten Werte von Hautschichten, Arterie, Knochen/Gelenke und dem geschätzten Wert für Fett-/Bindegewebe die verbleibende Muskelschicht ermittelt werden:

$$d_{Muskel} = d_{MINOP} - d_{Haut} - d_{Fett} - d_{Arterie} - d_{Knochen} \qquad (6.31)$$

Venöse Gefäße und Nervenbahnen bleiben unberücksichtigt, was aufgrund der zu den umgebenden Medien nur gering abweichenden optischen Parameter für Streuung und Absorption eine vertretbare Vereinfachung darstellt.

6.5.3   Minimale Pfadlängen

Für die Bestimmung der Weglängen der anatomischen Objekte entlang des minimalen optischen Pfades aus den Schnittbildern wurden zwei Verfahren gewählt:

• Methode 1: Manuelle Extraktion mithilfe des Bildbetrachters Syngo-FastView (Firma SIEMENS Medical) für DICOM-Bilddatensätze, der eine Geometrie-Messoption für Wegstrecken bereitstellt, die auf den im DICOM-Standard enthaltenen, metrischen Angaben basiert.

• Methode 2: Manuelle Extraktion mithilfe eines PEN-Display-PCs und des Bildannotationswerkzeugs INSEGT[11], welches Funktionen für Regionensegmentierung und Berandungsextraktion auf komplexen Bildinhalten erlaubt. Hier war es möglich, eine Serie von MRA-Querschnittsbildern in die Auswertung miteinzubeziehen und dadurch die Datenqualität zu verbessern.

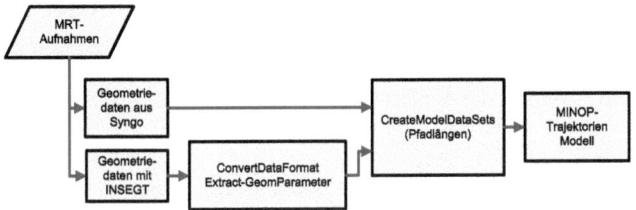

Abbildung 6.9 – Ermittlung der metrischen Größen für die Pfadlängen

Abbildung 6.9 zeigt den Datenfluss zur Ermittlung der metrischen Größen für die Pfadlängen, die nachfolgend erläutert werden.

Geometriedatenextraktion mit INSEGT

Grundlage für die Erhebung der Messdaten war ein hochauflösendes Pen-Display[12] in Verbindung mit der Annotationssoftware INSEGT. Abbildung 6.10 zeigt ein Beispiel einer segmentierten Knochenregion, welches mit IN-SEGT bearbeitet wurde.

Für alle einzelnen MRA-Schichtbilder der 17 Probanden wurde nachfolgende Prozedur ausgeführt:

• Anpassung des Kontrasts, um die Auswertung durch das menschliche Auge zu verbessern. Die Parameter wurden vom Grauwerthistogramm des Bildes abgeleitet.

• Anpassung der Zoomstufe: Für die Arterien wurde das Originalbild 8-fach vergrößert, für die Knochen 4-fach und für den Rest 2-fach.

---

[11] SW-Werkzeug der Abteilung BMT des Fraunhofer IIS
[12] Cintiq 21UX Pen Display der Firma Wacom

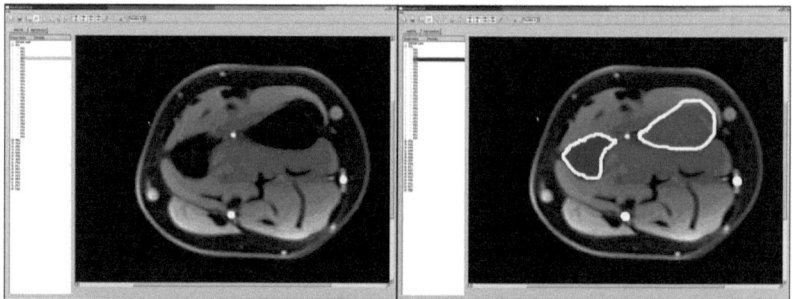

Abbildung 6.10 – Originalbild (links) und Ergebnis der mit INSEGT segmentierten Knochenregion und Arterien (weiß umrandet, rechtes Bild)

- Mit einem elektronischen "Stift" als Eingabegerät werden die Objekte
  auf dem Bildschirm manuell umrandet und die Berandung wird von der
  Software als digitale Maske mit Subpixel-Genauigkeit gespeichert. Dann
  wird dem Objekt eine Klasse zugewiesen.

- Zuletzt werden die Masken mit Hilfe von Software-Bibliotheken ausgewertet und als Excel-Datei gespeichert.

Mithilfe des Matlab-Skripts `Convert_GeomParam_xls_mat.m` wurden die EX-
CEL-Daten in Matlab-Format konvertiert und anhand einer Folge valider Bild-
sequenzen wurden mit mit `Extract_GeomParam_fromBV.m` relevante anatomische Ausdehnungen berechnet. Der Arteriendurchmesser wurde aus der Fläche
gemäß der Beziehung $d_{Artery} = 2 \cdot \sqrt{\frac{A}{\pi}}$ ermittelt. Die Dicke der Hautschichten
wurde ebenfalls über mehrere Schichtbilder als halbe Differenz aus dem mitt-
leren vertikalen bzw. horizontalen Innen- bzw. Außen-Durchmesser ermittelt.
Anschließend wurde die für das Modell relevante Hautdicke als geometrisches
Mittel aus vertikaler und horizontaler Schichtdicke berechnet.

MINOP-Parametersätze

Nachfolgend werden unterschiedliche Parametersätze für das MINOP-Modell
anhand der abweichenden Extraktionsergebnisse erstellt.

Abbildung 6.11 zeigt die Varianz der Pfadlängenbestimmung für die Gewe-
betypen. Relevant dabei sind nur die für die Haut- und Arterien gewonnenen
Daten, da nur hier die Ergebnisse der Weglängenbestimmung methodisch vergleichbar waren. Die Fett-/Bindegewebeschicht, da nicht eindeutig abgrenzbar,
wurde bei beiden mit einem konstanten Wert geschätzt und die Muskelschicht
entsprechend kompensiert, um die MINOP-Gesamtlänge zu erhalten. Die Kno-
chenschichtdicke wurde jeweils mit Methode 1 ermittelt. Das Bild zeigt, dass
mit Methode 1 die Dicke der Hautschicht mit $3,26\,mm$ gegenüber $3,02\,mm$

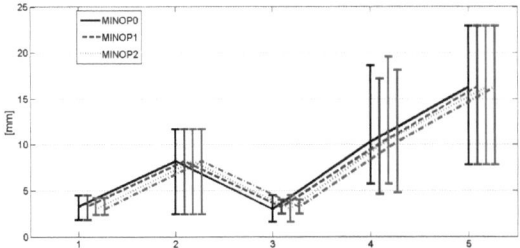

Abbildung 6.11 – Varianz der Pfadlängen für Haut (1), Bindegewebe (2), Arterie (3), Muskeln (4) und Knochen (5) nach Extraktionsmethode. MINOP-Kombinationen sind durch unterbrochene Linien verbunden.

leicht höher erfasst wurde, während die Schichtdicke der Arterie mit $2,98\,mm$ gegenüber $3,20\,mm$ im Durchschnitt geringer gemessen wurde[13].

Um die Unschärfen aufgrund unterschiedlicher Extraktionsmethoden zu berücksichtigen, werden für die Modellsimulation vier Parametervarianten gebildet:

- MINOP-0: beruht auf Parametern, die ausschließlich mit SyngoFastView (Methode 1) ermittelt wurden

- MINOP-1: Schichtdicken der Arterien ermittelt mit INSEGT (Methode 2), restliche Daten wie MINOP-0

- MINOP-2: Schichtdicken der Haut ermittelt mit INSEGT, restliche Daten wie MINOP-0

- MINOP-3: Schichtdicken von Arterien und Haut ermittelt mit INSEGT, restliche Daten wie MINOP-0

Die extrahierten Weglängen finden sich als Tabelle in Anhang B.4 auf Seite 239.

6.5.4 Definition des Modells

Das Trajektorien-Modell MINOP ist wie folgt definiert:

1. Der minimale optische Pfad entspricht der Trajektorie, als der kürzesten Wegstreckenkombination, zwischen der Lichtquelle am Einkoppelort des Unterarms als Anfangspunkt, dem Mittelpunkt der Hauptarterie als zentralen Stützpunkt sowie dem Lichtempfänger am Auskoppelort des Unterarms als Endpunkt.

---

[13] Die Abweichung kann mit der Berechnung des Arteriendurchmessers mit Methode 2 erklärt werden. Diese berechnet aus der Arterienquerschnittsfläche den Arteriendurchmesser.

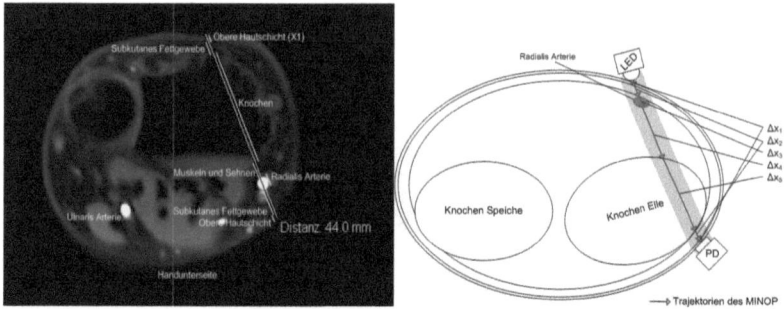

Abbildung 6.12 – MRA-Querschnittsbild und Modell des minimalen optischen Pfades

2. Der Photonenstrom, der sich von der Lichtquelle ausgehend ausbreitet und den Effekten Reflexion, Streuung und Absorption unterliegt, nimmt einen räumlich unscharfen Weg durch den Unterarm. Die Unschärfe des Photonenstroms wird idealisiert auf ein lineares Trajektorienmodell abgebildet.

3. Zur Abtastung der PW-Information muss die Trajektorie eine der beiden Hauptarterien mittig kreuzen.

Abbildung 6.12 visualisiert im linken Bild anhand eines MRA-Schnittbilds ein Beispiel des minimalen optischen Pfads. Dieser hat, da die Arterie auf einer Geraden zwischen Lichtquelle und -empfänger liegt, ebenfalls die Form einer Gerade. Das MRA-Bild illustriert ferner die Heterogenität des Mediums. Die Zeichnung auf der rechten Seite zeigt die Trajektorien der Modells.

Dabei werden die im handgelenknahen Unterarmbereich relevanten anatomischen Kompartimente anhand der durchstrahlten Weglänge charakterisiert:

- $\Delta x_1 = \Delta x_{1'} + \Delta x_{1''}$ Dicke der Hautschichten am Ein- und Auskoppelort

- $\Delta x_2 = \Delta x_{2'} + \Delta x_{2''}$ Dicke der Fett-/Bindegewebeschicht am Ein- und Auskoppelort

- Δx_3 Radialisarterie (Hauptarterie)

- Δx_4 Muskeln und Sehnen

- Δx_5 Knochen und Gelenksknorpel

Nachdem die einzelnen Schichten sequentiell durchstrahlt werden, multipliziert sich der Dämpfungseffekt und das erweiterte Lambert-Beer-Gesetz wird anwendbar[14]. Vereinfachend werden nachfolgend Absorptions- $\mu_{a\lambda i}$ und Streukoeffizienten $\mu_{s\lambda i}$ zu einem wellenlängenabhängigen Dämpfungskoeffizienten $a_{i\lambda}$ zusammengefasst.

---

[14] Vgl. Abschnitt 6.3.2 auf Seite 119

$$a_{\lambda i} = \mu_{a\lambda i} + \mu_{s\lambda i} \tag{6.32}$$

Beim Durchlaufen von n Schichten mit schichtspezifischen Weglängen x_i und wellenlängenabhängiger, schichtspezifischer Dämpfung gilt für den zurückgelegten Weg an der Koordinate

$$x_n = \sum_{i=1}^{n}(x_i - x_{i-1}) = \sum_{i=1}^{n} \Delta x_i \tag{6.33}$$

und für die optische Strecke:

$$I(x_n) = I_0 \prod_{i=1}^{n} e^{-a_{i\lambda}\Delta x_i} \tag{6.34}$$

Die Produktreihe lässt sich durch Normierung und Logarithmieren in nachfolgende Summe umformen:

$$\ln\left\{\frac{I(x_n)}{I_0}\right\} = -\sum_{i=1}^{n} a_{\lambda i} \cdot \Delta x_i := E_\lambda \tag{6.35}$$

Diese Darstellung entspricht der in Abschnitt 6.3.2 vorgestellten Modellvariante mit Gleichung 6.22. In Matrixform lautet sie $\vec{e} = \mathbf{X}\vec{a} + \vec{k}$, wobei Vektor $\vec{k}$ sämtliche Abweichungen zusammenfasst.

6.5.5 Implementierung

Die Implementierung des MINOP-Modells erfolgte in Matlab und umfasst die im Anhang (Abbildung C.2) dargestellten Moduln und Komponenten. Deren Wesentliche werden nachfolgend kurz erläutert.

Erfassung der Eingangsparameter

1. MINOP-Pfadlängen
   Mithilfe des Matlab-Skripts `CreateModelDataSetsMINOP.m` werden die Geometriedaten zu insgesamt 4 Modelldatensätzen verdichtet. Vorher wurden die Eingangsdaten mithilfe des Matlab-Skripts `Convert_Geom-Param_xls_mat.m` aus den Daten von etwa 5-10 EXCEL-Tabellen pro Proband bei insgesamt 17 Probanden gewonnen. Letztere wurden mit dem Bildverarbeitungs-Werkzeug INSEGT extrahiert.

2. Absorptions- und Streukoeffizienten
   Als Eingabedaten dienten ferner aus der Literatur entnommenen Werte für die Dämpfungskoeffizienten. Sie zeigen eine ausgeprägte, probandenspezifische Schwankungsbreite und sind als Mittelwerte zu interpretieren. Die Angaben von Tabelle 6.1 wurden aus Martelli et al. [2009, S. 22], S.

NIR ($\lambda = 850nm$)	Streuung $\mu_s\left(\frac{1}{mm}\right)$	Absorption $\mu_a\left(\frac{1}{mm}\right)$	Dämpfung $\mu_t\left(\frac{1}{mm}\right)$
Hautoberschicht (Epidermis)	1,69	0,22	1,91
Lederhaut (Dermis)	2,5	0,14	2,64
Sukutanes Fettgewebe	0,98	0,00	0,98
Nervenbahnen	1,70	0,08	1,78
Arterien (Blut)	1,58	1,30	1,88
Muskeln	0,75	0,05	0,80
Knochen	1,30	0,05	1,35

Tabelle 6.1 – Absorptionskoeffizienten nach Martelli (2009), Tuchin (2007), Ugnell (1997)

22, sowie Tuchin [2007, S. 120ff.] und Ugnell and Oberg [1997, S. 633] übernommen. Für MINOP wurden die Hautoberschicht und die Lederhaut (Epidermis und Dermis) als eine Schicht mit einer Gewichtung von $\mu_{TDermis} = (\mu_{TEpidermis} + 3 \cdot \mu_{TSubdermis})/4$ zusammengefasst. Die Nervenbahnen wurden vernachlässigt.

Für die Simulation wurden die Intervallgrenzen in 5 Schritten von jeweils 10% bezogen auf den Mittelwert nach oben bzw.unten erweitert. Tabelle 6.2 zeigt die aus der Literatur entnommenen, gemittelten Dämpfungskoeffizienten und ihre Intervallgrenzen bei einer 10-, 20- und 50-prozentigen Schwankungsbreite. Die Intervalle selbst wurden 10-fach unterteilt. In `CreateModelDataSetsMINOP.m` findet sich auch die Berech-

NIR ($\lambda = 850nm$)	Dämpfung $\mu_t\left(\frac{1}{mm}\right)$	$\mu_t \pm 10\%$ $\left(\frac{1}{mm}\right)$ von - bis	$\mu_t \pm 20\%$ $\left(\frac{1}{mm}\right)$ von - bis	$\mu_t \pm 50\%$ $\left(\frac{1}{mm}\right)$ von - bis
Haut	2,45	2,21 - 2,70	1,97 - 2,95	1,23 - 3,86
Sukutanes Fettgewebe	0,98	0,88 - 1,07	0,78 - 1,77	0,49 - 1,47
Arterien (Blut)	1,88	1,69 - 2,06	1,50 - 2,26	0,94 - 2,82
Muskeln	0,80	0,72 - 0,88	0,64 - 0,96	0,40 -1,20
Knochen	1,35	1,22 - 1,49	1,08 - 1,62	0,68 - 2,03

Tabelle 6.2 – Intervalle für Dämpfungskoeffizienten

nung der mittleren Werte für die der Literatur entnommen, optischen Parameter wie in Tabelle 6.1 dargestellt.

3. Optische Intensitäten
Zur Modellverifikation sind gemessene, optische Intensitäten erforderlich. Hier wurden einerseits absolute, optische Intensitäten wie auch die Amplituden transmissiv erfasster PW-Signale verwendet (vgl. Kapitel 7.5).

Simulationsverfahren zum MINOP-Modell

Kernsimulation

Den Kern der Simulation bildet Gleichung (6.14) des erweiterten Gesetzes von Lambert-Beer in eindimensionaler Form wobei die Abweichungen mithilfe eines Streuterms s_P und eines Fehlerterms f_P pro Proband, zusammengefasst als Parameter $k_P = s_P + f_p$ modelliert werden[15]. Dann gilt für einen Probanden:

$$\ln\left\{\frac{I_{P_j n}}{I_0}\right\} = -\sum_{i=1}^{n}(\mu_{s_i} + \mu_{a_i}) \cdot \Delta x_{iP_j} + k_{P_j} \qquad (6.36)$$

Nach Umformung:

$$\ln\left\{I_{P_j n}\right\} - \ln\left\{I_0\right\} = -\sum_{i=1}^{n}\mu_{t_i}\Delta x_{P_j i} + k_{P_j} \qquad (6.37)$$

Die Gesamtabweichung ergibt sich pro Proband zu

$$D_{totj} = \ln\left\{I_{P_j n}\right\} + \sum_{i=1}^{n}\mu_{t_i}\Delta x_{P_j i} = +k_{P_j} + \ln\left\{I_0\right\} \qquad (6.38)$$

Bei bekannter Einstrahlintensität kann der Streu-/Fehlerterm eines Probanden wie folgt angegeben werden:

$$k_{P_j} = D_{totj} - \ln\left\{I_0\right\} \qquad (6.39)$$

Die Gesamtabweichung D_{tot} setzt sich aus einer für alle Probanden konstanten Einkoppelintensität ($\ln\{I_0\}$) und einer variablen probandenspezifischen Abweichung zum Modell zusammen, die wiederum aus Streuverlusten und einem Fehleranteil besteht.

Die Berechnung der Gleichungen wurde über alle 17 Probanden mithilfe iterativer Variation der Dämpfungsparameter für Haut, Fett-/Bindegewebe, Arterie, Muskeln und Knochen durchgeführt. Zur Variation der 5 Dämpfungsparameter in 10 Stufen sind 10^5 Berechnungen der insgesamt 17 linearen Probandengleichungen (Matrixgleichung mit $17 * 5$ Elementen) erforderlich.

Variation der Modellparameter

Die messtechnisch bedingte Unschärfe der Geometrieparameter wurde durch vier Parametrierungsvarianten wie in 6.5.3 beschrieben berücksichtigt. Die Schwankungen bei den optischen Dämpfungsfaktoren (als Summe von Absorptions und Streukoeefizienten) wurde mithilfe einer stufenweisen Vergrößerung der Intervallgrenzen implementiert. Die Schwankungsintervalle wurden von 10% bis 50% in Schritten von je 10% um die aus der Literatur entnommenen Mittelwerte definiert(vgl. 2). So ergaben sich insgesamt 20 Kombinationen, für die jeweils ein spezifischer Kernsimulationslauf durchgeführt

---

[15] Vgl. $k_P = s + f_p$ in Abschnitt 6.3.2

wird. Die Berechnung der Modellparameter erfolgt mit dem Matlab-Skript
CreateModelDataSetsMINOP.m, welches die Geometriedatensätze unter den
Variablennamen 'MOP0', 'MOP1', 'MOP2', 'MOP3' und die optischen Dämpfungs-
koeffizienten (μ_T) als Vektor 'OptCoeffMean' abspeichert.

Ermittlung der Fehlerabweichung

Die eingestrahlte Intensität I_0 wird für jeden Kernsimulationslauf vereinfachend als der Wert bestimmt, der der geringsten probandenspezifischen Gesamtabweichung D_{tot} entspricht. Auf diesen Wert wurden anschließend alle
Probandenintensitäten normiert.

Die probandenspezifischen Abweichungen vom Modell k_i der verbleibenden $(n - 1)$-Probanden werden für jede Iteration eines Kernsimulationslaufs
kumuliert als $\sum k_i$ in einem Vektor $v(\sum k_{ij})$ abgelegt. Anhand des Minimums
dieses Vektors v und dessen Index kann durch Index-Dekodierung die optische
Parameterkombination ermittelt werden, die zum Minimum von $\sum k_i$ geführt
hat und damit die beste Übereinstimmung mit dem Modell gezeigt hat.

Zusätzlich wird die Korrelation zwischen den gemessenen optischen Inten-
sitäten $(\ln \{I\})$ und dem Dämpfungsvektor $(\sum_{i=1}^{n} (\mu_s + \mu_a) \cdot \Delta x)$ über alle
Probanden berechnet.

Jeder Kernsimulationslauf umfasst 10^5 Iterationen der Dämpfungskoeffizienten, die von der Funktion ProcFit08.mat ausgeführt werden. Diese liefert
die Werte $Min(\sum k_i)$ (Minimale Modellabweichung), $Min((\sum k_i)^2)$ (Fehlerquadratsumme), Vektor der besten Dämpfungskoeffizienten und des maximalen Korrelationswerts (mit zugehörigen Simulationsindizes) zurück. Über alle
Kernsimulationsläufe werden berechnet:

- Minimaler mittlerer Fehler, minimale Fehlerquadratsumme jeweils mit
  zugehörigem Simulationsindex,

- Vektor der Extinktionskoeffizienten bei geringster mittlerer Fehlerquadratsumme und

- maximaler Korrelationswert mit Fehlerwahrscheinlichkeit.

Die globale Auswertung übernimmt das Matlab-Skript MINOPVariants08.m,
welches die Ergebnisdaten der 20 Kernsimulationsläufe analysiert, speichert
und Auswertediagramme erzeugt[16]

6.5.6   Limitationen

Die vorgestellte MINOP-Modell stellt eine stark vereinfachende Näherung der
realen Situation dar und unterliegt daher einer Reihe von Einschränkungen,
die bei der Validierung berücksichtigt werden müssen:

---

[16] Dämpfungsvektor, Gesamtabweichung D_{total}, geschätzter Einkoppelintensität, und Modellabweichung über alle Iterationen.

1. Das MINOP-Modell betrachtet nur eine Dimension, real breiten sich die Photonenpakete jedoch im 3D-Raum aus.

2. Es wird von einer isotroper Homogenität der Medien ausgegangen, die nur teilweise gegeben ist.

3. Die Annahme der Schichten hinsichtlich des Vorliegens semihemisphärischer Bedingungen ist nicht immer erfüllt. Dies gilt beispielsweise bei Hautschichten, die aufgrund einer durchschnittlichen Dicke $< 1\,mm$ nur etwa zehnfache der freien Weglänge ausmachen.

4. Die probandenspezifischen Unterschiede der Reflexion an den Grenzschichten werden vernachlässigt.

Die Gültigkeit der Modellannahmen wird in Abschnitt 7.5 anhand von Messdaten transmittierter Intensitäten der MRT-PPG-Probandenstudie verifiziert.

6.6 MCS der Lichtausbreitung

Methoden zur Simulation der Lichtausbreitung in biologischem Gewebe nach der Methode (MCS) wurden insbesondere in den 90er Jahren mehrfach publiziert. Generell wird dabei vom Teilchencharakter des Lichts, dem Photonenstrom als Energietransport ausgegangen und die Propagation eines Photonenpakets durch das stark streuende Medium anhand von statistisch verteilten Parametern berechnet.

Die Wellenparameter Polarisation und Phase werden dabei nicht berücksichtigt. Angesichts der im Medium dominanten, multiplen Streuvorgänge können diese Größen sehr schnell als zufallsverteilt und ihr Einfluss auf den Energietransport als vernachlässigbar angenommen werden. Damit stellt die MCS eine Verifikationsmöglichkeit für Vorgänge dar, die mit der Strahlungstransportgleichung, wie in Abschnitt 6.2.1 hergeleitet, beschrieben werden können.

Da die maximale Wellenlänge um etwa 2 Größenordnungen kleiner ist, als die mittlere freie Weglänge (MFWL) im Gewebe, die mit $100 - 150\,\mu m$ angegeben wird gilt: $\lambda_{max} \lll l_{MFWL}$. Daher kann von reiner Photonenstrahlung ausgegangen werden, die Mie-Strahlung kann vernachlässigt werden Martelli et al. [2009].

6.6.1 Definition MCS

Obwohl eine breite Palette von Aufgaben mithilfe der MCS gelöst werden, gibt es keine allgemeingültige Definition. Wesentlich an der MCS ist, dass in allen Fällen ein stochastisches Modell erzeugt wird. Bei diesem ist der Erwartungswert einer bestimmten statistischen Prozessvariable (oder einer Kombination dessen) äquivalent einer physikalischen Größe. Zur Ermittlung dieses Erwartungswerts wird über eine hinreichend große Anzahl von n unabhängigen Prozessvariablen gemittelt. Die Berechnung der Prozessvariablen erfolgt mithilfe

von Zufallsgrößen, deren Parameterstreuung gemäß einer realistischen Vertei-
lungsdichtefunktion vorgegeben werden. Aufgrund der stochastischen Natur
des Verfahrens muss eine hinreichende Zahl an Prozessvariablen vorliegen, was
erheblichen Rechenaufwand erfordert.

6.6.2 MCS der Photonenausbreitung

Im vorliegenden Fall ist der Erwartungswert die Anzahl der ausgekoppelten
Photonen, die am Ende des MINOP, der Hautaustrittstelle am Unterarm trans-
mittiert werden und physikalisch der messbaren optischen Intensität entsprechen. Eingekoppelte Photonen fungieren als Träger optischer Energie, die mit
einer Reihe von Parametern beaufschlagt werden. Basierend auf einer vorgegebenen Verteilungsfunktion werden sie bei jedem Simulationsschritt solange aktualisiert, bis sie vollständig absorbiert sind oder das Gewebe verlassen
haben. Solche Parameter sind z.B. Schrittweite, Ablenkungswinkel (nach einem Streuereignis), Anisotropie und Gewicht. Wenn das Photon eine Grenzfläche durchläuft, wird das Gewicht reduziert, welches bei Unterschreiten eines
Schwellwerts zum Absterben des Photons, d.h. zum Beenden der Trajektorie
führt. Als physikalische Größen werden Absorption, Reflexion, Transmission
und Fluss simuliert.

Die Simulation selbst basiert im einfachsten Fall auf einem infintesimal
schmalen Photonenstrahl, einem sogenannten Photonenpaket, welches senkrecht in einen Stapel planparalleler Gewebeschichten eindringt. Jede Schicht ist
durch folgende Parameter charakterisiert: Dicke, Brechungsindex, Absorptions-
, Streukoeffizient und Anisotropiefaktor. Die Brechungsindizes des Einkop-
pelmediums, sowie der Medienübergänge müssen ebenfalls gegeben sein. Die
Absorptions- bzw. Streukoeffizienten bezeichnen die Wahrscheinlichkeiten der
Absorption bzw. Streuung des Photons bezogen auf die Pfadlänge. Zur Vereinfachung wird deren Summe (wie beim MINOP-Modell) zum Dämpfungskoeffizienten $\mu_t = \mu_a + \mu_s$ zusammengefasst. Der Anisotrophiefaktor wird represen-
tiert durch den mittleren Cosinuswert des Ablenkungswinkels. Damit gehen in
das MCS-Modell verglichen zum MINOP-Ansatz mehr physikalisch relevante
Parameter ein.

Das Programm berechnet den Photonenweg durch das Gewebe, die Schwächung des Photonenpakets bedingt durch Absorption per infinitesimalem Raum-
element ($A(x, y, z)$ mit der Einheit $[J/cm^3]$). Die Ausbreitung erfolgt in drei
Raumrichtungen basierend auf einer 3D-Rasterstruktur, nachfolgend mit Grid
bezeichnet. Nach erfolgter Propagation der vorgegebenen Anzahl an Photonenpaketen durch die Modellgeometrie wird der Photonenaustrag (Reflexion)
an der Einkoppelebene und die transmittierte Intensität des Signals an der
Auskoppelebene berechnet.

Der Implementierung vorausgegangen war die Evaluierung einschlägiger Si-
mulationen und Simulationswerkzeuge für die optische Nahinfrarotspektroskopie. Als für die eigene Aufgabenstellung bestgeeignet erwies sich die von Wang
and Jacques [1995] für wissenschaftliche Zwecke im Quellcode frei verfügbare

C-Implementierung. Daraus wurden mit entsprechenden Modifikationen beide MCS-Modelle implementiert.

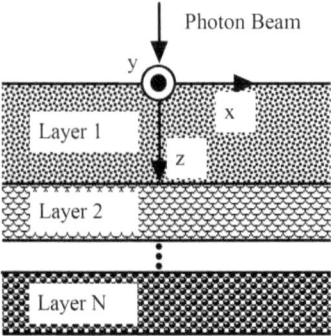

Abbildung 6.13 – Orientierung des KOS bezüglich des Schichtenstapels (nach Wang and Jacques [1995], S. 16)

Für das Modell eines planaren Schichtenstapels werden, wie in Abbildung 6.15 veranschaulicht, zwei Koordinatensysteme (KOS) verwendet:

1. Ein ortsfestes, kartesisches KOS für die Verfolgung von Photonenpaketen mit dem Ursprung am Einkoppelort des Photonenstroms.

2. Ein zylindrisches, ebenfalls ortsfestes KOS, welches den Ursprung und die z-Achse mit (1) teilt, für die Berechnung der diffusen Reflexion und der totalen Transmission pro Grid-Element.

Der Ablauf der MCS erfolgt für ein Photonenpaket wie in Abbildung 6.14 gezeigt:

1. Initialisierung eines Photon-Pakets durch Festlegung von Position, Richtungsvektor, Schrittweite, Gewicht und Anisotropie des Startmediums

2. Prüfung auf Mediumübergang an Grenzflächen und Berechnung der Parameter bis zur Grenzfläche bzw. im Folgemedium

3. Berechnung der Absorption und Aktualisierung des Gewichtsparameters

4. Berechnung der neuen Position und Aktualisierung des neuen Streuwinkels

5. Prüfung auf Austritt des Photonenpakets aus dem Grenzmedium bzw. Terminierung aufgrund Gewichtsreduktion

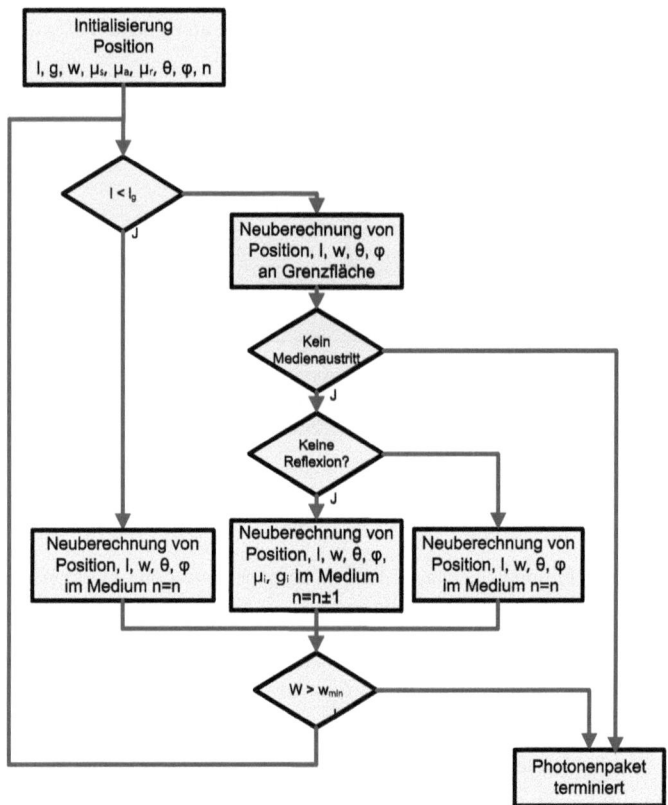

Abbildung 6.14 – Algorithmus zur Propagation eines Photonenpakets durch die Medien

Die Berechnung der physikalischen Quantitäten erfolgt für Reflexion und Transmission bezogen jeweils auf die (zweidimensionalen) Gridelemente, die durch die Zylinderkoordinaten in Abständen von Δr, Δz definiert sind und in deren Zentrum die physikalischen Größen als lokalisiert angenommen werden. Eine Analyse der Abweichungen zu dieser Annahme sowie eine Diskussion der Genauigkeit des Simulationsmodells, die jeweils von der Dimensionierung der finiten Gridelemente abhängig sind, findet sich in Wang and Jacques [1995], S. 27.

6.6.3   Planares Schichtenmodell

Abbildung 6.15 veranschaulicht die Anordnung der durch die anatomischen Kompartimente in z-Richtung begrenzten, planaren Schichten. Ausgehend vom

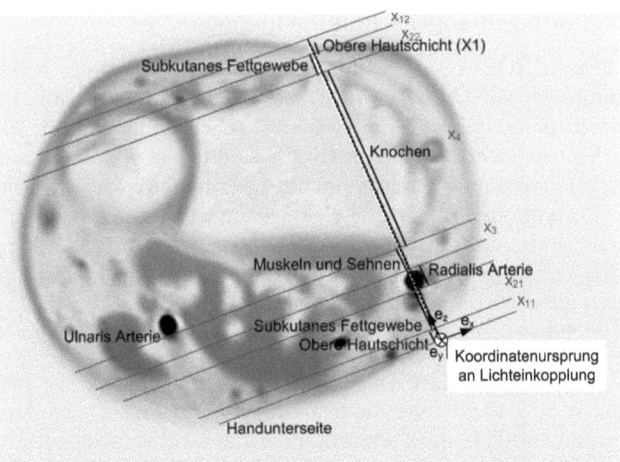

Abbildung 6.15 – Anordnung planarer Schichten des MCS-Simulationsmodells

Ort der Lichteinkopplung an der Radialisarterie[17] wird die Ausbreitung der Photonen entlang des MINOP verfolgt. Dabei werden einige, idealisierende Annahmen getroffen:

1. Wie beim MINOP-Modell ist die Annahme semihemisphärischer Bedingungen bei Hautschichten mit einer durchschnittlichen Dicke $d_H \approx 1mm$, die etwa das zehnfache der freien Weglänge ausmachen nur eingeschränkt erfüllbar. Das Schichtenmodell selbst abstrahiert von der Form des Unterarm-Querschnitts zugunsten idealisiert-planarer Schichten.

2. Der Eintrittswinkel des Lichtvektors ist aufgrund der Sensoranordnung senkrecht zur Hautoberfläche. Um Einkoppelverluste durch Reflexionen zu vermeiden, wird eine planare Kontaktierung der Hautoberfläche mit der LED-Austrittsfläche durch einen leichten Anpressdruck sichergestellt. Die Folge ist, dass die Haupt-Abstrahlrichtung der LED vom MINOP abweicht.

3. Die Schichten selbst werden als homogen betrachtet und von weiteren anatomischen Strukturen und Merkmalen wird abstrahiert. Aufgrund inhomogener Gewebestrukturen ist diese Annahme nur dann zulässig, wenn die Effekte das diffuse Streuprinzip nicht dominieren. Die Schwankungen der optischen Parameter der unterschiedlichen Gewebemedien und ihre räumliche Ausdehnung sind eher klein, weshalb dominierende Effekte nicht zu erwarten sind.

---

[17] Die Radialisarterie wurde wegen der einfacheren Lokalisierung am Unterarm gewählt. Das Modell ist auch für die Ulnarisarterie anwendbar.

Implementierungsbezogene Randbedingungen

Um mit dem MINOP-Ansatz konform zu bleiben, wurde jeder einzelne probandenspezifische MINOP als Schichtenstapel definiert, wobei die Pfadlänge der einzelnen anatomischen Kompartimente als Schichtdicke interpretiert wurde. Bei n Probanden-spefizischen MINOPs sind daher n Simulationsläufe erforderlich, die jeweils umfangreiche Intensitätsverteilungen zurückliefern. Dazu zählte die Absorptionsverteilung im Gewebevolumen, die Reflexion an der Einkoppelebene sowie die transmittierte Lichtintensität auf der Auskoppelseite. Für die MINOP-Modellverifikation wurden allerdings nur die transmittierten Intensitäten nahe der optischen Achse betrachtet.

Nachfolgend werden weitere Modell-Festlegungen beschrieben:

1. Aufgrund abweichender Angaben in der Literatur wurde der Brechungsindex $n = 1.40$ für alle Medien einheitlich definiert. Die Anisotropie aufgrund ebenfalls stark schwankender Literaturangaben auf $g = 0.9$ für alle Schichten festgelegt.

2. μ_a und μ_s wurden aus der MINOP-Simulation und entsprechend den Verhältnissen in Tabelle 6.1 aus dem μ_T-Anteil rückgerechnet.

3. Weiter wurde das Geometriemodell $MINOP3$ verwendet, welches bei der MINOP-Simulation die beste Korrelation aufwies. Die 5-Schichten-Anordnung wurde jeweils durch Teilung der Schichten für Haut und Fett-/Bindegewebe in eine 7-schichtige Anordnung umgewandelt.

4. Schließlich wurde die Gridlänge in z-Richtung und in radialer Richtung auf $\Delta z, \Delta r = 100 \, \mu m$ gesetzt. Der Gridwinkelraster (ortsfeste Zylinderkoordinaten mit Nullpunkt am äußeren Haut-Einkoppelort) beträgt $\Delta \alpha = 10^o$.

5. Für die Auswertung wurde ausgehend von einer Gridauflösung von $\Delta r = 100 \mu m$ ein Bereich von 15 Grideinheiten (Kreisringe) verwendet, was in etwa der aktiven Fläche der eingesetzten Photodiode ($A = 7 \, mm^2$) entspricht. Darüber wurde die Intensität akkumuliert und pro Proband zu einem Wert verdichtet.

Um konsistente Eingangsdaten für die Simulation zu erzeugen, wurde mithilfe des Matlab-Skripts "MCLayerModel.m" eine Eingabedatei im Textformat erzeugt, die sämtliche Parameter probandenspezifischer Simulationsläufe konsistent einstellbar macht[18]. Weitere Informationen zu den entwickelten SW-Moduln und zum Ablauf Ablauf findet sich im Anhang C.8.1 auf Seite 254.

Für jeden Probanden werden die Parameter für ein Schichtenmodell berechnet und der Name der MCS-Ergebnisdatei festgelegt. Damit liegen alle

---

[18] Die Werte für μ_a und μ_s werden entsprechend der Verteilung von Tabelle 6.1 aus den per Simulation gefundenen optimalen μ_{topt} im Verhältniss der ursprünglichen Verteilung ($\mu_t = \mu_a + \mu_s$) rückgerechnet.

Konfigurationswerte für die MCS vor und die Ergebnisse können für die Auswertung eindeutig referenziert werden. Die erzeugte Datei wird dem Programm `mcml.exe` als Parameter übergeben, welches von der Kommandozeile gestartet wird.

Nach Durchführung der Simulationsläufe speichert das Programm die Ergebnisse im Textformat für jeden Probanden in einer Datei mit dem vorher definierten Namen. Ein weiteres Matlab-Skript verarbeitet die MCS-Ergebnisse und berechnet aus dem interessierenden Bereich der Simulation für jeden Probanden den Intensitätswert. Die Ergebnisse dieser Berechnung, wie auch die Verifikation mit dem MINOP-Modell findet sich in Kapitel 7.5.3.

6.6.4 Zylindrisches Unterarmmodell

Um die Begrenzungen des linearen Schichtenmodells zu überwinden, wurde ein Simulationsmodell entwickelt, welches zylindrisch geformte Objekte als geometrische Begrenzungen zulässt. Dieser Formtypus bietet Vorteile, weil

- der Unterarm, die Arterien, Knochen Muskelstränge für kleine axiale Ausdehnungen idealisiert als Zylinder approximiert werden können,

- deren Lage zu einander die komplexe Unterarmanatomie besser approximiert als ein planares Schichtenmodell und

- der Implementierungs- und Rechenaufwand moderat ist.

Im Modell bildet der Armquerschnitt den Außenkreis bzw. Außenzylinder, welcher zunächst die Hautschicht als Innenkreis/-zylinder sowie alle weiteren Objekte enthält. Diese Objekte sind in z-Richtung parallel ausgerichtet und an dessen Oberfläche wird die LED-Lichtquelle senkrecht dazu positioniert, um die Lichteinkopplung mit minimaler Reflexion zu erreichen.

Entwickelt wurde die Simulationsumgebung und das Geometriemodell unter Nutzung der wesentlichen Mechanismen zur Photonenpropagation im biologischen Gewebe von Wang and Jacques [1995]. Nach Recherche einschlägiger MCS-Simulationen im Bereich der optischen Nahinfrarotspektroskopie wurde der für Forschungszwecke frei verfügbare C-Code als Ausgangsbasis für die eigene Implementierung ausgewählt.

Referenzgeometriemodell für Männer und Frauen

Für die Modellparametrierung wurden zwei Referenz-Datensätze für die Anordnung der anatomischen Kompartimente aus den MRT-Schichtbildern entwickelt. Ausgangspunkt bilden die mit dem INSEGT-Werkzeug extrahierten Anatomiedaten von Durchmesser und Lage für die Objekte Haut (außen und innen), Arterien und Knochen aus der MRT-PPG-Studie. Tabelle 6.3 zeigt die über eine Sequenz von 6 (Männer) bzw. 10 (Frauen) MRT-Schichtbildern gemittelten Werte für Männer und Frauen. Dabei repräsentieren x und y die Koordinaten des Objekt-Schwerpunkts, der horizontale und vertikale Abstand

Männer	$Umfang$	Δx_{max}	Δy_{max}	$\frac{(\Delta x_{max}+\Delta y_{max})}{2}$	$\frac{Umfang}{\pi}$
Outer Skin	187,01	62,25	46,88	54,56	59,53
Inner Skin	175,92	58,87	43,63	51,25	56,00
Radialis	86,40	28,56	19,48	24,02	27,50
Ulnaris	48,57	15,10	13,85	14,48	15,46
A. Radialis	10,54	2,77	3,24	3,01	3,35
A. Ulnaris	12,34	3,66	3,54	3,60	3,93
Frauen	$Umfang$	Δx_{max}	Δy_{max}	$\frac{(\Delta x_{max}+\Delta y_{max})}{2}$	$\frac{Umfang}{\pi}$
Outer Skin	181,11	59,74	46,91	53,32	57,65
Inner Skin	171,07	56,77	43,94	50,35	54,45
Radialis	73,41	24,49	16,66	20,57	23,37
Ulnaris	46,61	14,25	13,75	14,00	14,84
A. Radialis	8,92	2,30	2,80	2,55	2,84
A. Ulnaris	9,66	2,64	2,91	2,78	3,07

Tabelle 6.3 – Referenz-Geometriedaten anatomischer Objekte des Unterarm-Zylindermodells (alle Angaben in [mm])

bedeutet die Differenz zwischen dem höchsten / niedrigsten Pixel des Objekts in vertikaler bzw. horizontaler Richtung, woraus sich der Durchmesser $\varnothing_M = \frac{(\Delta x_{max}+\Delta y_{max})}{2}$ als arithmetisches Mittel der beiden Abstände approximieren lässt. Der Durchmesser wurde alternativ auch aus dem Umfang gemäß $\varnothing_U = \frac{Umfang}{\pi}$ bestimmt, der selbst aus den Bilddaten extrahiert wurde.

In Abbildung 6.16 sind die Hautschichten, Arterien und Knochen als Kreislinien bzw. Kreisflächen repräsentiert, wobei zur besseren Vergleichbarkeit der Daten bei beiden Geschlechtern sechs Schichten herangezogen wurden, die bei allen Probanden verfügbar waren. Diese Schichten entsprechen einem Zylinder von etwa 6mm Höhe. Links sind jeweils die perimeterbasierten und rechts die auf den Extremwerten der Pixel in x- und y-Richtung basierenden Durchmesser maßstabsgetreu gezeichnet. Die Abweichungen sind der unterschiedlichen Bestimmung der Objektdurchmesser geschuldet. Der Abstand der Arterien und Knochen von der inneren Hautschicht liefert den Raum für das Fett-/Bindegewebe, welches als weitere Ringstruktur hier zu modellieren wäre.

Die Werte von Tabelle 6.3, als auch die graphischen Objekte in Abbildung 6.16 zeigen eher marginale Abweichungen der Anatomie zwischen den Geschlechtern, weshalb für die Simulation eine Referenz-Modellgeometrie erzeugt wurde, die gemittelt über alle Probandendaten anhand folgender Vorgaben gebildet wird:

1. Die Durchmesserberechnung erfolgt gemittelt über Durchmesser Mean und Perimeter

2. Die Position der Arterien und Knochen wird übernommen.

3. Der Mittelpunkt für innere und äußere Hautschicht wird als identisch

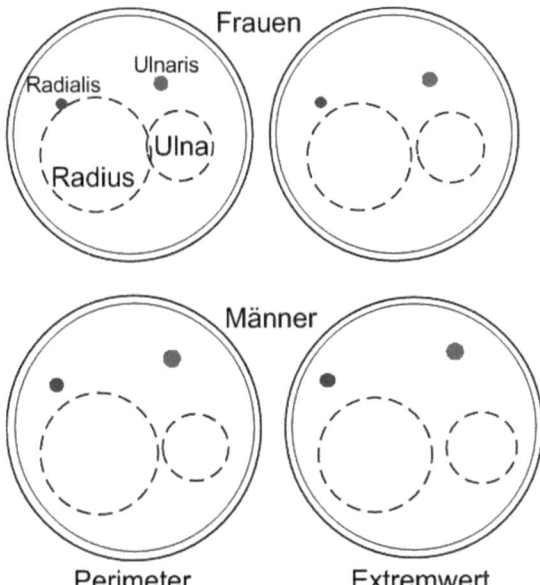

Abbildung 6.16 – Zylindermodellparametrierung extrahiert aus MRT-Schichtbildern für Frauen (oben) und Männer (unten). Perimeterbasierte (links) und extremwertbasierte (rechts) Berechnung der Modellparameter.

angenommen. Ein dritte konzentrische Schicht angrenzend an die innere Hautschicht repräsentiert das subkutane Fett- und Bindegewebe.

4. Das Muskelgewebe wird als der verbleibende Rest innen-angrenzend an die subkutane Fett- und Bindegewebeschicht definiert.

Abbildung 6.17 zeigt die nach diesen Regeln extrahierte Referenzgeometrie als Graphik und Tabelle, welche in die Monte-Carlo-Simulation integriert wurde[19]. Die Hautschichten wurden als äußerer Kreisring ,begrenzt durch die beiden äußeren Kreislinien, modelliert. Dieser umschließt das subkutane Fett- und Bindegewebe. Die Knochen Radius (Speiche), links unten) und Ulna (Elle, rechts unten) sind ebenso wie die beiden Arterien Radialis und Ulnaris als Kreisflächen im Inneren angeordnet.

Dabei fällt auf, dass der mittlere Durchmesser der Radialisarterie kleiner ist, als der der Ulnaris-Arterie, wobei erstere einen geringeren Abstand zur Hautoberfläche aufweist. Ferner wird die Dominanz der Knochenregionen deutlich.

---

[19] Hinweis: Die Koordinaten x und y wurden aus den MRA-Bildern abgeleitet und werden in die des MC-Simulators (Abbildung 6.17, KOS des MCS-Zylindermodells, Vektor x in die Zeichenebene hinein gerichtet) transformiert.

Referenzgeometrie

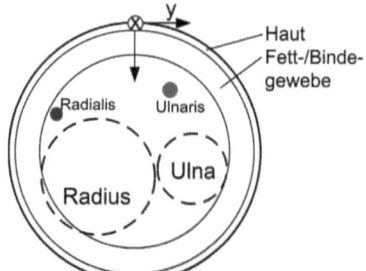

	Lage x	Lage y	Durchmesser
Außenhaut	75,111	76,327	56,162
Innenhaut	75,058	76,264	52,931
Kn. Radialis	67,115	81,453	24,943
Kn. Ulnaris	88,135	79,728	15,104
A. Radialis	57,994	67,987	2,944
A. Ulnaris	83,136	62,664	3,410

Abbildung 6.17 – Referenzgeometrie des Unterarms für die MCS

MCS-Implementierung

Die MCS-Implementierung benutzt die in Kapitel 6.6.2 beschriebenen Verfahren zur Propagation von Photonenpaketen. Ausgehend von der Lichtquelle, die lotrecht zur Hautoberfläche im Koordinatenursprung Photonenpakete in z-Richtung einkoppelt, werden diese den Mechanismen der Strahlungstransporttheorie folgend, schrittweise durch das Medium propagiert. Wie beim Schichtenmodell werden auch hier Zufallswerte für Richtung, Überlebenswahrscheinlichkeit sowie das Verhalten an Grenzflächen vorgegeben. Nach Propagation einer hinreichenden Anzahl von Photonenpaketen werden die an der äußeren Grenzfläche des Unterarmgewebes ausgetretenen Photonen über dem Austrittsort gezählt und ihre Verteilung danach visualisiert.

Die SW-Implementierung verwendet das in Abbildung 6.17 gezeigte, modifizierte Koordinatensystem mit dem Nullpunkt am Ort der Lichteinkopplung auf der Hautoberfläche nahe der jeweiligen Hauptarterie. Das Gridraster beträgt $100\,\mu m$. Weitere Konfigurationsdetails finden sich in Anhang C.8.2.

Die Implementierung erfolgte wie beim Schichtenmodell in Standard-C-Programmiersprache unter Windows XP und auch hier wurden die Methoden für die Photonenpropagation der Implementierung von Wang and Jacques [1995] entnommen und an das Geometriemodell angepasst.

Die MC-Simulation erfolgte mit dem Ziel, die simulierten Intensitäten mit gemessenen Werten entlang des Unterarm-Umfangs vergleichen und Übereinstimmung bzw. Abweichungen bestimmen zu können. Die Ergebnisse der Simulation sind in Kapitel 7.6 dokumentiert.

Kapitel 7

Messungen und Ergebnisse

Dieses Kapitel umfasst Messungen und Ergebnisse der in den Kapiteln 4–6 beschriebenen Konzepte, Verfahren und Lösungsansätze. Zu Beginn werden die Ergebnisse messtechnischer Validierung sensorischer Methoden zur PW-Erfassung dargestellt. In den nachfolgenden Unterabschnitten wird die räumliche PW-Signalverteilung in MKS-Kanälen, die PW-Identifikation und Bewertung, die Ableitung transmittierter, optischer Gesamtintensitäten und die Verifikation der Modelle zur Lichtausbreitung im Unterarmgewebe dargestellt. Messungen zur Verifikation des Strahlenschutzes schließen das Kapitel ab.

7.1 Validierung sensorischer Methoden

Um die aussichtsreichsten sensorischen Methoden hinsichtlich der Anwendung am Unterarm zu bewerten, wurde eine vergleichende Studie mit Probanden durchgeführt. Dabei wurden nachfolgende Verfahren ausgewählt:

- Druck-basierte-Abtastung (TON),

- Ultraschall-Doppler-basierte Erfassung (USD),

- Impedanzplethysmographie (IPG) sowie

- Photoplethysmographie (PPG).

Die Verfahren wurden bereits im Kapitel 2.2 vorgestellt. Es wurden technische Realisierungsbeispiele in Form verfügbarer Gerätelösungen ermittelt, beschafft, in eine messtechnische Umgebung eingebunden und Messungen durchgeführt. Da abgesehen von Remissionssensoren keine photoplethysmographische Gerätelösung existiert, wurde der selbst entwickelte MKS-Prototyp zur vergleichenden Bewertung herangezogen. Die in diesem Unterabschnitt dargestellten Arbeiten und Ergebnisse wurden vom Autor unter [Couronné R., 2010b] in Auszügen bereits veröffentlicht.

7.1.1 Anforderungsanalyse

Zur Relevanzbewertung der Methoden zur nichtinvasiven Erfassung der PW am Unterarm wurde eine Anforderungsanalyse durchgeführt. Im Rahmen dessen wurden Kernanforderungen definiert, in einer Liste erfasst und aus der Sicht von Forschung/Entwicklung sowie Anwendung bewertet (vgl. Tabelle B.12 im Anhang).

Im Vordergrund steht die erzielbare Signalqualität bei einfacher Handhabung durch den Patienten im Alltag. Damit scheiden invasive Verfahren und solche mit einer hohen Beeinträchtigung alltäglicher Lebensabläufe aus. An dritter Stelle rangieren die gerätetechnische Realisierung, die Möglichkeit der Miniaturisierung sowie geringer Stromverbrauch, der mobilen Einsatz ermöglicht. Der Grad der Robustheit gegenüber (Bewegungs-) Störungen bildet ein weiteres Kriterium.

7.1.2 Messgeräte

Zur Validierung wurde jeweils ein Messgerät als geeigneter Repräsentant für das jeweilige Verfahren beschafft und mit einem Industrie-PC zur Messdatenerfassung vernetzt. Im Anhang D.6 finden sich Details zur Motivation der Geräteauswahl sowie zur Messdatenintegration.

Applanationstonometrie (TON)

Als Repräsentant für die Applanationstonometrie wurde ein SphygmoCor Tonometer der Firma "AtCor" verwendet, welches klinisch validierte Tonometriesignale liefert. Es verfügt über einen stiftförmigen Messaufnehmer, an dessen Spitze ein Piezodruckwandler eingefasst ist, der direkt auf das arterielle Gefäß aufgesetzt werden muss. Die Datenerfassung erfolgte durch "Mithören" und Dekodieren der seriellen Datenübertragung zum PC.

Akustische Flussmessung (USD)

Als Repräsentant für die akustische Flussmessung wurde das Ultraschallgerät "HiDop 300" des Herstellers "Basler AG" angeschafft. Der kontinuierlich arbeitende Ultraschall-Doppler-Sensor[1] ist mit einer 8-MHz-Sonde ausgestattet und erlaubt die Auswertung des Sensorsignals mittels Spektralanalyse. Die Kurvenform kann direkt auf dem Bildschirm des Gerätes kontrolliert werden. Die Datenerfassung erfolgte über das Audiosignal, welches durch eine PC-Audiokarte digitalisiert und mit Signalverarbeitungsprogrammen weiterverarbeitet werden konnte.

Impedanzplethysmographie (IPG)

Das einem portablen Intensivpflegemonitor ähnliche mehrkanalige System des Niccomo-Monitors erlaubt neben der Impedanzplethysmographie auch *EKG-*,

---

[1] CW-Doppler: Continues Wave Doppler (Keine Pulsung des Sendesignals)

Blutdruck- sowie $SpO2$-Messung. In den Messreihen wurden der Kanal für die Impedanzplethysmographie, sowie als Referenzsignal die mittels Fingerclip-PPG erfasste PW verwendet. Der Messdaten-Export ist hier einfach über einen Ethernet-Port möglich.

Photoplethysmographie (PPG)

Aufgrund nicht verfügbarer Medizingeräte für die optisch-transmissive Plethysmographie am Unterarm wurde die in Abschnitt 4.4 ab Seite 54 beschriebene Eigenentwicklung des Mehrkanal-PPG-Prototypsensors in die Validierung einbezogen. Bei Vergleichen muss berücksichtigt werden, dass dieser im Unterschied zu den sonstigen Messgeräten über keine Zulassung als Medizinprodukt verfügt und der Entwicklungsstand einem Forschungsprototyp entspricht. Dieser überträgt die Messdaten drahtlos an einen PC und das Programm View-SENS speichert sie im Textdatei-Format.

7.1.3 Studie zur Praktikabilität

Ziel der Studie ist es, die Anwendbarkeit der Messverfahren am Handgelenk bei einer Gruppe von gesunden Probanden zu evaluieren und notwendige Anforderungen zu ermitteln. Zudem soll die Zeit der Signalfindung und deren Reproduzierbarkeit untersucht werden. Die Probanden verharrten während der Messung in sitzender Position, wobei der Unterarm auf dem Tisch abgelegt wurde. Nach vorbereitenden Maßnahmen gemäß Studienprotokoll wird die Zeiterfassung gestartet und die durchführende Person beginnt mit der Anbringung des Sensors am Handgelenk. Die Zeiterfassung wird gestoppt, wenn auf dem Bildschirm ein PW-Kurvenverlauf erkennbar ist.

Ergebnisse

8 Probandinnen und 16 Probanden im Alter von 21 und 54 Jahren ($\emptyset = 29,4$ Jahre) wurden untersucht. Bei allen Untersuchungen konnte ein PW-Signal gefunden werden. Abbildung 7.1 zeigt die im Mittel dafür erforderliche Zeitspanne.

Mit durchschnittlich 30 Sekunden war die Ultraschallmessung am schnellsten. Bedingt durch das Anlegen der Elektroden etwas verzögert, gelang dies in 60 Sekunden mit dem impedanzplethysmographischen Verfahren. Von der Handhabung her erwies sich dieses Verfahren jedoch als das einfachste: Bei 96% aller Studienteilnehmer konnte wenige Sekunden nach der ersten Positionierung und Kontaktierung der Elektroden ein PW-Signal gefunden werden.

Das tonometrische ($135\,sec$) und das photoplethysmographische Verfahren ($165\,sec$) liegen bei der Signalfindung nahe beieinander, wobei einzelne Ausreißer, sowie die Erfahrungs-Lernkurve der untersuchenden Person das Messergebnis beeinflussten. Eine Besonderheit stellt hier der MKS dar, der maximal 64 Kanalkombinationen sequentiell bis zur PW-Signalfindung durchtastet. Insgesamt werden mit dem Photoarmband, sowie mit dem Drucksensor in der

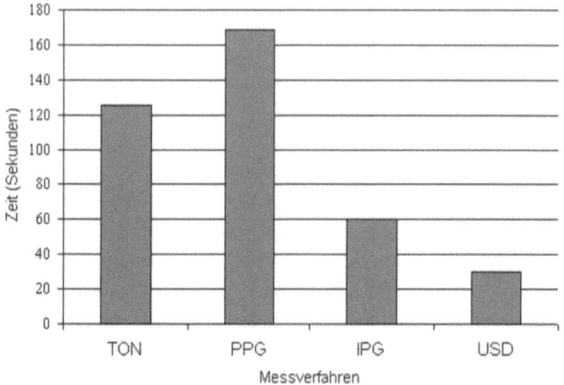

Abbildung 7.1 – Dauer der Signalfindung

Regel 2 − 3 *min* benötigt um zum ersten Mal an einer Testperson ein Signal zu finden. Ist der richtige Platz zur Anbringung des Sensors gefunden, kann die Signalfindung reproduzierbar und in wesentlich schnellerer Geschwindigkeit (Tonometrie 10 *sec*, Photoarmband je nach Anbringungsgeschwindigkeit) wiederholt werden.

Die erfolgreiche Ableitung valider PW-Signale durch Anbringen der Sensormoduln am Unterarm in Handgelenksnähe war bei allen vier Verfahren in einer Zeitspanne von unter 3 *min* möglich. Für eine klinische Spotmessung ist dieser Zeitraum als zu lang, für eine Langzeitanwendung jedoch als akzeptabel zu bewerten.

7.1.4　Studie zur Bewegungstoleranz

Ziel der Studie

Nicht zuletzt für mobile Anwendungen im Rahmen von "Personal Health" ist die zuverlässige Signalerfassung auch unter dem Einfluss von Bewegung von zentraler Bedeutung. Daher wird nachfolgend das Verhalten der Messverfahren unter dem Einfluss von Bewegungsstörungen untersucht.

Nahezu sämtliche Bewegungen des Unterarms, einzelner Finger oder der Hand induzieren Bewegungsartefakte in den Messsignalen. Diese können im schlimmsten Fall dazu führen, dass keine Vitalparameter mehr extrahiert werden können. In leichteren Fällen führen sie zu einer Verfälschung der Vitalparameter oder temporären Ausfällen. Herausfordernd ist insbesondere der Fall, in dem der Fehlereinfluss im Signal nicht detektierbar ist und man fälschlicherweise von Vitalparametern ausgeht, wo Artefakte vorliegen. Dies ist für Medizinprodukte nicht tolerabel. Das Verhalten eines Messverfahrens unter der Einwirkung von Bewegungen sollte daher bekannt und am besten vom System selbst erkannt werden.

Im nachfolgenden Abschnitt wird daher ein Verfahren zur Bewertung der Signalqualität bei alltagsnahen Bewegungsklassen vorgestellt und anhand einer Messreihe verifiziert. Die Funktionsweise der Signal-Bewertungsverfahren sowie Ablauf und Ergebnisse der Messreihen werden vorgestellt.

Definition Bewegungsartefakt

Bewegungsartefakte sind Störungen im Signalverlauf, die durch externe Einflüsse auf das Messsystem hervorgerufen werden. Als System wird dabei der Unterarm zusammen mit dem angebrachten Sensor betrachtet.

- Bei der Tonometrie werden systembedingte Einflüsse beispielsweise durch Schwankungen im Anpressdruck oder durch Relativbewegung des Sensorkopfes hervorgerufen.

- Bei den plethysmographischen Verfahren wirken zusätzlich Muskel- und Sehnenbewegungen, die eine zusätzliche Volumenänderung im Messbereich und somit eine Modulation des Empfangssignals bewirken.

- Bei der Ultraschall-Doppler-Geschwindigkeitsmessung entstehen Bewegungsartefakte wesentlich durch Veränderungen des Einstrahlwinkels oder durch Relativbewegung des Sensorkopfes.

Mechanische Fixierung

Bei der Entstehung von Bewegungsartefakten spielt die mechanische Fixierung der Sensoren am Unterarm eine Schlüsselrolle. Um die Sensoren möglichst gleichwertig am Handgelenk zu fixieren, wurden teilweise spezielle Halterungen gebaut (vgl. Unterabschnitt D.6.3 im Anhang).

Bewegungsstufen

Für die Kategorisierung wurden vier im normalen Tagesablauf häufig auftretende Bewegungsstufen definiert, die mit S0 bis S3 aufsteigend bezeichnet sind und sich anhand ihrer Bewegungsmuster unterscheiden. Dabei bedeutet Bewegungsstufe S0 die Ruhelage.
Wie Abbildung 7.2 zeigt, stehen gemäß der Pfeilmarkierungen

- Bewegungsstufe S1 für eine periodische Bewegung des Zeigefingers (Wiederholrate ca. $2\,Hz$),

- Bewegungsstufe S2 für das periodische Öffnen und Schließen der Hand (Wiederholrate ca. $1\,Hz$),

- Bewegungsstufe S3 für den Bewegungsablauf des Armes beim Joggen, der als Schwingung in einer Ebene betrachtet werden kann (Wiederholrate ca. 1Hz).

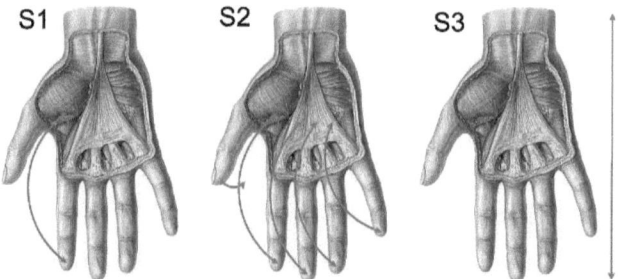

Abbildung 7.2 – Bewegungsstufen S1 bis S3 (Quelle Sobotta [2007] mit Modifikationen)

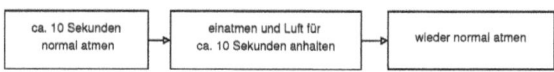

Abbildung 7.3 – Ablauf Synchronisationsstrecke

Synchronisation

Für die Messungen wurde der jeweilige Sensor wie beschrieben am Handgelenk angebracht. Als Referenzsignal wird am Zeigefinger der anderen Hand simultan eine Pulskurve mit einem Fingerclip aufgezeichnet. Um die Datensätze zu synchronisieren, wird zu Beginn jeder Messung eine Synchronisationsstrecke gemäß Abbildung 7.3 eingeführt. Bei einer Atempause reagiert das Herz auf die gesunkene Sauerstoffzufuhr mit einer Verringerung der Herzrate. Atmet die Testperson daraufhin wieder normal weiter, steigt die Herzrate schnell auf den Normalwert an. Anhand von Zeitreihenvergleichen kann eine Synchronisation der Signale erreicht werden, so dass echte PW-Maxima von Artefakten zuverlässig unterschieden werden können.

Bewertungsmodell für die Signalqualität   Eine Qualitätsbewertung ausschließlich anhand des SNR für PW-Signale ist bei gestörten Signalen wenig zuverlässig, wie Abschnitt 5.6.1 gezeigt hat. Um die Signalqualität auch unter Bewegungseinfluss zuverlässig quantifizieren zu können, war ein angepasstes Bewertungsmodell erforderlich. Abbildung 7.4 zeigt den Ablauf des Verfahrens. Die Signalqualität wurde an die Erkennung von PW-Maxima geknüpft, die auf dem Vergleich mit dem am Finger der nicht bewegten Hand gemessenen Referenz-PW-Signal beruht. Um die Signalvorverarbeitung zu vereinheitlichen, wurden die Signale einer Tiefpassfilterung mit einer Grenzfrequenz von $f_g = 5\,Hz$ unterworfen. Anschließend wurde die Extremwertdetektion durchgeführt. Anhand einer adaptiven Schwellwertkurve, welche aus den beiden Hüllkurven des PW-Signals berechnet wurde, konnten Intervalle zur lokalen Extremwertdetektion und aus diesen die Extremwerte selbst ermittelt werden. Der Ablauf des Verfahrens, welches in Matlab implementiert wurde, findet sich

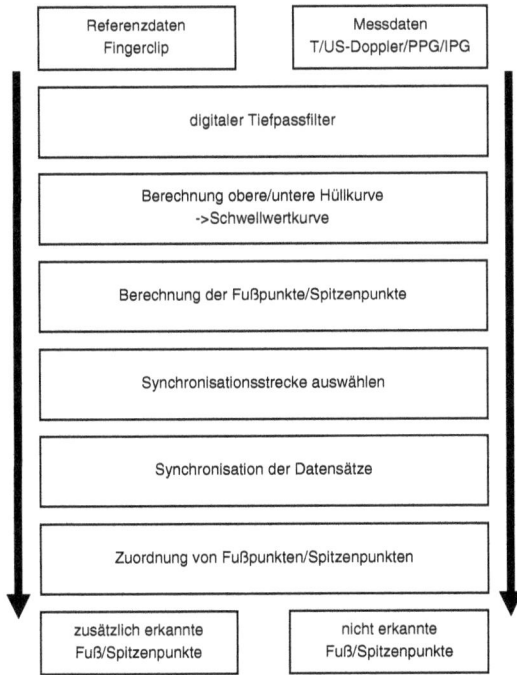

Abbildung 7.4 – Bewertungsmodell für die Bestimmung der Signalqualität

unter (D.6.3) im Anhang.

Synchronisation der Datensätze Die Abstände der Extremwerte hintereinander aufgetragen bilden die Zeitreihe der Extremwerte des PW-Signals. Das Programm SynchronizeShortTimeSeries.m (Anhang C.6), berechnet anhand der Autokorrelationsfunktion über einen Signalabschnitt den Zeitversatz von Referenz- und Test-Signal. Als Ausgangsvariable liefert das Programm zudem den Vektor "vFalsePositives", der fehlerhaft erkannte Fuß/Spitzenpunkte beinhaltet und den Vektor "vFalseNegatives", der nicht zuordenbare Fuß- bzw. Spitzenpunkte beinhaltet.

Bei adäquater Synchronisation zeigen die Zeitreihen von Referenz- und Testsignal nur geringe Abweichungen, wie Abbildung 7.5 verdeutlicht.

Ergebnisse

Die Abweichungen der aus Referenz- und Testsignal extrahierten Extremwerte werden anhand Sensitivität und Spezifität ermittelt. Bezogen auf die Bewegungsklassen werden übereinstimmend erkannte Extremwerte als "True-Positiv" (TP) gewertet. Nicht erkannte werden als "False-Negativ" (FN) und zuviel erkannte als "False-Positiv" (FP) gewertet.

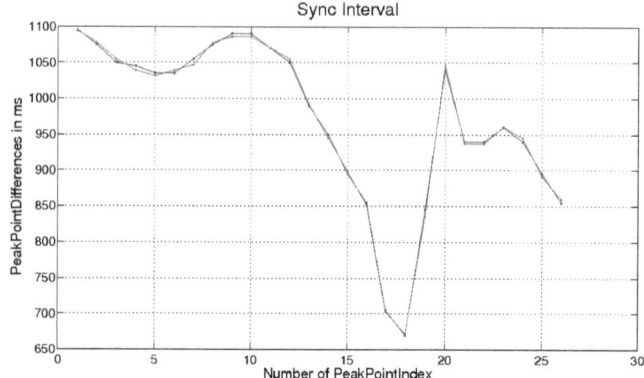

Abbildung 7.5 – Zeitreihen von Referenz- (grau) und Testsignal (schwarz)

Sensitivität bedeutet hierbei das Verhältnis der richtig erkannten zur Summe aus richtig plus falsch erkannten Extremwerten. Die Verteilung über Messverfahren und Bewegungsklassen zeigt Abbildung 7.6. Dabei wird zunächst

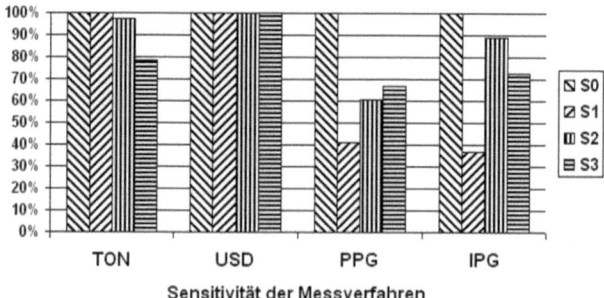

Abbildung 7.6 – Sensitivität nach Bewegungsklassen und Messverfahren

deutlich, dass bei allen Verfahren in Ruhe alle Extremwerte erkannt werden können. Während dies für USD bei allen Bewegungsklassen gilt, zeigen die plethysmographischen Verfahren (PPG und IPG) starke Einbußen in der Erkennungsrate und damit in der Signalqualität. Dies kann anhand der Messprotokolle in Anhang D.6.3 verifiziert werden und gilt insbesondere für reine Fingerbewegungen (Stufe S1). Dem Verlauf der Sehnen- und Muskelstränge direkt durch das Messfeld am Handgelenk dürfte dies zuzuschreiben sein. Die Störanteile können das PW-Signal abschnittsweise vollständig überdecken (Vgl. Impedanzplethysmographie Bewegungsstufe S1). In dieser Messreihe zeigen sich Ultraschall-Doppler-Geschwindigkeitsmessung und Tonometrie gegenüber Bewegungsartefakten als die robusteren Methoden.

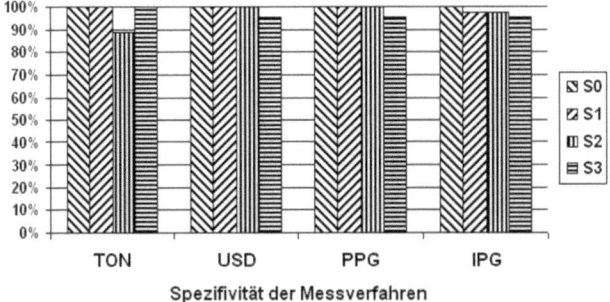

Abbildung 7.7 – Spezifität nach Bewegungsklassen und Messverfahren

Der Vollständigkeit halber wird auch die Spezifität angegeben, als das Verhältnis der richtig erkannten Nichtextremwerte zur Summe aus richtig erkannten Nichtextremwerte und falsch erkannten Extremwerte. Sie liegt für alle Messverfahren bei etwa 90% und darüber und stellt die weniger kritische Anforderung dar.

7.1.5 Gesamtbewertung

Tabelle 7.1 verdichtet die wesentlichen Ergebnisse der Validierung sensorischer Methoden zur Erfassung der PW am Unterarm.

	TON	USD	IPG	PPG
Gerätestatus	MP	MP	MP	Labor-muster
Physikalische Messgröße	Druck	Fluss-geschwindig-keit	Volumen	Volumen
Kalibrierung	ja	nein	ja	ja
Rechenaufwand	gering	groß	mittel	gering
Aufwand Miniaturisierung	niedrig	hoch	mittel	niedrig
Dauer Signalfindung (min)	2	0,5	1	2
Energieverbrauch	gering	hoch	hoch	mittel
Bewegungsanfälligkeit	gering	gering	stark	stark

Tabelle 7.1 – Zusammenfassende Bewertungsmatrix der Messverfahren

Alle vier Messverfahren zur PW-Erfassung am Unterarm sind prinzipiell geeignet, wenn auch mit Einschränkungen. Der Rechenaufwand stellt bei allen Verfahren die geringste Machbarkeitshürde dar, wobei TON und PPG im

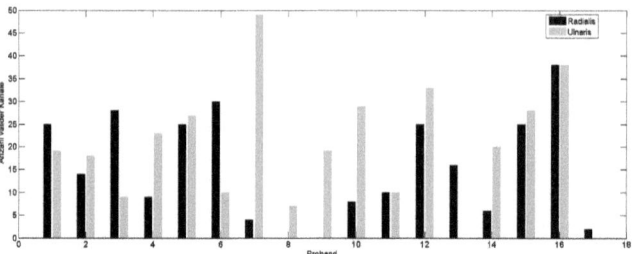

Abbildung 7.8 – Anzahl valider Kanäle je Proband an Radialis- (dunkel) und
Ulnaris-Ableitung (hell)

Gegensatz zu USD und IPG keinen eigenen Signalprozessor erfordern. Eine
miniaturisierte Implementierung aller Verfahren ist prinzipiell möglich. Prinzipbedingt kann bei der Impedanzplethysmographie das Messfeld nicht beliebig verkleinert werden. Die erforderliche Messstrecke von etwa 10 *cm* Länge
am Unterarm stellt einen Nachteil dar. Bei USD erweist sich die Gel-basierte
Einkopplung als für eine Langzeitanwendung nicht geeignet.

USD erfordert von den aktiven Messverfahren maximalen Energieverbrauch,
gefolgt von IPG und PPG. Am wenigsten Energie erfordert das piezoelektrische
Messverfahren. Bei reduziertem Tastverhältnis kann aber auch PPG energieeffizient betrieben werden.

Die Zeit, die durchschnittlich benötigt wird, um ein valides PW-Signal zu
detektieren, war ein weiteres relevantes Bewertungskriterium. Am schnellsten,
gelang dies mit USD und IPG. Bei TON verkürzt sich die Zeitspanne aufgrund
der Lernkurve des Bedieners erheblich.

Auf Bewegungen des Patienten reagieren IPG und PPG sehr sensitiv. Dies
überrascht wenig, denn die beiden Messverfahren detektieren per Definition Volumenänderungen im Messbereich. Deutlich toleranter gegenüber Bewegungsartefakten sind TON und USD.

7.2 PW-Verteilung in MKS-Messungen

Im Rahmen der in Kapitel 6.4 näher beschriebenen Probandenstudie wurden
auch Testmessungen mit dem MKS-Prototypen an Probanden durchgeführt.
Dabei absolvierte der Sensorprototyp eine vollständige Abtastung aller LED-
PD-Kombinationen, die als Kanäle bezeichnet werden. In Signalabschnitten
mit einem PW-Signalanteil wurden die mittleren Amplituden berechnet und
anhand der Kanalzuordnung die räumlichen Verteilung von PW-Signalanteilen
untersucht.

Zunächst wurde bei allen Probanden, die Anzahl der Kanäle ermittelt, die
bei visueller Kontrolle eine sichtbare PW-Charakteristik aufwiesen. Danach
wurde die mittlere Amplitude des pro Kanal empfangenen Signals berechnet

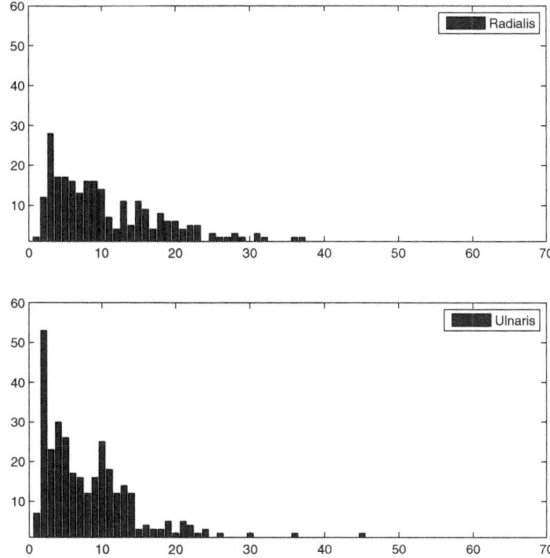

Abbildung 7.9 – Amplitudenhistogramm der 64 PPG-Kanäle an Radialis (oben) und Ulnaris (unten) (Ordinate: Häufigkeit des Auftretens, Abszisse: Amplitudenintervalle [Breite von $10\,SKE$])

und in eine Matrix eingetragen. Anhand der über eine Probandenanzahl kumulierten Kanalmatrizen wurden Auswertungen hinsichtlich der besten Ableitkanäle bzw. -orte durchgeführt.

7.2.1 Amplituden nach Probanden

Die Messungen mit dem MKS an den 17 Probanden der MRT-PPG-Studie[2] ergaben im Mittel an der Radialis 14 und an der Ulnaris 18 valide Kanäle (vgl. Abbildung 7.8), mit der in Abbildung 7.9 dargestellten Verteilung der Amplitude für Radialis- und Ulnaris-Ableitungen. Dabei fällt zunächst auf, dass durchweg leicht höhere Amplituden an der Ulnaris gemessen wurden, die darüber hinaus auch in einer höheren Anzahl von Kanälen auftraten. Allerdings fällt auch auf, dass bei drei Probanden kein einziger Kanal ein valides Signal führte. Eine ungünstige Positionierung der Sensormatrix ist hier zu vermuten.

Normiert man auf das Amplituden-Maximum ($600\,SKE$[3]) der aus den PD-Signalen extrahierten PW-Amplituden, so kann man unterhalb und oberhalb der $-3\,dB$ Grenze zwei Bereiche unterscheiden. Amplituden, die über der Hälfte des Maximums ($> -3\,dB$) liegen, treten nur jeweils in ein bis zwei Kanälen

---

[2] Proband 07 stand für die Messung nicht zur Verfügung
[3] Skaleneinheiten (SKE) entsprechen der Abtastwerten nach Digitalisierung der Sensorsignale

auf. Die Messwerte verdeutlichen, dass für die Ableitung eines PW-Signals mit
höherer Amplitude, die Positionierung innerhalb eines räumlich eng begrenzten
Bereichs von wenigen Millimetern exakt zu erfolgen hat und eine kritische
Größe darstellt.

Niedrigere Amplituden des PW-Signals sind dagegen in mehreren Kanälen
sichtbar. Die Häufigkeit schwankt hier von 5 bis zu 30 Kanälen, die im Bereich
von $-15\,dB$ bis $-7\,dB$ bezogen auf das Amplitudenmaximum ein valides PW-
Signal liefern.

7.2.2 Amplituden nach PD- und LED-Position

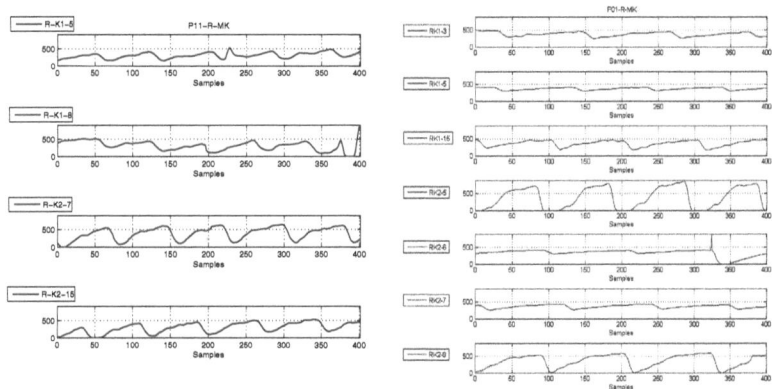

Abbildung 7.10 – Signalbeispiel valider PW-Episoden (Radialis-Ableitung, links
  m, rechts w)

Die Abbildung 7.10 zeigt mit dem MKS aufgenommene Signalepisoden
je eines männlichen und weiblichen Probanden mit guter Signalqualität. Die
Auswahl erfolgte nach visueller Begutachtung unter den wesentlichen Kriterien Amplitude und störungsarmer Verlauf. Die Beschriftung neben den y-
Achsen bezeichnet den Ableitort ("R" für Radialis, "U" für Ulnaris), den
PD-Eingangskanal ("K1", "K2") sowie die ID der LED, von der das Signal
stammt. Die Kodierung "R-K1-5" beschreibt eine Radialis-Ableitung ("R"),
die vom PD-Eingangskanal K1 aufgezeichnet und von LED5 induziert wurde.

Die Ableitung erfolgte zeitgleich in beiden PD-Eingangskanälen und die
PD-Kanalpaare wurden sequenziell umgeschaltet. Die Synchronisation der Puls-
folgen wurde nachträglich zum Zweck der besseren Darstellung durchgeführt.
Bei Berücksichtigung der unterschiedlichen Amplituden-Skalierung ist zu erkennen, dass die Anzahl valider PW-Episoden sowie deren Amplitude bei weiblichen Probanden gegenüber den männlichen deutlich höher ausfällt.

Abbildung 7.11 zeigt die Verteilung der über die Probanden kumulierten
PW-Amplituden getrennt nach Hauptarterie und Geschlecht. Dabei gibt das

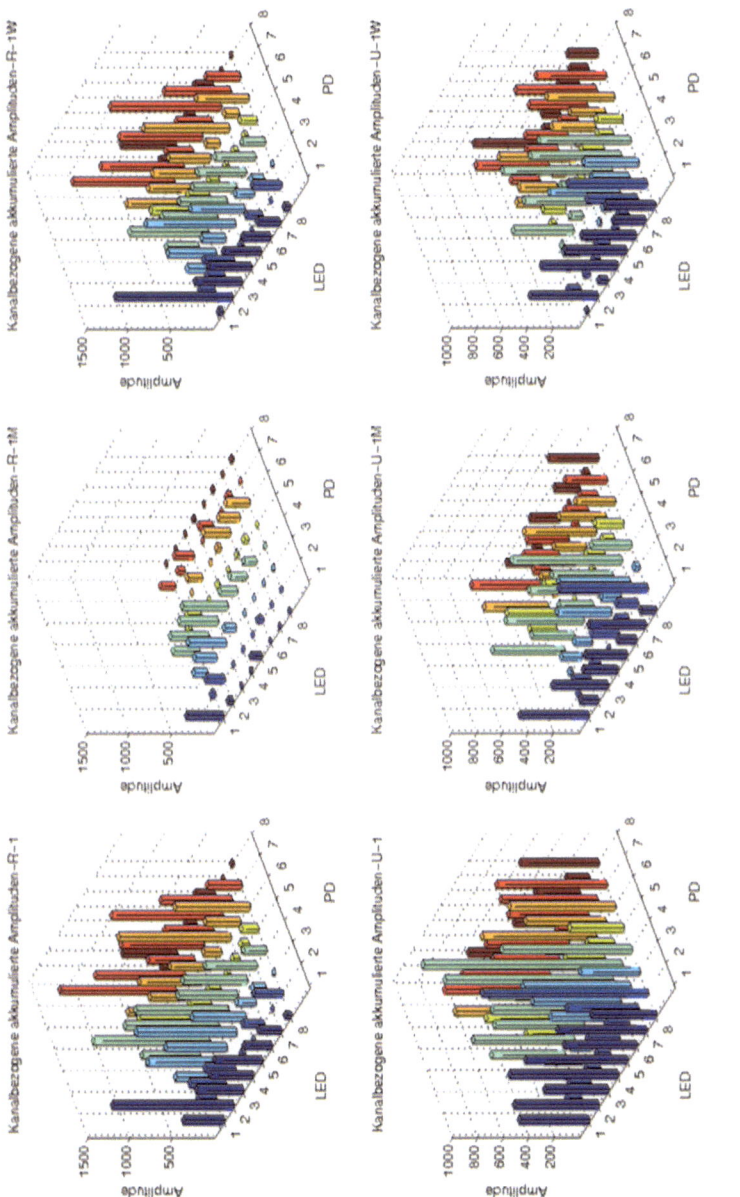

Abbildung 7.11 – 3D-Darstellung der von den LED in den PD-Eingangskanälen induzierten Amplituden (Radialis oben, Ulnaris unten), kumuliert über alle Probanden

3D-Balkendiagramm in Abbildung 7.11 die kumulierte Amplituden verteilt über alle Kanäle wieder. In der oberen Reihe sind die an der Radialis gemessenen Amplituden aufgetragen und in der unteren die der Ulnaris. Rechts sind die Amplituden der weiblichen, in der Mitte die der männlichen und links die Summe über beide dargestellt.

Ableitung Radialisarterie

Zunächst ist in Abbildung 7.11 eine eindeutige Maxima-Minima-Verteilung nicht zu erkennen. Auffällig sind die Signalamplituden der PD 2 und 5, die durchweg schwache Signale lieferten.

Deutlich zu beobachten ist, dass an der Radialis bei weiblichen Probanden (Abbildung 7.11, rechte Spalte) verteilt über die gesamte Sensorfläche deutlich höhere Signalamplituden messbar waren, als bei den männlichen Probanden (Abbildung 7.11, mittlere Spalte). PD 7 liefert die größten Signalbeiträge der weiblichen Probanden. Die LED 1 − 4 zeigen die stärkste Relevanz, wenn auch nicht einheitlich.

Bei männlichen Probanden liefern die PD 3, 4, 6 und 7 die stärksten Signalbeiträge, wobei PD 4 die höchsten Werte bei den meisten LEDn liefert. Die stärksten Signalbeiträge der LED zeigte hier Nummer 1 − 3.

Ableitung Ulnarisarterie

Ein ähnliches Bild liefert die Auswertung der Ulnaris-Signale. Insgesamt ist hier eine stärkere Verteilung der Signalbeiträge über die gesamte Matrixfläche zu beobachten, mit geringeren Spitzen. Dies weist auf eine stärkere Streuung der PPG-Signale hin.

Wie an der Radialis liefern die PD 2 und 5 bei den Männern die schwächsten und PD 4 die größten Beiträge. Die stärksten Signalbeiträge wurden von LED 5 − 8 induziert. Bei den Probandinnen sieht es hier ähnlich aus, die Unterschiede zu den Probanden sind weniger deutlich ausgeprägt und die Verteilung ausgeglichener.

Vom Abstand betrachtet erinnert die Verteilung einer Spiegelung des Signalprofils der Radialis an der Symmetrieachse zwischen den PD-LED-Komponenten der Nummern 1 − 4 und 5 − 8. Diese Vermutung erscheint plausibel, wenn man berücksichtigt, dass bei der Ulnaris-Messung das Sensorssystem bezogen auf die Lage relativ zum Handgelenk in umgekehrter Richtung fixiert ist[4].

Kumuliert man über alle PD-Kanäle, so ergibt sich die in Abbildung 7.12 dargestellte Verteilung. Betrachtet man zunächst die LED-Positionen an der Radialis, so zeigt sich, dass die Positionen 1 − 4 leicht höhere Signalbeiträge liefern, als die Positionen 5 − 8. Diese Tendenz ist - wenn auch vermindert - bei den PD-Positionen 1 − 4 festzustellen. Eine spiegelbildliche Situation ergibt

---

[4] Während bei der Radialis-Ableitung die Kanäle 1-4 näher am Handgelenk positioniert sind, sind dies bei der Ulnaris die Kanäle 8-5.

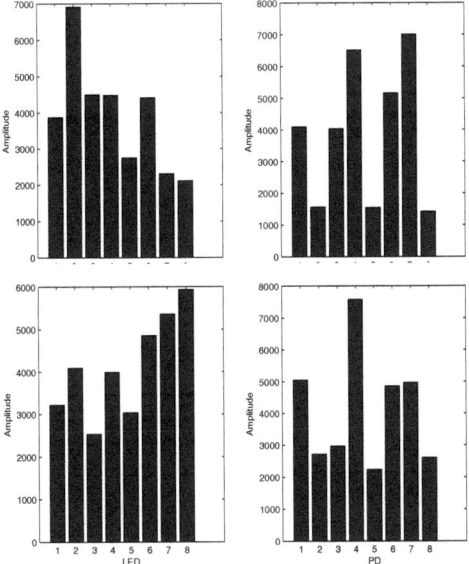

Abbildung 7.12 – Kumulierte Amplitude je LED (links) und PD (rechts)

sich an der Ulnaris-Position. Hier zeigen umgekehrt die Positionen 5 − 8 die höchsten Signalbeiträge, an den PD-Positionen wird dies nicht deutlich.

7.2.3   Amplituden nach Sensorgeometrie

Abbildung 7.13 visualisiert die Kanalamplituden anhand der Dicke von Verbindungslinien der zugeordneten Amplituden-Stärke-Klassen. Dabei wurden nur signifikante Signalstärken oberhalb der $-3\,dB$-Grenze berücksichtigt.

Ableitung Radialisarterie

Das obere Teilbild in Abbildung 7.13 zeigt die Situation an der Radialisarterie. Dabei wird die Beobachtung erhärtet, dass Kanalpositionen, die den LED-PD-Positionen von 1 − 4 entsprechen, leicht höhere Signalqualität liefern. Die Positionen 1 − 4 an der Radialis liegen näher am Handgelenk.

Diese Tendenz kann bei der Betrachtung der PD-Positionen nur teilweise beobachtet werden. Als Erklärung ist zu vermuten, dass die Fixierung der beiden Sensormoduln aufgrund der variantenreichen Unterarmgeometrie nicht immer axial auf gleicher Höhe, sondern teilweise mit einem gewissen Versatz möglich war, weshalb die Einkopplung der Hauptanteile des Nutzsignals in benachbarte PD-Kanäle erfolgen konnte. Ferner kann hier auch die Lagevariation der Hauptarterie eine Rolle spielen.

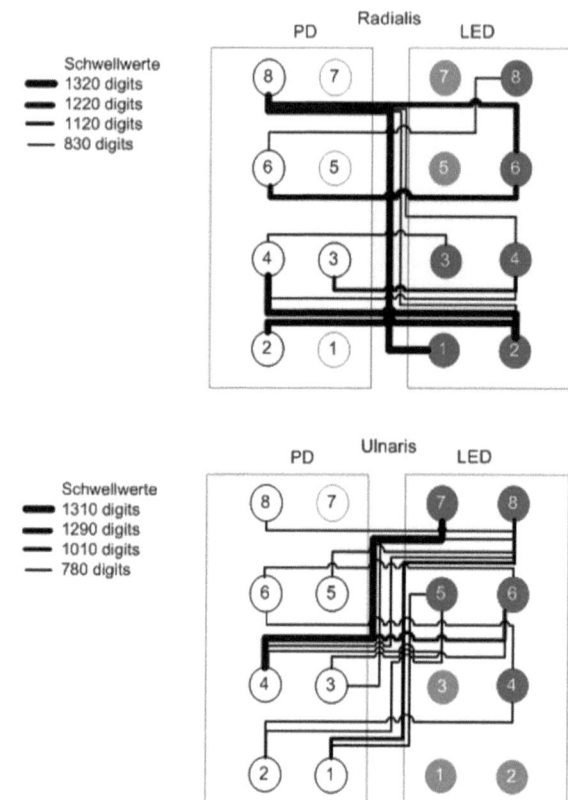

Abbildung 7.13 – Visualisierung signalstärkster Kanalamplituden anhand von Verbindungslinien der Sensorelemente (Bild oben: Messort Radialis, Bild unten: Messort Ulnaris)

Weiter kann man ableiten, dass die innen liegenden PD- bzw. LED-Komponenten (ungerade Nummern) deutlich geringere Amplituden liefern. Dies gilt mit einer Ausnahme, dem Kanal zwischen LED1 und PD8, welche in axialer Richtung weiter auseinanderliegen.

Ableitung Ulnarisarterie

Da der MKS an der Ulnarisarterie in spiegelbildlicher Anordung fixiert wird, verwundert es nicht, dass an den LED-Positionen 5 − 8 stärkere Signalanteile detektiert werden, die ebenfalls näher am Handgelenk liegen. Wie auch bei der Radialis kann diese Verteilung bei den PD-Kanälen der Ulnaris nicht nachvollzogen werden.

Auch an der Ulnarisarterie liefert die außen liegende LED-PD-Reihe höhere Signalbeiträge wenn auch mit einer Ausnahme. Der hohe Signalbeitrag in Kanal LED7-PD4 kann teilweise auch auf einen Versatz des PD-Moduls in axialer Unterarm-Richtung zurückgeführt werden, der bei den Messungen nicht zu vermeiden war (vgl. Abbildung 7.14).

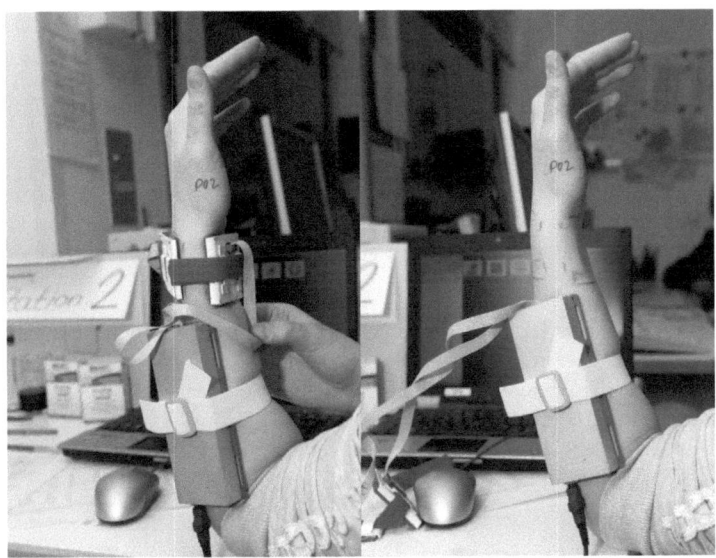

Abbildung 7.14 – Beobachteter Versatz der Sensormodule in axialer Unterarm-Richtung

7.2.4 Zusammenfassung

Die mithilfe des MKS-Prototypen durchgeführten Probandenmessungen führten zu nachfolgenden Ergebnissen:

1. Signale mit kleineren PW-Amplituden ($< -3\,dB$ Abweichung vom Maximalwert) sind bei fast allen Probanden in einem ausgedehnten Bereich von $1 - 2\,cm$ verteilt, der mit $5 - 30$ Kanälen mehrere Sensor-Matrixelemente umfasst. Die Positionierung ist hier wenig anspruchsvoll und daher robust.

2. Signale mit stärkeren PW-Amplituden ($> -3\,dB$ Abweichung vom Maximalwert) treten nur innerhalb kleiner oberflächlicher Ableitbereiche von etwa $10\,mm$ Durchmesser auf. Sie sind sensitiv gegenüber Positionierungsabweichungen.

3. In axialer Richtung des Unterarmes werden in Handgelenksnähe durchweg stärkere Signalanteile gemessen.

Aufgrund der hohen Knochenvolumina am Handgelenk und deren relativ höheren Absorption würde man eher das Gegenteil vermuten. Allerdings tritt bei Annäherung an die Handgelenksregion die Hauptarterie immer weiter an die Hautoberfläche, was die Einkopplung der optischen Leistung in die Arterie begünstigt und damit auch höhere Transmissions-Signalbeiträge generiert, die über einen größeren Auskoppelbereich streuen[5].

4. Die Zeile der jeweils innen liegenden, in Nähe der Unterarmkante liegenden Sensorelemente liefert relativ gesehen, die schwächeren Signalbeiträge.

   Eine Erklärung könnte zum einen die suboptimale Positionierung der inneren LED-Zeile bezüglich der Lage der Hauptarterie sein. Andererseits kann aber auch die suboptimale Positionierung auf dieser dort stark gewölbten Unterarm-Fläche für eine verringerte optische Ein- bzw. Auskopplung ursächlich sein.

Die Beobachtungen 1,2 und 3 empfehlen die Ableitung an einer der beiden Hauptarterien in unmittelbarer Nähe zum Handgelenk. Dieser Applikationsort entspricht dem einer Armbanduhr, was für den Tragekomfort von Vorteil ist. Beobachtung 1,2 und 4 erlauben die Schlussfolgerung, dass die für den MKS-Prototyp gewählte Matrix-Anordnung deutlich verkleinert und vereinfacht werden kann.

7.3 Bewertung von PW-Signalen

Nachfolgend werden die Ergebnisse der in Kapitel 5 entwickelten Verfahren zur Identifikation und Bewertung von PW-Signalen vorgestellt, die für eine signalanalytische Kanalbewertung in Echtzeit bestimmt sind.

Die Validierung erfolgte auf Basis der in Abschnitt 5.3 beschriebenen Datenbank für Referenz-PPG-Signale. Sie wurden für die Entwicklung der Algorithmen zur Merkmalsextraktion und jeweils in Untermengen zum Training und Test der Klassifikatoren eingesetzt.

Nachfolgend werden die Diskriminanzleistung der Merkmale sowie die Klassifikationsergebnisse nach Merkmalskombination zur PW-Identifikation dargestellt. Anschließend werden die Ergebnisse der Clusteranalyse zur Qualitätsbewertung dokumentiert. Eine Abschätzung des Ressourcenbedarfs der Verfahren wird gegeben.

7.3.1 Relevanz der Merkmale

Für die 100 Signalepisoden wurden die relevanten Merkmalswerte "Anzahl Referenzpunkte" (ARP), die "Korrelation von Pulszyklen" (KKZ), die "Fläche eines Pulszyklus" (AUC) sowie die "Grundfrequenz der PW" (GFP) zur

---

[5] Dass handgelenksnahe Positionen zu stärkeren Signalbeiträgen führen, wurde auch bei den Messungen mit dem PPG-EKS beobachtet.

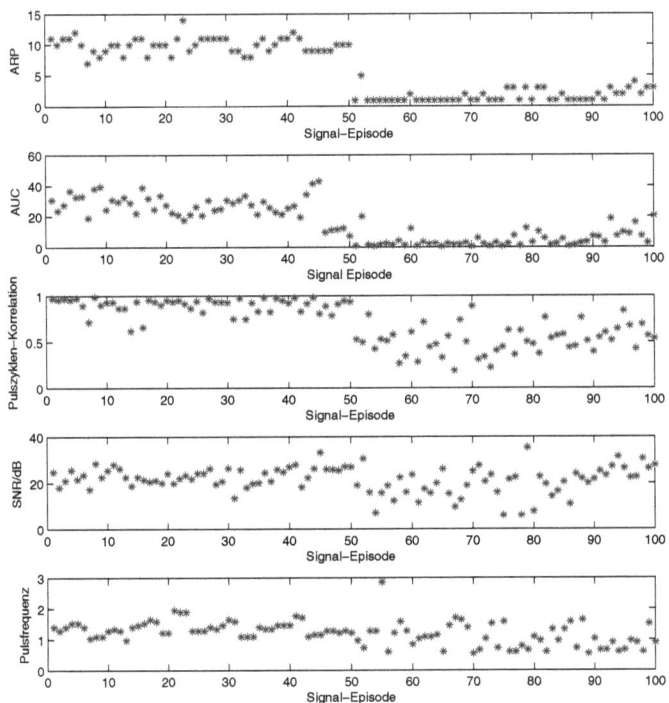

Abbildung 7.15 – Berechnete Merkmalsparameter der Signalepisoden

Identifikation des PW-Signals berechnet. Die ersten 50 Signalepisoden (1-50) bezeichnen jeweils die validen PW-Signale, die restlichen 50 Signalepisoden (51-100) repräsentieren Artefakt-Signale bzw. stark gestörte Signalepisoden.

Abbildung 7.15 enthält eine Übersicht der Parameter der Einzelmerkmale. Diese wurden auf den 50 PW- [1-50] und 50 Artefakt-Signalen [51-100] berechnet.

7.3.2 Klassifikationsergebnisse

Die in Unterabschnitt 7.3.1 beschriebenen Merkmalsparameter dienen der Identifikation und Qualitätsbewertung des PW-Signals. Ziel der Klassifikation ist, ein hinreichendes Diskriminanzvermögen mit möglichst wenig Merkmalen zu erreichen. Um die Dimension des Merkmalsraums zu reduzieren, bieten sich die Verfahren Merkmalextraktion und -selektion an:

1. Merkmalextraktion bedeutet die Transformation der vorhandenen Merkmale in einen Merkmalsraum geringerer Dimension beispielsweise mithilfe der Hauptkomponentenanalyse (engl. Principal Component Analysis).

2. Unter Merkmalselektion (engl. Feature Subset Selection (FSS)) hingegen
   wird die Wahl einer Untermenge aus den vorhandenen Merkmalen (ohne
   Transformation) verstanden.

Variante 1 bietet bei einer höheren Merkmalsanzahl Vorteile. Bei nur fünf
Merkmalen ist die Merkmalselektion eher geeignet. Die Merkmalselektion erfordert eine Suchstrategie für die Wahl der Kandidaten-Untermenge und eine
objektive Funktion für Bewertung der Kandidaten gemäß Abbildung 7.16. Eine
vollständige Evaluation für alle N-Merkmale erfordert 2^N Möglichkeiten, was
im vorliegenden Fall von $N = 5$ keine besonderen Anforderungen an die Rechenleistung stellt. Die Suchstrategie variiert dabei je nach Anwendung. Eine
objektive Funktion zur Bewertung der erzielbaren Klassifikation jeder Merkmalskombination koppelt diese Information an den Suchalgorithmus zurück,
der anhand dessen die Suchstrategie optimiert und am Ende die optimale
Merkmals-Untermenge ermittelt.

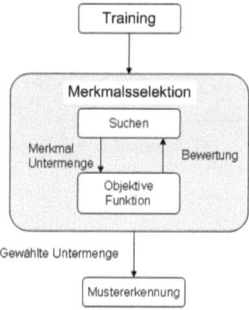

Abbildung 7.16 – Verfahren zur Merkmalselektion

Die objektiven Funktionen teilen sich in zwei Gruppen:

1. Filter, die aufgrund statistischer Eigenschaften wie beispielsweise der
   Interklassen-Distanz oder linearer Abhängigkeit die Kombination bewerten.

2. Wrapper [6], die die Klassifikationsleistung als ein Gütemaß der Kombination ermitteln.

Mit Hilfe der Data-Mining-Software WEKA-Workbench wurden in dieser Arbeit beide Funktionen validiert. Die Filtermethode wurde für die Relevanz-

---

[6] Vgl. Witten and Frank [2005, S. 290 ff]

und Redundanzanalyse eingesetzt. Die statistische Relevanz eines Merkmals ist dann gegeben, wenn bei seiner Entfernung, sich die Klassifikationsleistung verringert. Bei der statistischen Redundanz hingegen bleibt die Klassifikationsleistung nach Entfernung annähernd konstant. Statistische Relevanz in der WEKA-Definition liegt vor, wenn die Korrelation der Merkmalsvektoren innerhalb einer Klasse höher ist als diejenige zwischen den Klassen.

Nach Relevanz- und Redundanzanalyse mit Hilfe der WEKA-Workbench (Prozedur CfsSubsetEval, Option Exhaustive Search) wurden alle fünf Merkmale als nichtredundant bestätigt. Bei der auf Konsistenz basierten Evaluation (ConsistencySubsetEval) von Merkmals-Untermengen wurde das Merkmal ARP allein empfohlen, da hier die wenigsten Inkonsistenzfälle auftreten.

In Tabelle 7.2 sind die Klassifikationsraten der Einzelmerkmale (Hauptdiagonale) und der paarweiser Kombinationen gelistet.[7]

	ARP	KKZ	SNR	GFP	AUC
ARP	100/100	100/100	100/100	100/100	100/100
KKZ		88/90	82/88	84/92	96/98
SNR			58/62	76/72	94/92
GFP				86/58	98/100
AUC					90/84

Tabelle 7.2 – Diskriminanzleistung von Merkmalspaarkombinationen in % (erste Zahl: richtig erkannte PW-Signale; zweite Zahl: richtig erkannte Artefakt-Signale)

Das Merkmal ARP stellt mit 100% die stärkste Diskriminanzfähigkeit dar, gefolgt von AUC und KKZ. Die Merkmale SNR und GFP haben einen breiten, überlappenden Anteil und diskriminieren alleine nur schwach. Die Ergebnisse von Mehrfachkombinationen ohne das Merkmal ARP[8] zeigt Tabelle 7.3.

Identifikation des PW-Signals

Die hohe Diskriminanzleistung des Merkmals ARP würde auf dem Referenzdatensatz per Schwellwertentscheidung alleine die Aufgabe der PW-Identifikation lösen. Aufgrund der begrenzten Anzahl von Referenz-Signalepisoden wird eine ausschließlich auf ARP basierende Klassifikation als nicht hinreichend bewertet. Stattdessen wird eine Kombination von zwei differenzierungsstarken

---

[7] Richtig-Positiv-Rate: Verhältnis der Anzahl richtig erkannter PW-Signale zur Gesamtzahl der erkannten PW-Signale; Richtig-Negativ-Rate: Verhältnis der Anzahl richtig erkannter Artefakt-Signale zur Gesamtzahl der erkannten Artefakt-Signale

[8] Da bei ARP bereits 100% Diskriminanzleistung erreicht werden, führt eine Kombination zu keinen besseren Ergebnissen.

Merkmale	$\frac{TP+FP}{2}$
SNR/GFP/AUC	100
GFP/AUC/KKZ	100
KKZ/SNR/AUC	96
KKZ/SNR/GFP	90
KKZ/SNR/AUC/GFP	100

Tabelle 7.3 – Diskriminanzleistung der Kombination dreier Merkmale (Mittelwert der Richtig-Positiv- und Richtig-Negativ-Rate)

Merkmalen, ARP und KKZ, ausgewählt und anhand der Referenzsignale verifiziert.

Aus der vorklassifizierten Datenbank von 100 Signalepisoden wurden 60 als Trainingsdaten und 40 als Testdaten genutzt. Beide Untermengen setzten sich zur Hälfte aus validen PW- und Artefakt-Signalen zusammen. Die Rea-

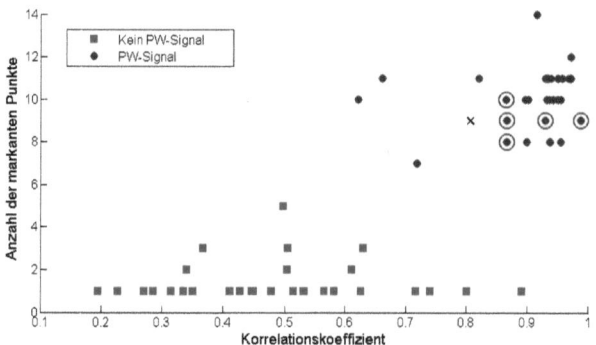

Abbildung 7.17 – KNN-Klassifikation anhand der Merkmale ARP und KKZ ($\square$: Artefakt-Signale; $\bigcirc$: PW-Signale)

lisierung der Klassifikatoren von KNN und FLDA (vgl. Abschnitt und 5.7.4) wurde mithilfe der statistischen Toolbox von Matlab durchgeführt. Abbildung 7.17 zeigt das Ergebnis des KNN-Verfahrens auf 60 Trainingsdaten. Der Merkmalsraum aus den gewählten Parametern wird deutlich in zwei Bereiche geteilt und ist damit linear separierbar. Die Zuordnung entspricht der Vorklassifikation. Nach Verifikation mit 40 Testdaten ergibt sich eine Erkennungsgenauigkeit von hundert Prozent.

In der gleichen Abbildung ist die Funktionsweise des KNN-Verfahrens anhand des mit einem schwarzen "x" markierten Testpunkts visualisiert. Die Punkte mit Umkreis zeigen die mithilfe der euklidischen Abstandsberechnung gefundenen Nächste-Nachbar-Punkte. Weil alle 5 Punkte zur Klasse "PW-Signale" gehören, wird der Testpunkt auch als PW-Signal klassifiziert[9]. Für

---

[9] Zuordnung berücksichtigt die unterschiedliche Achsenskalierung.

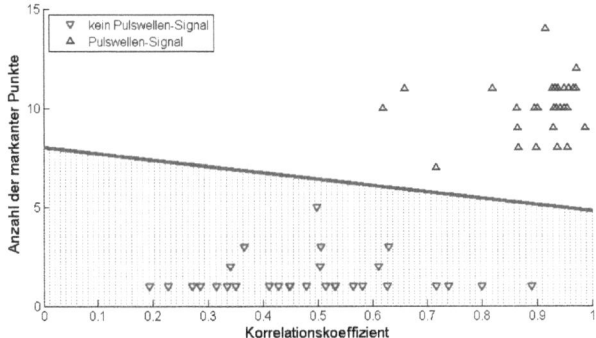

Abbildung 7.18 – Berechnete Diskriminanzfunktion mit FLDA

die Echtzeit-Implementierung des Verfahrens auf einem eingebetteten System wurde das FLDA-Verfahren gewählt und implementiert. Abbildung 7.18 zeigt das Ergebnis der FLDA im 2D-Merkmalsraum. Die Gerade entspricht der trennenden Hyperebene, deren numerische Berechnung wird wie folgt angegeben:

$$f(\vec{x}) = -18,6212x_1 - 5,8040x_2 + 46,4137 \qquad (7.1)$$

Die Klassifikation eines neuen Testpunktes kann mit geringstem Aufwand erfolgen, nämlich durch Einsetzen der berechneten Merkmale x_1 und x_2 in Gleichung 7.1. Das Vorzeichen des Wertes für $f(\vec{x})$ zeigt die Klassenzugehörigkeit des Testpunktes. Ein negatives Vorzeichen entspricht der Klasse PW-Signale. Alle 40 Test-Datensätze wurden damit korrekt identifiziert.

Qualitätsbewertung des PW-Signals

Die beiden Merkmale SNR und KK repräsentieren herausragende Kriterien für die Qualität des bereits vorklassifizierten PW-Signals, da sie Signalmaße des Frequenz- und Zeitbereichs kombinieren. Die ARP bzw. die GFP wären hier keine aussagekräftigen Parameter, da beide von der Pulsrate abhängen. Das Maß der mittleren Signalenergie wiederum ist affin zur SNR-Berechnung.

Die 50 bereits als valide PW-Signale identifizierten Signalepisoden wurden hinsichtlich der Werteverteilung ihrer SNR- und KKZ-Parameter einer Clusteranalyse mithilfe des K-Means-Verfahrens unterzogen[10]. Dabei wurde die Zahl der Cluster mit 2 vorgegeben.

---

[10] Vgl. hierzu Abschnitt 5.8 auf Seite 106

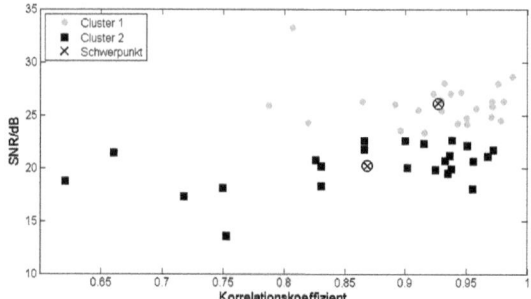

Abbildung 7.19 – K-Means-Verfahren aus SNR und KK

Abbildung 7.19 zeigt das Ergebnis der iterativ gefundenen Cluster-schwerpunkte (umrandete Kreuze) und Cluster die durch mehrere Iterationen ermittelt wurden. Die Koordinaten der Schwerpunkte betragen $[0, 93\,26, 09]$ und $[0, 87\,20, 21]$. Als Abstandsmaße wurde hier der quadratische euklidische Abstand berechnet.

Um die Clusterzuordnung zu verifizieren, wurden die Silhouette-Werte berechnet wie in Unterabschnitt E.2 ausgeführt. Abbildung 7.20 zeigt die be-

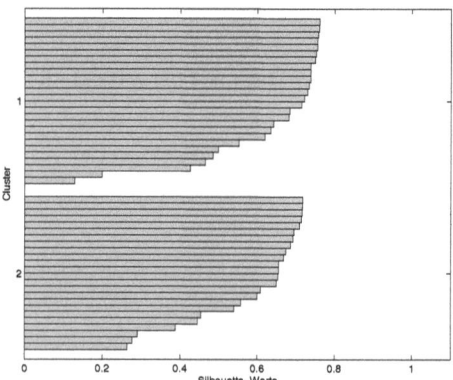

Abbildung 7.20 – Silhouette-Werte der resultierenden Clusterzuordnung

rechnete Clusterzuordnung. Die Sihouette-Werte aller Kandidaten liegen im positiven Bereich. Das bedeutet die Elemente haben jeweils einen kleineren Abstand zum eigenen und einen größeren Abstand zum Schwerpunkt des Nachbar-Clusters und die Clusterteilung ist eindeutig[11].

---

[11] Nullwerte würden eine nicht eindeutige und negative Werte eine fehlerhafte Zuordnung anzeigen.

Wie Abbildung 7.19 zeigt, zieht das Verfahren die Grenze zwischen den Clustern relativ deutlich anhand der SNR-Werte. Das Merkmal Selbstähnlichkeit der Signalzyklen (KKZ) liegt zwar, wenn man die Cluster-Schwerpunkte vergleicht, im Mittel höher, hat aber eine breite Überlappung.

Nachfolgend wird die Wirkung der Qualitätsbestimmung anhand von Signalepisodenbeispielen veranschaulicht:

1. Abbildung 7.21 zeigt Signale, die mit der K-Means-Cluster-Bestimmung den Clustern 1 oder 2 zugeordnet wurden.

2. Abbildung 7.22 zeigt Signale, die anhand der Merkmalswerte für KKZ (links) und SNR (rechts) jeweils mit absteigenden Werten gelistet wurden.

Die Unterschiede der Signalepisoden der mit K-Means gefundenen Cluster lassen sich durch visuelle Begutachtung nur eingeschränkt erkennen: So weicht die Pulsform etwa bei Signal 1 von Cluster 2 der einzelnen Zyklen stärker ab. Die 3. und die 6. Episode in Cluster 2 enthalten mehr höherfrequentes Rauschen. Betrachtet man die Selbstähnlichkeit der Pulszyklen so zeigen die PW-Signale von Cluster 1 einen der typischen PW-Form ähnlicheren Verlauf. Ansonsten sind die Unterschiede der Cluster visuell kaum wahrnehmbar.

In Abbildung 7.22 sind jeweils 8 Signalepisoden hinsichtlich der Merkmalwerte KKZ in der linken Spalte und SNR in der rechten Spalte absteigend gelistet. Auch hier sind signifikante Unterschiede visuell nur eingeschränkt zu erkennen. Daher wird vorgeschlagen, eine Linearkombination aus beiden Merkmalen als Qualitätsmaß zu verwenden, das einen direkten Vergleich erlaubt.

7.3.3 Ressourcenbedarf der Verfahren

Die zuverlässige Erkennung von PW-Signalen auf ressourcenbeschränkten Embedded-Hardware-Systemen stellt ein wesentliches Machbarkeitskriterium für die PW-Erfassung am Unterarm dar. Aus diesem Grund wird nachfolgend für die in Kapitel 5 beschriebenen Algorithmen zur Signalbewertung der erforderliche Rechenaufwand abgeschätzt. Dabei handelt es sich um eine Abschätzung nach oben, die sich an der Anzahl prinzipiell notwendiger Rechenoperationen orientiert und keine Optimierungsmöglichkeiten berücksichtigt.

Rechenaufwand für die Signalvorverarbeitung

Da hier im Wesentlichen eine Hoch- und Tiefpassfilterung vorgenommen wird, wurde der Rechenaufwand der DMWT-Methode in Relation zu einem annähernd gleichwertigen FIR-Filter[12] abgeschätzt. Um ein solches zu bestimmen, wurde bei gegebener Grenzfrequenz die Filterordnung iterativ erhöht, damit die Filterung des Referenzsignals durchgeführt und anschließend die Abweichung des gefilterten Signals zu einem bekannten Ursprungssignal berechnet.

---

[12] Ein Infinite Impulse Response Filter (IIR) wurde aufgrund der immanenten Phasenverzerrung als Referenz ausgeschlossen.

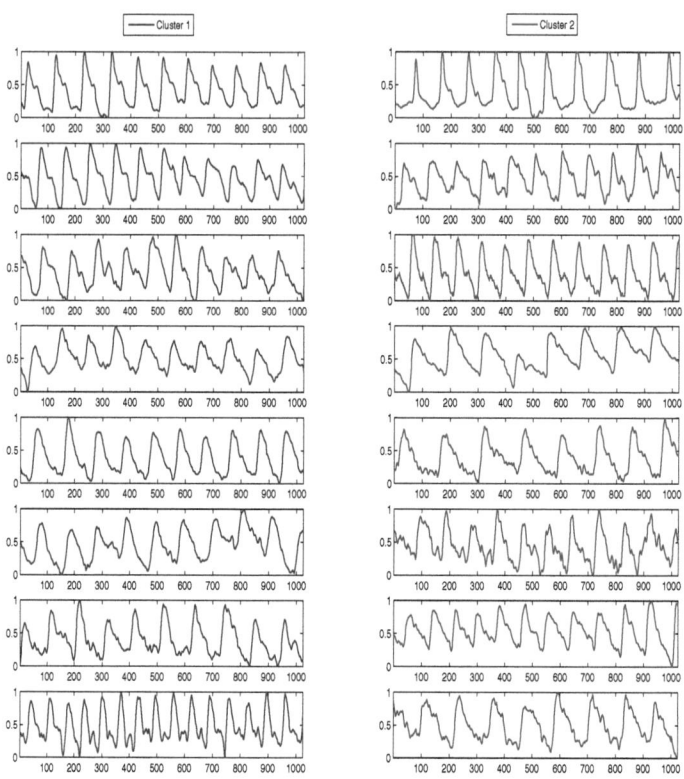

Abbildung 7.21 – Signalepisodenbeispiele von Cluster 1 (links) und Cluster 2 (rechts)

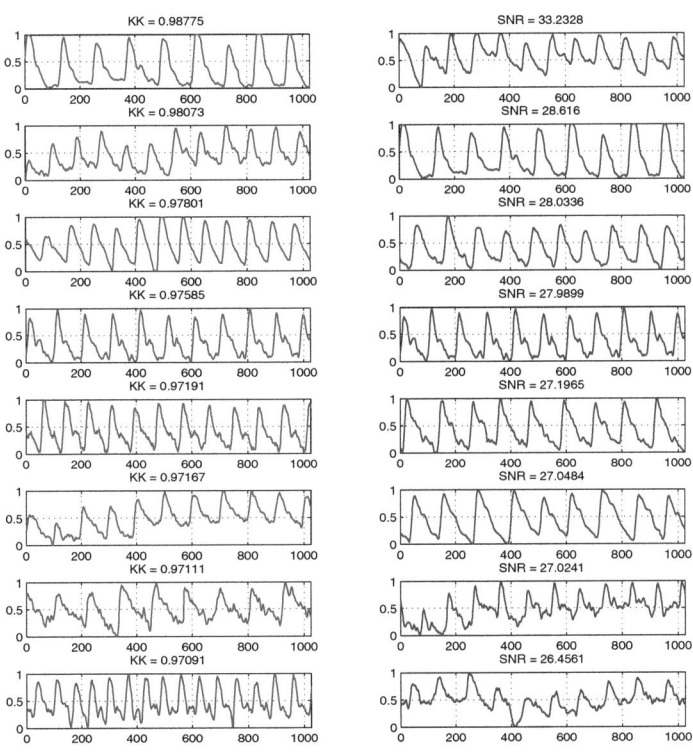

Abbildung 7.22 – Signalepisoden nach KKZ- (links) und SNR-Parametern (rechts) in abfallender Reihenfolge gelistet

Aus der Iteration die zur minimalen Abweichung führte, wurde die Ordnung des zugehörigen FIR-Filters entnommen. Diese Methode wurde bei Elimination der Trendwanderung (TW) sowie des höherfrequenten Rauschens (hfR) eingesetzt[13]. Details finden sich im Anhang in Abschnitt D.8.

Die Abweichung entspricht den kumulierten Beträgen der Differenz zwischen Referenz-TW(TW_R) und gefilterter TW(TW_F):

$$\triangle D_{TW} = \sum_{i=1}^{n} \mid TW_R(i) - TW_F(i) \mid \qquad (7.2)$$

Als Referenzsignal für die TW wurde ein tiefpassgefiltertes Zufallssignal verwendet und einer bandbegrenzten PW-Signalepisode überlagert. Das PW-Signalepisode wurde vorher auf den Wertebereich $W \in [0,1]$ normiert und die Signallänge betrug einheitlich $L = 1024$.

Für die TW-Entfernung ergab sich die minimale Abweichung $\triangle D_{TW}^{FIR} = 6,7398$ bei der FIR-Filterordnung von 1400 [14] gegenüber der $\triangle D_{TW}^{DMWT} = 3,6509$ bei der DMWT.

Zur Validierung der Filterfunktion für das höherfrequente Rauschen wurde ein hochpassgefiltertes Zufallssignal generiert und einer bandbegrenzten PW-Signalepisode (analog zur TW-Entfernung) überlagert.

Die für einen Vergleich erforderliche Ordnung des Filters[15] wurde anhand mehrerer Iterationen ermittelt. Die Abweichung $\triangle D_{hfR}$ zwischen dem Referenz-hfR (hfR_R) und dem gefilterten hfR (hfR_F) wurde analog zur TW gemäß

$$\triangle D_{hfR} = \sum_{i=1}^{n} \mid hfR_R(i) - hfR_F(i) \mid \qquad (7.3)$$

berechnet. Die minimale Abweichung des mithilfe eines FIR-Filters gewonnenen Rauschsignals beträgt $\triangle D_{hfR}^{FIR} = 4,44$ bei einer Ordnung von 102 gegenüber $\triangle D_{hfR}^{DMWT} = 2,13$ beim DMWT-Filter. Die Abweichung des FIR-Filters übertrifft damit die der DMWT um mehr als das Doppelte.

Rechenaufwand FIR-Filter

Da Multiplikationen und Additionen bei den Verfahren in der Regel in gleicher Anzahl erforderlich werden, werden beide zu dem Begriff einer Rechenoperation (N_{OP}) zusammengefasst. Wie im Anhang näher erläutert, wächst die Anzahl der Rechenoperationen quadratisch mit der Ordnung des FIR-Filters (N) und linear mit der Signallänge (L).

$$N_{OP} = (N+1) \times (L+N-1) \approx N^2 + N(L+1) + L \qquad (7.4)$$

---

[13] Trendwanderung vgl. Kapitel 5.5.1 und höherfrequentes Rauschen vgl. Kapitel 5.5.2
[14] Zum Vergleich: Untersuchungen von Xu et al. [2006] fordern eine minimale Filterordnung von 600, um vergleichbare Filterwirkung zu erzielen
[15] Die Filterordnung entspricht beim FIR-Filter der Länge der Impulsantwort.

Rechenaufwand DMWT

Zur Abschätzung des Rechenaufwands für die DMWT muss die Filterkaskade der FWT berücksichtigt werden, wobei hier die komplementären Filter für Zerlegung und Rekonstruktion die gleiche Länge besitzen. Die Länge des Signals L_{sj} variiert in Abhängigkeit der Zerlegungsstufe j, wobei die geradzahlige Länge der Impulsantwort $L_I = 2M = N$ gleich bleibt. Die Signallänge nach der Faltung beträgt $L_{s(j+1)} = L_{sj} + 2M - 1$. Aufgrund der Bandbegrenzung kann jeder zweite Wert ohne Informationsverlust verworfen werden und es ergibt sich die stufenabhängige Signallänge zu:

$$L_{s(j+1)} = \left(\frac{L_{sj} - 1}{2} \right) + M \qquad (7.5)$$

Der Anzahl der Rechenoperationen wächst

$$N_{OP} = N \times (L_j + N - 1) = N^2 + N(L_j - 1) \qquad (7.6)$$

ebenfalls quadratisch mit der Länge der Impulsantwort der DMWT-Filter und linear mit der Signallänge, die sich jedoch bei jeder Stufe halbiert.

Vergleich FIR und DMWT

Das nachfolgende Zahlenbeispiel bei einer Signalepisodenlänge $L_0 = 1024$ Samples ermöglicht einen Vergleich der Rechenoperationen beider Verfahren. Die Ordnung der FIR-Filter sind wie oben angegeben und die Länge der Impulsantwort des diskreten Meyer-Wavelets ist $2M = N = 102$ Samples. Tabelle 7.4 und 7.5 enthalten die Ergebnisse.

TW-Entfernung	FIR	DMWT
# Multiplikationen	3.396.024	704.004
# Additionen	3.393.600	697.102

Tabelle 7.4 – Anzahl Rechenoperationen für TW-Entfernung

hfR-Entfernung	FIR	DMWT
# Multiplikationen	115.978	1.035.096
# Additionen	114.852	1.024.948

Tabelle 7.5 – Anzahl Rechenoperationen für hfR-Entfernung

Der für die Elimination der TW erforderliche Rechenaufwand des FIR-Filters übersteigt in etwa um das 5-fache den des DMWT-Filters bei doppelter Fehlerabweichung. Bei der Filterung des hfR-Anteils hingegen erfordert die DMWT-Variante etwa das 9-fache des Rechenaufwandes des FIR-Filters bei halber Fehlerabweichung.

Rechenaufwand zum Merkmalsakquisition

Der für die Merkmalsberechnung erforderliche Rechenaufwand kann wie folgt abgeschätzt werden:.

1. Für das Merkmal SNR entsteht bei Nutzung der DMWT zur Signal-vorverarbeitung nur geringer zusätzlicher Rechenaufwand, da frequenz-abhängige Signalkomponenten wie die Approximationsfolge $A3$ und die Detailfolgen $D1, D2, D3$ bereits vorliegen. Diese müssen gemäß nachste-hender Beziehung quadriert, aufsummiert, darüber ein Verhältnis gebil-det und dieses logarithmiert werden:

$$SNR = 10 \log \frac{\sum_i A_{3i}^2}{\sum_i D_{1i}^2 + \sum_i D_{2i}^2 + \sum_i D_{3i}^2} \tag{7.7}$$

Dafür sind entsprechend der Signallänge $N_{OP} \approx \frac{L}{8} + \frac{L}{8} + \frac{L}{4} + \frac{L}{2} = L$ Re-chenoperationen erforderlich. Bei Nutzung der FIR-Filter ist zusätzlich die Signalleistung des Nutzsignals zur Summe aus TW und hfR zu be-rechnen, was zusammen $N_{OP} \approx 3L$ entspricht.

2. Für die Grundfrequenzbestimmung (GFP) muss ein Algorithmus zur FFT gerechnet und das Spektrum auf Peaks untersucht werden. Hier fallen für die FFT bei einer dyadischen Fensterlänge von $L = 2^n$ insge-samt jeweils $L \cdot log_2 L$ Multiplikationen und Additionen an.

3. Für die Erkennung von Referenzpunkten $(ARP$ u.a.$)$ muss eines der bei-den Verfahren Peak-Detektion und DHWT realisiert werden, deren Re-chenaufwand nachfolgend abgeschätzt wird.

4. Basierend auf den erkannten Pulszyklen jeweils ein Korrelationskoeffi-zient ermittelt, wobei der mittlere Pulszyklus schrittweise über das ge-samte Signalfenster verschoben wird. Bei einer Signallänge L_S und einer Pulszyklenlänge L_Z fallen dafür maximal $L_Z \cdot L_S$ Multiplikationen und Additionen an.

5. AUC erfordert über die Signallänge insgesamt $\#M = L$ und $\#A = L - 1 + n_Z$ und eine Division zur Berechnung der mittleren Fläche pro Zyklus.

Aufwand zur Berechnung der Referenzpunkte nach dem Peak-Detektions-Verfahren

Das Verfahren (vgl. Algorithmus 5.13 auf Seite 92) berechnet in einem Si-gnalfenster von $5 - 10$ Pulszyklen Länge, zunächst die erste Ableitung der Signalepisode, die bei der Signallänge L genau $L - 1$ Subtraktionen entspricht. Zusätzlich fallen für die Findung der lokalen Maxima und Minima, abhängig von der Anzahl der Pulszyklen, Vergleichsoperationen an:

$$N_{VO} == 2 \cdot ((2n + 1) \cdot (L_{PZ} - 1) + L) \approx 6L \tag{7.8}$$

Weitere Details der Berechnung siehe Anhang D.8.2 auf Seite 303.

Aufwand zur Berechnung der Referenzpunkte nach dem DHWT-Verfahren

Das DHWT-Verfahren (vgl. Unterabschnitt 5.6.3 auf Seite 94) bedient sich einer dreistufigen Wavelet-Zerlegung mit dem Haar-Wavelet, welches aufgrund der Länge des Wavelets $L_{WL} = 2M = 2$ zu einer sehr einfachen Berechnung führt. In Summe sind für die 3-stufige Wavelet-Zerlegung und Rekonstruktion etwa

$$N_{OP} \approx 4L \qquad (7.9)$$

Operationen erforderlich.

Die für die weitere Merkmalsberechnung (KKZ, AUC) erforderliche Extremwertsuche erfordert ebenfalls Vergleichsoperationen, allerdings auf kürzeren Signalabschnitten innerhalb der einzelnen Pulszyklen. Dies wird nach oben abgeschätzt, indem man den Aufwand zur Referenzpunktberechnung nach dem Peak-Detektionsverfahrens halbiert. Die $3L$ Vergleichsoperationen sind daher zusätzlich für den Peak-Detektions- als auch für den DHWT-Ansatz zu berücksichtigen. Vergleichsoperationen erfordern vergleichsweise wenig Rechenzeit, da Mikrocontroller hierfür eine Reihe von Registern bereitstellen und eine Parallelisierung unterstützen.

Rechenaufwand für Klassifikation und Qualitätsbewertung

Wie in Abschnitt 7.3.2 gezeigt wurde, kann zur Identifikation des PW-Signals das FLDA-Verfahren angewendet werden. Aufgrund der linearen Trennbarkeit erfordert die Diskriminanzfunktion vernachlässigbaren Rechenaufwand.

Zur Qualitätsbewertung als valide klassifizierter PW-Signale müssen beim Clusteransatz lediglich die Abstände der Testpunkte zu den (im Training berechneten) Clusterschwerpunkten (vgl. Abschnitt 7.3.2) berechnet werden. Der kleinste Abstand bestimmt die Clusterzuordnung. Benutzt man als Qualitätsmaß eine Linearkombination der normierten Merkmalswerte für SNR und KKZ etwa in der Form $Q = c_1 \cdot SNR + c_2 \cdot KKZ$, wobei die Gewichtungsfaktoren noch festzulegen sind, so sind maximal zwei Multiplikationen und eine Addition erforderlich. Daher kann der Aufwand sowohl für die Klassifikation als auch die Qualitätsbewertung in der Betrachtung vernachlässigt werden.

Übersicht der Rechenaufwände

Die Zusammenstellung der Rechenaufwände zeigt Tabelle 7.6. Multiplikations- und Additionsvorgänge sind unter "Anzahl Rechenoperationen" zusammengefasst und nach oben abgeschätzt. Bei der Peak-Detektion fallen hauptsächlich Vergleichsoperationen an, die mit (VO) vermerkt sind. Dabei wurde eine Fensterlänge von $L = 1024$ bei einer Abtastrate von $f_a = 125\,Hz$ zugrunde gelegt, was einer Signalepisodenlänge von $8\,sec$ entspricht.

Für die Aufwandsbetrachtung bei den Merkmalen lässt sich die Anzahl der Operationen näherungsweise in Vielfachen der Signallänge L angegeben. Die Merkmalsberechnung des SNR erfordert bei Nutzung der DMWT nur L, für

	FIR	DMWT	FFT	Peak-Detektion	DHWT
SVV-TW	$3,4\,Mio$	$0,7\,Mio$			
SVV-hfR	$0,12\,Mio$	$1.0\,Mio$			
Merkmal SNR	$3L$	L			
Merkmal GFP			$L \cdot ldL$		
Merkmal ARP				$12L\,(VO)$	$4L+$- $3L\,(VO)$
Merkmal KKZ				$5L$	$5L$
Merkmal AUC				L	L

Tabelle 7.6 – Anzahl Rechenoperationen der Verfahren abhängig von der Signalepisodenlänge (L) $(VO$ Vergleichsoperationen)

GFP $L \cdot ldL$ und AUC ebenfalls L OPs. DHWT erfordert zur Findung der Referenzpunkte zwar $4L$ Multiplikationen/Additionen aber verglichen mit der Peak-Detektion nur ein Viertel $3L$ statt $12L$ Vergleichsoperationen. Die Merkmalsberechnung für KKZ und AUC basiert auf den für den Parameter ARP berechneten Referenzpunkten und beansprucht etwa $5L$ bzw. L Operationen.

Der Aufwand für die Signalvorverarbeitung dominiert deutlich gegenüber dem für die Merkmalsberechnung. SNR, ARP und KKZ erfordern bei Nutzung der DMWT in Summe $n = 210.000\,OPs/sec$[16]. Diese Zahl kann durch geeignete Implementierung und Absenkung der Abtastrate deutlich unterschritten werden.

Zum Vergleich: Ein gängiger Mikrocontroller vom Typ MSP430 (8 MHz Taktfrequenz) mit externer Hardware-Multiplikationseinheit kann bei 50% Auslastung pro Sekunde $200.000\,OP$ durchführen. Damit ist gezeigt, dass die Verfahren auf aktuellen Embedded-Systemen lauffähig sind und keine außergewöhnlichen Anforderungen an die Hardware-Ressourcen stellen.

7.3.4 Zusammenfassung

Der in der Arbeit gewählte Ansatz zur PW-Identifikation ermöglichte die Klassifikation sämtlicher Signalepisoden bei 10-facher Kreuzvalidierung mit jeweils getrennten Trainings- und Testsignal-Untermengen.

Die Berechnung trennscharfer Merkmale wurde durch eine geeignete Signalvorverarbeitung ermöglicht. Für die Entfernung der TW zeigte sich die DMWT

---

[16] Der erforderliche Rechenaufwand für Klassifikation und Qualitätsbestimmung kann vernachlässigt werden (vgl. Unterabschnitt 7.3.3).

einem reinen FIR-Filteransatz überlegen. Dies gilt nicht nur für die Fehlerabweichung und den erforderlichen Rechenaufwand, sondern die DMWT-Methode liefert eine adäquate Aufteilung in Nutz- und Störsignalkomponenten, welche die Berechnung des Signalmerkmals SNR auf einfache Weise erlauben. Für die Entfernung des höherfrequenten Rauschens bietet die DMWT-Methode neben der besseren Filterwirkung Vorteile bei der Erhaltung informationsrelevanter Anteile – allerdings bei höherem Rechenaufwand. Aufgrund der minimalen Verzerrung des Ursprungssignals bietet die DMWT beste Voraussetzungen für eine nachfolgende medizinische PW-Analyse[17].

Die Diskriminanzanalyse der Merkmale ergab ein herausragendes Diskriminanzvermögen des Merkmals ARP, welches isoliert bereits eine Erkennungsgenauigkeit[18] von 100% erreicht, gefolgt von KKZ (89%), AUC (87%), GFP (72%) und SNR (60%). Die Merkmalskombination KKZ und AUC lieferte 97% Erkennungsgenauigkeit. Diese Ergebnisse wurden für die 100 Referenz-Signalepisoden erzielt und sind vor diesem Hintergrund zu bewerten.

Die hohe Diskriminanzleistung der Merkmale und ihre lineare Trennbarkeit erlauben die Entwicklung einer linearen Entscheidungsfunktion, deren Parameter anhand von Trainingsdaten mithilfe des FLDA-Verfahrens trainiert und mit dem KNN-Klassifikator verifiziert werden konnten. Fortgeschrittene Data-Mining-Verfahren wie Support Vektor Machines oder Neuronale Netzwerke hätten hier zu höherem Aufwand bei gleichem Nutzen geführt.

Um die Qualität des PW-Signals zu bewerten erwiesen sich die Merkmale SNR und KKZ als geeignet. Die unüberwachte K-Means-Clusteranalyse mit Zwei-Cluster-Vorgabe führte zu einer Trennung der Qualitäts-Cluster im Wesentlichen anhand des Parameters SNR. Visuell sind die Qualitätsunterschiede bei validen PW-Signalen nicht zuverlässig zu erfassen. Daher wird vorgeschlagen, die Qualitätsbewertung anhand einer Gewichtsfunktion für die Merkmale SNR und KKZ durchzuführen.

Wählt man für die Signalvorverarbeitung DMWT und führt die Identifikation anhand der Merkmale ARP, KKZ und die Qualitätsbewertung anhand SNR und KKZ durch, fallen nach oben abgeschätzt in Summe etwa $230.000\,OPs/sec$ an. Gängige Mikrocontroller können diese Leistungsanforderungen ohne außergewöhnliche Zusatzressourcen bereitstellen. Zudem kann der Rechenaufwand durch geeignete Implementierung und Absenkung der Abtastrate deutlich reduziert werden. Damit wurde gezeigt, dass das entwickelte Verfahren auf aktuellen Embedded-Systemen lauffähig ist.

---

[17] Auf die Energie-Band-Zerlegung kann die traditionelle chinesische Pulsdiagnose (TCPD) angewendet werden

[18] Unter Erkennungsgenauigkeit wird das arithmethische Mittel richtig erkannter PW- und Rauschsignale verstanden.

7.4 Messung der Gesamtintensitäten

Die mit den EKS-Prototypen durchgeführten Messungen[19] waren aufgrund kapazitiver Signalkopplung auf die Auswertung des pulsatilen Wechselanteils beschränkt, da der Gleichanteil schaltungsbedingt durch kapazitive Kopplung eliminiert wurde. Da für die Verifikation der optischen Modelle die Erfassung absoluter transmittierter Intensitäten erforderlich war, wurde die Entwicklung des in Abschnitt 4.6 beschriebenen Messplatzes notwendig.

Damit wurden sowohl Messungen an definierten Positionen entlang des Unterarmumfangs als Einzelmessungen durchgeführt, als auch an zwei Positionen (Bester Ableitort, Ort maximaler Intensität) Signalepisoden aufgezeichnet. Die Einzelmessungen ergeben ein probandenspezifisches Intensitätsprofil des Unterarmumfangs und aus den Rohsignalepisoden des Oszillographen wurden mit Methoden der Signalverarbeitung die Gesamtintensitätswerte berechnet.

Nachfolgend werden der Messaufbau, die Einstreuung von Rausch- und Störanteilen, die Messungen des Intensitätsprofils sowie die aus den Signalepisoden berechneten Intensitätswerte dokumentiert.

7.4.1 Messtechnischer Aufbau

Als probandenspezifisch bester Ableitort am Unterarm wurde der definiert, für den bei Messungen der MRT-PPG-Studie mit dem Einkanalsensor (EKS) bei manueller Suche das beste PW-Signal gefunden werden konnte. Das entsprach bei den meisten Probanden der Position der Radialisarterie für die LED und steht in Widerspruch zu den Messungen mit dem MKS, bei dem sich die Ulnaris als die stärkere Signalquelle erwiesen hat[20]. Für die PD entsprach dies einer Position auf der Oberseite des Unterarms.

Zusätzlich wurden weitere Intensitätsmessungen entlang des Unterarmumfangs vorgenommen, die ein Intensitätsprofil liefern. Um eine der Messung im Uniklinikum entsprechende Positionierung der Laborsensorik zu erreichen, wurden Fotos sowie die MRT-Aufnahmen verwendet, in denen die beste Ableitposition farblich markiert bzw. mit einem MRT-Marker sichtbar gemacht wurde.

Mit dem bereits im Uniklinikum zur Ableitung der PW-Signale verwendeten EKS wurde eine Verifikationsmessung durchgeführt, um die Reproduzierbarkeit zu belegen. Danach wurde die Messung mit dem Labormessplatz vorgenommen, dessen Konfiguration in Abbildung 7.23 dargestellt ist.

Um eine Einwirkung des LED-Signals auf das PD-Signal auszuschließen, wurde der LED-Ansteuerzweig, abgesehen von einem Triggersignal, elektrisch vom PD-Eingangszweig getrennt und für beide Zweige eine separate Stromversorgung verwendet. Abbildung (7.23) zeigt das Blockschaltbild des Aufbaus.

---

[19] Vgl. Unterabschnitt 4.5 auf Seite 68
[20] Als Grund dafür wird die einfachere Tastung und Lokalisierung der Radialisarterie durch einen ungeübten Untersucher in der begrenzten Messzeit vermutet. Die automatischen MKS-Messungen sind aufgrund der eher konstanten Randbedingungen für die Messung als aussagekräftiger zu werten.

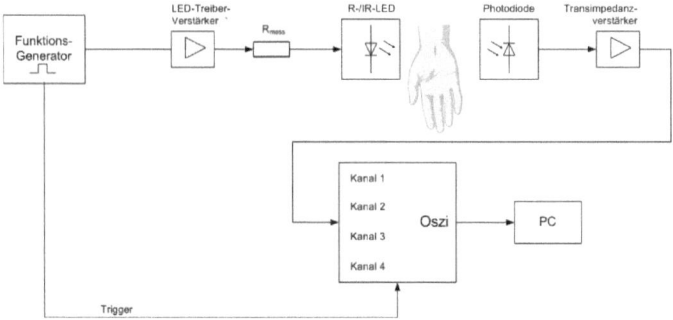

Abbildung 7.23 – Blockschaltbild des Labormessplatzes für die Probandenmessungen

Details hierzu finden sich in Abschnitt 4.6.

7.4.2 Fremdlicht, Stör- und Rausch-Signale

Abbildung 7.24 zeigt die gemessenen Störsignal Intensitäten, also die Signalpegel, welche ohne aktiviertes LED-Modul aufgrund von Fremdlicht, thermischem Rauschen sowie Störsignaleinkopplung in den Lichtempfänger eingestrahlten Signalanteile.

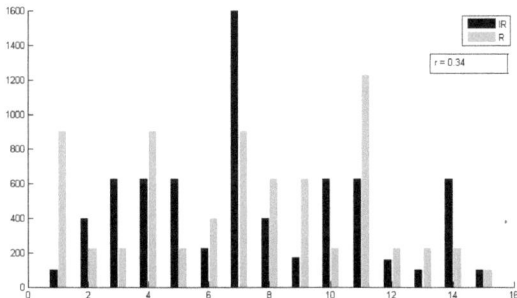

Abbildung 7.24 – Fremdlicht-/Störantintensitäten bei IR- und R-Wellenlängen an Probanden (Ordinate: Digitalisierte, quadrierte PD-Spannung [*Samples*]; Abszisse: Probandenindex)

Dabei bildet die Amplitude des hochfrequenten Rauschens die kleinste Komponente, die von $U_R = 10 - 15\,mV$ variiert. Demgegenüber schwanken Fremdlichtanteile stärker, bedingt durch Schwankungen des Umgebungslichts, unterschiedliche Armdicken, Variation der individuellen, optischen Parameter, unterschiedlicher Hautpigmentierung sowie Behaarung.

Die höchsten Schwankungen des Störsignals wurde durch eingestreute 50Hz-Störer verursacht, die wie sich im Laufe der Messungen gezeigt hat, stark von der relativen Lage der Kabelzuführungen und Sensorkomponenten abhängig war. Der mittlere Störsignalamplitude beträgt für $U_{SSR} = 21,6\,mV$ und $U_{SSIR} = 22,0\,mV$. Bezogen auf die mittleren Gesamtamplituden ergibt sich ein Anteil von 3,4% für die IR- und 4,3% für die R-Wellenlänge.

Trotz des relativ geringen Störsignalanteils bezogen auf die mittlere Gesamtintensität des Profils, muss darauf hingewiesen werden, dass die an den meisten Messorten entlang des Umfangsprofils verfügbare Signalamplitude des transmittierten Signals in der Nähe oder sogar unter den Signalanteilen der Störquellen liegt. Solange die Störungen außerhalb des Nutzfrequenzbands liegen wie bei 50 Hz-Netzeinstrahlung sind sie mit Methoden der Signalverarbeitung und Filterung zuverlässig eliminierbar. Zur Minimierung von Fremdlichteinkopplung wurde eine lichtundurchlässige, schwarze Schicht aus elastischem Kunststoff zur seitlich lichtdichten Kontaktierung von PD und LED verwendet.

7.4.3 Intensitätsprofile des Unterarmumfangs

Als Position für die Lichtquelle (LED) wurde bei den 15 teilnehmenden Probanden die Radialisarterie gewählt, die Position Null entspricht. Von hier ab wurden entgegen dem Uhrzeigersinn in äquidistanten Winkelschritten von $\omega = \frac{\pi}{6} = 30^o$ weitere Messpositionen definiert, wie Abbildung 7.25 veranschaulicht. Aus den Messungen wurde für jeden Probanden ein Intentsitätsprofil erstellt.

Die Werte der Intensitäten an den 11 definierten Umfangspositionen aller Probanden findet sich in Tabelle B.6 im Anhang. Diese Werte repräsentieren Stützpunkte des probandenspezifischen Intensitätsprofils des Unterarmumfangs.

Abbildung 7.26 zeigt auf der Abszisse die Positionen von $1-11$, was einer Abwicklung der Ableitorte entlang der Umfangslinie entspricht. Auf der Ordinate sind die entsprechenden, gemessenen Auskoppel-Intensitäten aufgetragen. Die mit unterschiedlichen Grauwerten markierten Kurven zeigen trotz einer interindividuellen Schwankungsbreite einen charakteristischen Verlauf. In unmittelbarer Nachbarschaft der Lichtquelle, d.h. an den Positionen $9-11$ tritt ein Haupt-, an den Positionen $1-3$ ein Nebenmaximum, sowie auf der gegenüberliegenden Seite der LED-Position, welches der Position $5-6$ entspricht ein kleineres, lokales Nebenmaximum auf.

Die maximale optische Amplitude konnte bei allen Probanden unmittelbar neben dem einstrahlenden LED-Modul an Position 11 detektiert werden, die vom Gewebe zurückgestreute bzw. reflektierte Strahlung darstellt. Hier waren die Werte deutlich höher als an der LED-Position 1 in Richtung Richtung Unterarmmitte gemessen. Die Beträge nehmen von Position 1 ausgehend in beide Winkelrichtungen exponentiell ab. Die maximalen Amplituden schwanken innerhalb eines Spektrums von etwa $100-300\,mV$.

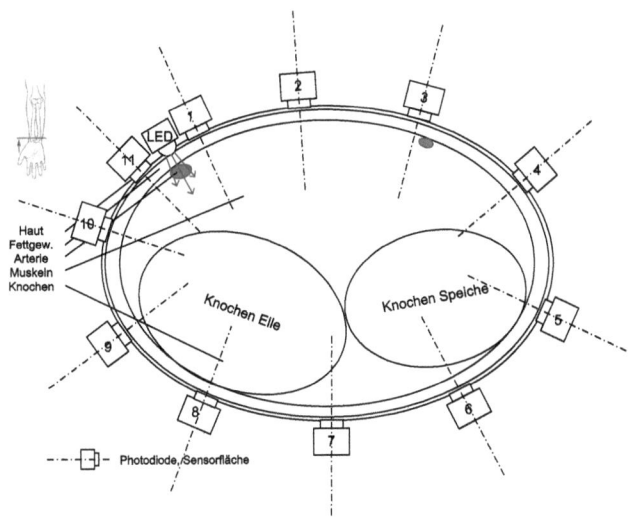

Abbildung 7.25 – Anordung der Positionen zur Intensitätsprofilmessung am Unterarm

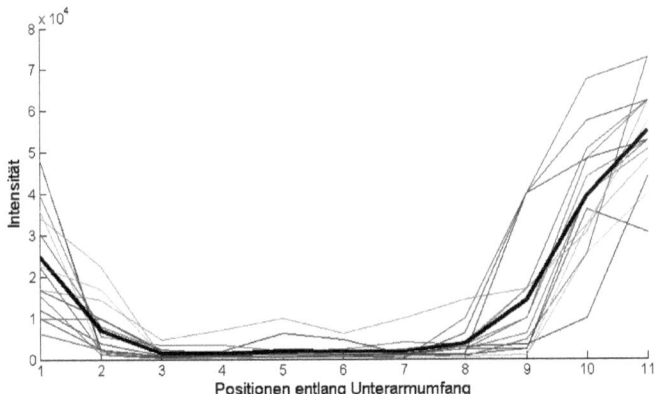

Abbildung 7.26 – Gemessene IR-Intensitätsprofile der Probanden (dünne Linien); Durchschnittsprofil (fette Linie) (y-Achse: Intensität [SKE], x-Achse: Messorte entlang Unterarm-Umfangslinie)

7.4.4 Intensitätswerte aus Signalepisoden

Zur Verifikation wurde pro Proband ein 10 Sekunden Messsignal jeweils für die Wellenlänge Infrarot und Rot aufgezeichnet und analysiert. Die Ableitposition am Unterarm entspricht der im Rahmen der Studie vorher ermittelten besten Ableitposition (Kapitel 6.4.4), für die auch die MRT-Schnittbilder vorliegen. Abbildung 7.27 zeigt ein Rohsignalbeispiel, welches mit $500\,kSamples/s$ digita-

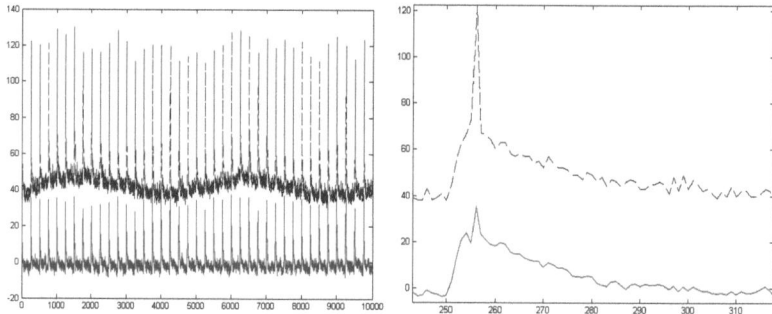

Abbildung 7.27 – Bild links: Signalepisode des gemessenen Intensitätssignals (oben) nach 50Hz-Filterung (unten); Bild rechts: Peak-Ausschnitt: Der singuläre Maximum-Peak des Rohsignals entspricht einem Messgeräte-Artefakt.

lisiert und einfach unterabgetastet wurde. Im linken Teilbild deutlich zu erkennen sind die optischen Aktivierungsintervalle im Abstand von $250\,Samples/sec$, rechts ist die kurze T_{on}-Zeit des optischen Abtastpulses (Dauer 5 $Samples$) bei einem Tastverhältnis von $T_V = 0,02$ zu erkennen. Dazwischen liegen Rauschanteile. Fremdlichteinfluss kann als DC-Anteil, periodische oder aperiodische Einkopplung auftreten. Im Signal ist deutlich die 50 Hz-Störsignaleinkopplung zu erkennen. Eine zuverlässige Messung erforderte daher zunächst Signalfilterung und -glättung, die Erkennung der optischen Abtastpulse und Berechnung eines Intensitätswertes pro Abtastpuls.

Messsignalverarbeitung

Das Matlabmodul `CalculateMeanIntensityProbands.m` übernimmt diese Aufgabe mit der in Abbildung 7.28 dargestellten Verarbeitungskette. Für das in Abbildung 7.27 gezeigte Signalbeispiel würde aufgrund des kleinen Tastverhältnisses eine direkte Tiefpassfilterung zu nichtakzeptablen Signalverlusten führen. Aus der Darstellung eines einzelnen Abtastpulses ist zu entnehmen, dass von der Signalquelle selbst Peak-Artefakte induziert wurden, die eliminiert werden mussten.

Daher musste ein Algorithmus entwickelt werden, der aus den störbehafteten Rohdaten zuverlässig die Peak-Werte der optischen Abtastpulse berechnet, diese zu einem optischen Signalvektor zusammensetzt und aus diesem schließlich den mittleren Intensitätswert berechnet. Abbildung 7.28 zeigt das Flussdiagramm dieses in Matlab implementierten Verfahrens, welches sequenziell auf die Probandensignale der besten Ableitorte angewendet wurde.

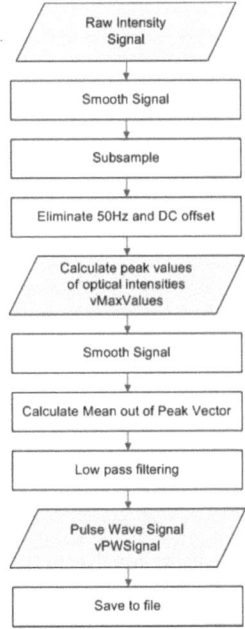

Abbildung 7.28 – Algorithmus zur Berechnung der mittleren Intensitäten und der PW aus dem Rohsignal des Oszillographen

Das Diagramm zeigt ferner, dass nach Synthese des Vektors der Peak-Werte und dessen weiterer Signalglättung sowie Tiefpassfilterung der PW-Anteil gewonnen wird (so er im Rohsignal enthalten war), welcher jedoch für die MINOP-Verifikation nicht verwendet wurde. Sämtliche Daten werden in einer Datei gesichert, wobei für die Verifikation des MINOP-Modells der Vektor der Gesamtintensitäten genutzt wurde.

Verifikation der Filterkette

Die Funktion der gesamten Verarbeitungskette wurde dabei mithilfe eines synthetisch erzeugten PW-Signals verifiziert. Das Originalsignal in Abbildung 7.29 stellt ein synthetisches PW-Signal dar, welches durch Überlagerung von drei Sinusschwingungen generiert wurde.

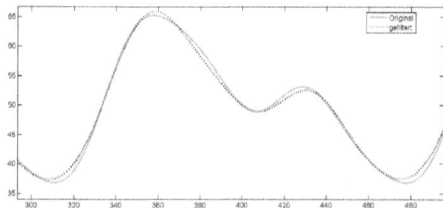

Abbildung 7.29 – Ursprungs-PW-Signal (blau) und rückgewonnenes Signal zeigen nur marginale, filterbedingte Abweichungen

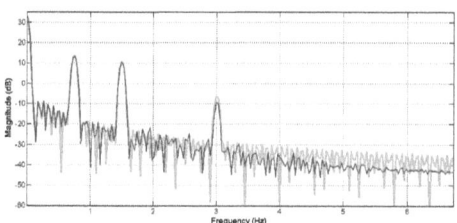

Abbildung 7.30 – Spektren des originalen (grau) und rückgewonnenen Signals (dunkel) zur Verifikation der Filterkette

Um die optische Signalabtastung am Unterarm nachzubilden wurde es in "optische Pulse"[21] zerlegt. Um auf die Zielabtastrate des Oszilloskops von $500\,kSamples/s$ zu kommen, wurden Nullwerte in den Signalvektor eingefügt. Danach wurde ein $50\,Hz$-Störsignal sowie Rauschen additiv überlagert.

Anschließend wurde das Signal dem Algorithmus aus Abbildung 7.28 zur Filterung unterworfen. Das nach Filterung rückgewonnene Signal (in Abbildung 7.29 dunkle Linie) wurde mit dem Ausgangssignal (helle Linie) verglichen. Hier wie auch beim Vergleich der Spektren in Abbildung 7.30 zeigen sich nur marginale Abweichungen bei den Nutzsignalkomponenten, d.h. die Filterkette erlaubt eine zuverlässige Berechnung der optischen Intensitäten.

Diese Operationen sind im Matlab-Skript `SynthesizePWSignal.m`, implementiert. Dieses bietet zunächst einen Signalgenerator, der die Synthese des PW-Signals in einem weiten Parameterbereich einzustellen erlaubt und das generierte Signal mithilfe der Funktion `FuncIntensityPW.m` der Filterung, Peak- und Intensitätsberechnung unterwirft.

Letztere entsprechen den in `ProcFitxx.m` integrierten Funktionen.

---

[21] entsprechend der LED-Ein- und -Ausschaltzeiten

7.4.5   PW-Anteile in Gesamtintensitäten

Bei der Aufnahme der Gesamtintensitäten am Labormessplatz konnte nur in wenigen Fällen ein PW-Signal direkt im Oszilloskop-Display beobachtet werden. Der Grund dafür liegt einerseits in verglichen mit dem Gesamtpegel kleinen Amplituden aber andererseits auch in der unzureichenden optischen Auflösung des Displays, welches Nadelimpulse bei kleinem Tastverhältnis nur eingeschränkt darstellen kann. Eine dieser Ausnahmen zeigt Abbildung 7.31 bei

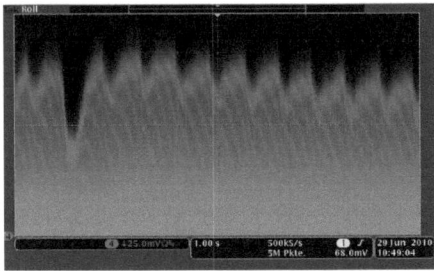 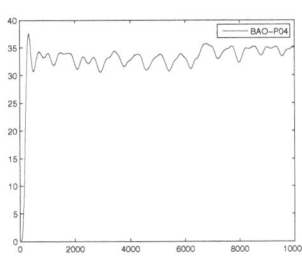

Abbildung 7.31 – Links: PD-Signalepisode mit stark ausgeprägtem PW-Anteil; Rechts: PW-Signal nach Signalverarbeitung

einer Probandin mit außergewöhnlich ausgeprägtem, pulsatilem Anteil von etwa $25\,mV$ bei einem Gesamtpegel von etwa $150\,mV$. Diese nicht repräsentative Signalstärke entspricht mehr als 16% des Gesamtpegels und liegt damit weit über dem in der Finger-Pulsoximetrie typischen Wert von $2 - 4\%$. Unter allen Probanden variierten die extrahierten PW-Signalanteile bezogen auf den Gesamtpegel im Bereich von $0, 5$ bis 16%.

Die Messungen zeigen, dass der Dynamikbereich des PD-Signals mehrere Größenordnungen ($80\,dB$) umfassen muss und höhere Anforderungen an eine miniaturisierte Ansteuer-/Auswerteelektronik zu stellen sind.

Nach Unterabtastung, Signalvorfilterung, Peak-Abtastung und nachgeschalteter Tiefpassfilterung konnte das in Abbildung 7.31 rechts gezeigte PW-Signal extrahiert werden. Der verzögerte Anstieg am Beginn des Signalvektors ist dem verwendeten Tiefpassfilter ($f_g = 6\,Hz$) geschuldet.

7.5   Verifikation Modell MINOP

Das in Kapitel 6.5 beschriebene Modell MINOP stellt eine Abbildung der Lichtausbreitung auf ein Strecken-Modell dar, dessen Gültigkeit nachfolgend anhand einer Parametersimulationen verifiziert wird. Dabei wird die Übereinstimmung gemessener optischer Intensitäten mit den Modellannahmen von MINOP überprüft. Dies erfolgt in Unterabschnitt 7.5.1 zunächst anhand der mittleren Leistung einer PW-Signalepisode, was dem Wechselanteil des PW-Signals entspricht und anschließend in Unterabschnitt 7.5.2 anhand der Gesamtintensität, was den Gleich- und Wechselanteil umfasst.

Das Simulationsmodell wurde wie in 6.5 dargelegt, anhand der Geometrievarianten $MOP0 - MOP3$ parametriert. Die medienabhängigen, optischen Dämpfungskoeffizienten wurden innerhalb der Zielintervalle systematisch iteriert und die Zielintervallgrenzen in 5 Schritten um jeweils ±10% bezogen auf den Mittelwert bis maximal ±50% angehoben.

Die Iteration der Dämpfungskoeffizienten erfolgte derart, dass für die im Modell berücksichtigten 5 Gewebemedien, startend beim Minimalwert, eine inkrementelle Erhöhung in zehn Schritten je Medium, jeweils bis zum Erreichen der oberen Intervallgrenze durchgeführt wurde. Für jedes Inkrement wurde ein Gleichungssystem über alle Probandenbeziehungen ausgewertet und die Abweichungen zwischen Modell und Messung berechnet. Für jede der 20 Kernsimulationen[22] waren so 10^5-Systemberechnungen notwendig.

Zur Verifikation wurden zwei Messdatenquellen benutzt:

1. Die *mittlere Signalleistung des Wechselanteils der PW-Signale*, die mit dem EKS im Rahmen der MRT-PPG-Studie erfasst wurden.

2. Die *optischen Gesamtintensitäten*, die am gleichen Messort mit einem Labormessplatz gemessen wurden.

Die Ergebnisse beider Verifikationsläufe werden nachfolgend beschrieben. Zudem wird in Unterabschnitt 7.5.3 die Verifikation eines planaren Schichtenmodells mithilfe der MCS beschrieben.

7.5.1 Verifikation mit dem Wechselanteil

Eingangsgrößen und Signalvorverarbeitung

Der EKS-Prototyp[23] lieferte von allen Probanden die um den Gleichanteil bereinigten transmittierten Intensitäten. Aus diesen wurde über eine Sequenz von etwa 10-20 validen PW-Zyklen jeweils die mittlere Signalleistung berechnet.

Die Signale der Prototypsensoren mussten zunächst vom Messgeräteformat in ein Matlab-kompatibles Dateiformat konvertiert werden, was mit der Matlab-Routine Read_CSV_ASCCI_Save_MAT.m vorgenommen wurde. Anschließend wurden Sequenzen mit validen Signalabschnitten gespeichert und nachfolgend einem Algorithmus zur Berechnung der mittleren Leistung je Proband nach Abbildung 7.32 unterworfen[24]. Zur besseren Vergleichbarkeit, wurde der Probandenvektor der AC-Intensitäten auf den Maximalwert normiert. Abbildung 7.32 zeigt die so ermittelten Werte der Probanden, die im Anhang in Tabelle B.10 auf Seite 240 zu finden sind.

Berechnung der Modellabweichung

Die Modellabweichung wird wie folgt ermittelt:

---

[22] Um alle Kombinationen der 4 Geometrievarianten und 5 Dämpfungskoeffizienten-Zielintervalle zu berücksichtigen, waren insgesamt 20 Kernsimulationsläufe notwendig.
[23] Prototyp des Einkanalsensors vgl. Abschnitt 4.5 auf Seite 68
[24] Matlab-Funktion CalcMeanSigPower.m

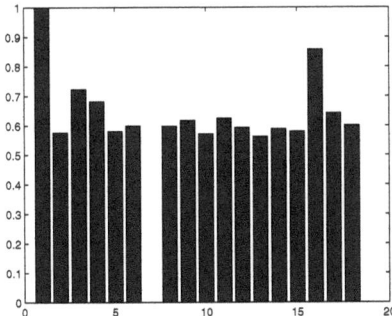

Abbildung 7.32 – Normierte, mittlere Leistung der PW-Signalepisoden der Probanden (x-Achse: Probanden, y-Achse:auf Maximum normierte Amplitudenquadrate des PD-Signals)

1. In jeder der 20 Kernsimulationen wird pro Iteration die Gesamtabweichung (Gleichung 6.38) von allen Probanden berechnet.

2. Anschließend wird das Minimum von D_{totj} über alle Probanden einer Iteration bestimmt, welche als konstante Einstrahlintensität I_{0j} der Probandenmessung definiert wird.

3. Der probandenspezifische Streu-/Fehlerterm k_{P_j} entspricht der Differenz von probandenspezifischer Gesamtabweichung und Einstrahlintensität gemäß Gleichung 6.39. Pro Iteration wird die Quadratsumme des Streu-/Fehlerterms berechnet und über alle Probanden summiert.

$$\sum_{j,Probanden} k_{P_j}^2 = \sum_j (D_{totj} - \ln\{I_0\})^2 \qquad (7.10)$$

4. Das lokale Minimum über alle Iterationen einer Kernsimulation wurde erfasst und gespeichert.

5. Über alle Kernsimulationen wird das globale Minimum gesucht und die Werte der μ_{tsim} als auch der Intervall-Index der zugehörigen Iteration zurückgeliefert.

6. Zusätzlich wird der maximale Korrelationsfaktor von Dämpfungsvektor $\vec{v_{att}}$ und Intensitätsvektor $\vec{i}$ über alle Simulationsläufe analog wie für die Abweichungsberechnung ermittelt.

Ergebnisse

Für alle vier Geometrievarianten ($MOPn = Mn$, $n \in [0,3]_Z$) wurde bei jeweils konstanter Intervallbreite $I1$ bis $I5$ ein Kernsimulationslauf durchgeführt und

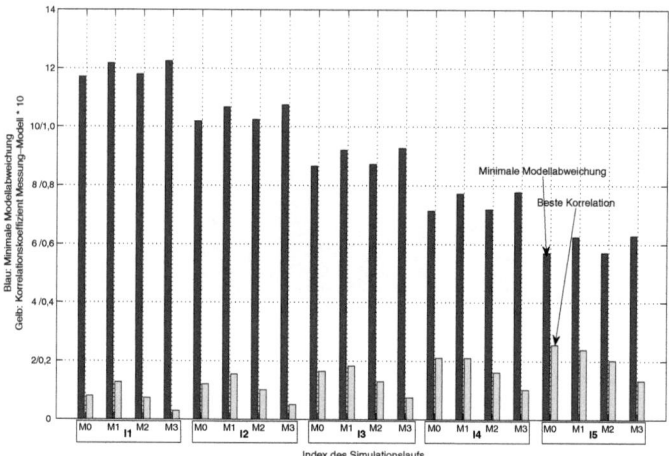

Abbildung 7.33 – Modellabweichung, Korrelation simulierter und gemessener AC-Signalintensitäten über Kernsimulationsläufe (Ordinate: Modellabweichung (dunkel, linker Balken), Korrelationskoeffizient (hell, rechter Balken); Abszisse: Index des Kernsimulationslaufs)

die Punkte mit dem minimalen Fehler sowie der besten Korrelation berechnet. Die Breite des Variationsintervalls wurden beginnend bei $I1 = \pm 10\%$ in fünf Schritten bis $I1 = \pm 50\%$ um jeweils $\pm 10\%$ erhöht.

Die Auswertung der Kernsimulationen ergab die Verteilung gemäß Abbildung 7.33. Das absolute Minimum der Modellabweichung über alle 20 Kernsimulationsläufe wurde bei maximaler Intervallbreite ($I5$) und Geometrievariante $MOP0$ (Syngo-Pfadlängen) am Simulationsindex $S_I = 791$ gefunden. Für diesen Simulationsindex beträgt die Gesamtabweichung $D_{totmin} = k_P + \ln\{I_0\} = 45,27$. Die mittlere Eingangsintensität beträgt $\bar{i}_0 = 39.57$, was eine Fehlabweichung von $k_P = 5.70$ ($STD = 4.90$) ergibt. Bezogen auf D_{tot} entspricht dies einer relativen Abweichung von $\frac{k_P}{D_{tot}} = k_{Prel} = 12,6\%$.

Der beste Korrelationskoeffizient für diesen Kernsimulationslauf ist auch absolut der beste und beträgt hier $r = 0,28$.

Gemäß Abbildung 7.33 führt die Erweiterung der Intervallgrenzen der optischen Dämpfungsparameter zu einem moderaten Abfall der (fehlerrelevanten) Modellabweichung bei geringem Anstieg der Korrelation[25], die jedoch in allen Fällen $r = 0.28$ nicht übersteigt.

Die per Simulation gefundenen, korrespondierenden Extinktionskoeffizienten zeigen, vom Fettgewebe abgesehen, niedrige, in drei Fällen Werte am unteren Ende der Variationsintervalle. Der Wert μ_{tsim} kann anhand der Variati-

---

[25] zwischen Dämpfungsvektor und Logarithmus der gemessenen Intensitäten

onsintervallbreite und des Variationsindexes [26] wie folgt berechnet werden:

$$\mu_{tsim} = \mu_{tref}(1 + \frac{I_n}{100\%}(\frac{i}{5} - 1)) \, (I_n \, in \, \%) \qquad (7.11)$$

Tabelle 7.7 zeigt die durch Verifikation mit dem AC-Anteil gefundenen optischen Dämpfungskoeffizienten μ_{tsim} im Vergleich zur Literaturreferenz μ_{tef} bei Variationsintervallbreite $I5$ mit zugehörigen Subintervall-Indizes. Verglichen

	Haut	Fettgewebe	Arterie	Muskeln	Knochen
$\mu_{tsim}(\frac{1}{mm})$	1.50	1.03	0.94	0.40	0.67
$\mu_{tref}(\frac{1}{mm})$	2,45	0,98	1,88	0,80	1,35
$Index\,i$	2	6	1	1	1

Tabelle 7.7 – Durch Verifikation (AC-Anteil) ermittelte Dämpfungskoeffizienten (μ_{tsim}), deren Subintervall-Indizes (Intervallbreite $I5$) im Vergleich mit der Literaturreferenz (μ_{tref}).

mit den Angaben aus der Literatur liegen diese Werte im unteren Bereich, wobei hier Angaben in den Veröffentlichungen ebenfalls sehr schwanken.

Die Abbildung zeigt weiter, dass die Geometrievarianten 2-4, d.h. Arteriensowie Hautschichtdicke, wie sie mit INSEGT ermittelt wurden, einen eher geringen Einfluss auf die Modellabweichung zeigen. Bei Berücksichtigung der mit INSEGT gemessenen Arteriendurchmesser ($MOP2$) hat die Erhöhung der Intervallgrenze bis zu ± 0.3 um den Mittelwert, eine leichte Verbesserung der Korrelation zur Folge, wobei der mittlere Fehler in etwa konstant bleibt. Da die Korrelation selbst bei der maximalen Intervallgrenze unter $r = 0.28$ bleibt, kann mit der gemessenen, mittleren Leistung des PW-Signals eine Verifikation des Modells nicht gezeigt werden.

Diskussion

Die Verifikation mit dem Wechsel-Anteil wurde aus Gründen der Vollständigkeit vorgenommen. Die Werte zeigen, dass die erfassten Amplitudenwerte die Modellbeziehung nicht erfüllen, denn der Korrelationsfaktor verbleibt unter $r = 0,28$ bei einer Fehlerwahrscheinlichkeit von $p = 0,01$. Angesichts der Tatsache, dass die Modellbeziehung und das zugrundeliegende Gesetz von Lambert und Beer für Gesamtintensitäten postuliert wurde, der Wechselanteil um ein bis zwei Größenordnungen kleiner als der Gleichanteil ist und stark vom Ableitort und Anpressdruck abhängt, so ist dieses Ergebnis wenig überraschend.

7.5.2 Verifikation mit der Gesamtintensität

In Erweiterung der Messungen mit dem Sensorprototypen des vorangegangenen Unterabschnitts, der lediglich den Wechselanteil des PD-Signals auswerten

---

[26] I_n bezeichnet die Intervallbreite ($I_n \in [10, 20, 30, 40, 50][\%]$) und i den Inkrementations-Index ($i \in [1, 10]_N$)

konnte, wurden die Gesamtintensitäten wie in Unterabschnitt 7.4.4 beschrieben ermittelt.

Eingangsgrößen und Signalvorverarbeitung

Damit die optischen Intensitäten einem Leistungsmaß entsprechen wurden die Amplituden quadriert. Abbildung 7.34 zeigt die auf das Signalmaximum nor-

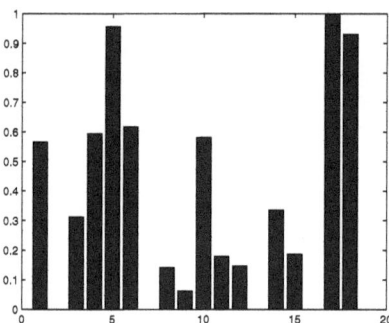

Abbildung 7.34 – Gemessene optische Gesamtintensitäten der Probanden (x-Achse: Probanden, y-Achse:SKE)

mierten, probandenspezifischen Intensitäten soweit verfügbar. Diese bilden eine konstante Eingangsgröße für alle Simulationsläufe.

Ergebnisse

Die Modellabweichung wird wie in Unterabschnitt 7.5.1 ermittelt. Für alle vier Geometrievarianten ($MOPn = Mn$, $n \in [0, 3]_Z$) wurde bei jeweils konstanter Intervallbreite $I1$ bis $I5$ ein Kernsimulationslauf berechnet und jeweils die Variante mit dem minimalen Fehler sowie der besten Korrelation berechnet. Die Intervallbreite wurden beginnend bei $I1 = \pm 10\%$ in fünf Schritten um $\pm 10\%$ erhöht. Die Auswertung der Kernsimulationen ergab die Verteilung gemäß Abbildung 7.35.

Das absolute Minimum der Modellabweichung über alle 20 Kernsimulationsläufe wurde bei maximaler Intervallbreite ($I5$) und Geometrievariante $MOP0$ (Syngo-Pfadlängen) am Simulationsindex $S_I = 691$ gefunden. Für diesen Simulationsindex beträgt die Gesamtabweichung $D_{totmin} = k_P + \ln \{I_0\} = 43, 8$. Die mittlere Eingangsintensität beträgt $\bar{i}_0 = 39.07$, woraus sich die minimale, mittlere Modellabweichung zu $k_P = 4, 73$ ($STD = 4.04$) berechnet, was bezogen auf D_{tot} einer relativen Abweichung von $k_{Prel} = 10, 7\%$ entspricht. Die korrespondierenden Extinktionskoeffizienten zeigen bis auf den Wert für das Fettgewebe niedrige, in drei von vier Fällen Werte am unteren Ende des In-

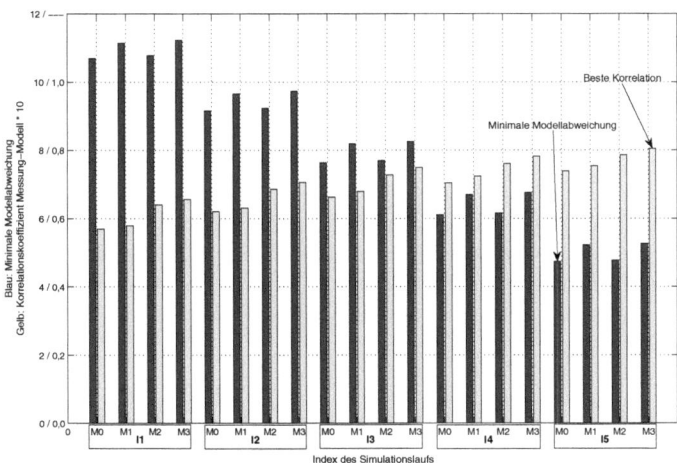

Abbildung 7.35 – Modellabweichung, Korrelation simulierter und gemessener Gesamtintensitäten über Kernsimulationsläufe (Ordinate: Modellabweichung (schwarz, linke Balken), Korrelationskoeffizient (grau, rechte Balken) Abszisse: Index des Kernsimulationslaufs)

tervalls, wie Tabelle 7.8[27] zeigt. Verglichen mit den Angaben aus der Literatur liegen diese Werte deutlich darunter.

Der beste Korrelationskoeffizient für diesen Kernsimulationslauf beträgt hier $r = 0,8$ (Fehlerwahrscheinlichkeit $p = 0,0025$).

	Haut	Fettgewebe	Arterie	Muskeln	Knochen
$\mu_{tsim}(\frac{1}{mm})$	1.50	1.03	1.14	0.40	0.67
$\mu_{tref}(\frac{1}{mm})$	2,45	0,98	1,88	0,80	1,35
$Index\ i$	2	6	2	1	1

Tabelle 7.8 – Durch Verifikation (Gesamtintensität) ermittelte Dämpfungskoeffizienten(μ_{tsim}),deren Subintervall-Indizes (Intervallbreite $I5$) im Vergleich mit der Literaturreferenz (μ_{tref}).

Demnach führt die Erweiterung der Intervallgrenzen, d.h. nach jedem 4 Messpunkt, zu einem deutlichen Abfall der Modellabweichung und Anstieg der Korrelation zwischen optischen Dämpfungsparametern und logarithmierten Gesamtintensitäten. Die Abbildung zeigt weiter, dass die Geometrieva-

---

[27] Tabelle 7.7 zeigt die durch Verifikation mit der Gesamtintensität gefundenen optischen Dämpfungskoeffizienten μ_{tsim} im Vergleich zur Literaturreferenz μ_{tef} bei Variationsintervallbreite $I5$ mit zugehörigen Subintervall-Indizes. Zur Berechnung von μ_{tsim} vgl. Formel 7.11 auf Seite 195.

rianten $MOP2 - MOP4$, d.h. Arterien- sowie Hautschichtdicke, wie sie mit INSEGT ermittelt wurden, einen eher geringen Einfluss auf die Modellabweichung zeigen aber eine leichte Verbesserung der Korrelation bewirken. Bemerkenswert dabei ist, dass sich zwar die Modellabweichung bei diesen Geometrievarianten leicht erhöht, jedoch die Korrelation zwischen Dämpfungskoeffizient und Transmissionsintensität um einen Zehntelpunkt ansteigt und ihren Maximalwert bei Geometrievariante 4 und der maximalen Intervallgrenze von $\pm 50\%$ aufweist.

Betrachtet man die beste Korrelation über alle Kernsimulationen so ergibt sich diese wie bei der minimalen Modellabweichung bei maximaler Intervallbreite der optischen Dämpfungskoeffizienten, allerdings bei Geometrievariante MINOP-4 zu $r = 0,81$ bei einer vernachlässigbaren Fehlerwahrscheinlichkeit von $p = 0,0005$.

Diskussion

Die Abnahme der Modellabweichung bei vergrößerten Intervallbereichen für die optischen Dämpfungskoeffizienten würde isoliert betrachtet keine ausreichende Verifikation rechtfertigen. In Kombination mit den Korrelationswerten wird jedoch der lineare Zusammenhang bestätigt. Der signifikante Korrelationsfaktor von $r = 0,81$ bei geringster Fehlerwahrscheinlichkeit und einer Modellabweichungen von $k_{Prel} \approx 10,0\%$ darf als Verifikation des erweiterten Lambert-Beer-Gesetzes für das MINOP-Modell gelten.

Darüber hinausgehend zeigt die Simulation, dass höhere Werte der Dämpfungskoeffizienten zu höheren Gesamtabweichungen führen. Dies ist aufgrund der Linearkombination von Dämpfungskoeffizient und Pfadlänge auch zu erwarten. Zwar wird folgerichtig auch der für alle Probanden identische, rechnerische Einkoppelanteil erhöht aber mit fortschreitenden Koeffizientenindizes nehmen auch die probandenspezifischen Abweichungen (f_{Prel}) zu. Deren Minimum ist eher am unteren Ende des Koeffizienten-Intervalls zu finden, wie Abbildung 7.35 zeigt.

Die Intervallgrenzen können aus biophysikalischen Gründen nicht beliebig niedrig definiert werden. Die maximale Schwankungsbreite von $\pm 50\%$ befindet sich im Rahmen der in Experimenten gewonnenen Parameter. Zusammenfassend wird festgehalten, dass die Verfikation des MINOP-Modells mit an Probanden gemessenen, optischen Gesamtintensitäten eine signifikant hohe Korrelation ergeben hat. Da die zugrundeliegende kleine Datenanzahl nur eine Trendaussage erlaubt, sollten diese Ergebnisse durch Messungen an größeren Kollektiven fortgeführt werden.

7.5.3 Verifikation mithilfe der MCS

Die für die Modellverifikation erforderlichen transmittierten Gesamtintensitäten wurden durch Analyse der vom Simulator erzeugten, Simulationslaufspezifischen Daten ermittelt. Dabei wurde zunächst aus jeder Ausgabedatei der für die Intensitätsberechnung relevante Datenbereich berechnet, daraus die

Gesamtintensität durch Kumulation über die Einzelintensitäten des Bereichs bestimmt. Schließlich wurden die Gesamtintensitäten zu einem Probandenvektor zusammengefasst und die Korrelation mit den gemessenen Gesamtintensitäten wie in Kapitel 7.5.2 beschrieben bestimmt.

Für die Auswertung der umfangreichen Simulations-Ausgabedateien wurde das Matlab-Skript "MCLMSimResults.m" entwickelt. Dieses läd die für die Auswertung relevanten, vom Simulationseingabe-Skript "MCLMSimInput.m" erzeugten Variablen sowie den Vektor der gemessenen Probandenintensitäten in den Arbeitsspeicher, berechnet Korrelation und Fehlerwahrscheinlichkeit und gibt die auf den Mittelwert normierten Signale als Graphen aus.

Die MCS erfolgte mit zwei unterschiedlichen räumlichen Auflösungen von $dz, dr = 0.01\,cm$ und $dz, dr = 0.005\,cm$. Die Vorgabe variierte im Bereich von $n = 0.5...10\,Mio$ Photonenpaketen. Dabei wurden folgende Korrelationskoeffizienten (R) und Fehlerwahrscheinlichkeiten (P) über alle Simulationsserien erzielt:

Serie 1	$dz, dr = 0.01\,cm$						
n(Mio)	0.5	1	1	1	2	5	10
R	0.63	0.67	0.67	0.67	0.7	0.67	0.66
P	0.031	0.009	0.009	0.007	0.005	0.007	0.007

Serie 2	$dz, dr = 0.005\,cm$						
n(Mio)	0.5	1	1	1	2	5	10
R	0.58	0.61	0.64	0.68	0.67	0.68	0.66
P	0.014	0.005	0.003	0.016	0.001	0.004	0.016

Interessanterweise zeigt sich eine leichte Variation der Simulationsergebnisse bei drei identischen, hintereinander ausgeführten Simulationsläufen mit jeweils $n = 1\,Mio$ Photonen. Während sie für $dz, dr = 0.01\,cm$ konstant blieben, zeigten sie bei $dz, dr = 0.005\,cm$ eine Schwankung der Korrelationskoeffizienten zwischen 0.61 und 0.68. Aufgrund der sehr geringen Fehlerwahrscheinlichkeit von unter 2% kann eine Trendaussage untermauert werden.

Abbildung 7.36 zeigt vergleichend die gemessenen und per MCS simulierten Intensitäten auf den Probandendaten, die wenn auch mit Abweichungen einen linearen Zusammenhang andeuten.

Zusammenfassend kann festgehalten werden, dass auch mithilfe der MCS eine Verifikation des MINOP-Schichtenmodells anhand gemessener, optischer Gesamtintensitäten als Trend gezeigt werden konnte.

7.6 Verifikation des Zylindermodells

Wie in Abschnitt 6.6.4 beschrieben, wurden aus den MRT-Schichtbildern der MRT-PPG-Probandenstudie Parameter für eine zylindrische Referenz-Modellgeometrie extrahiert und in ein Simulationsmodell für die MCS gemäß Kapitel 6.6.2 überführt. Die MCS lieferte eine Verteilung der in radialer Richtung

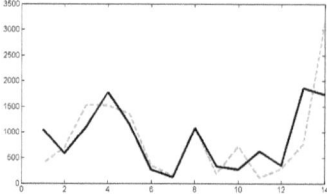
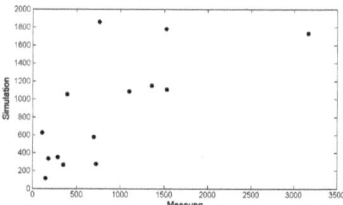

Abbildung 7.36 – Links: MCS-simulierte (schwarz) und gemessene (grau) optische Intensitäten von $n = 14$ Probanden bei Verwendung eines planaren Schichtenmodells; Rechts: XY-Darstellung (MCS-Intensitäten horizontal, gemessene Intensitäten vertikal)

transmittierten Photonenpakete entlang der Umfangslinie des Außenkreises des Zylindermodells in 1-Grad-Auflösung.

Weiter wurden Messungen der transmittierten, optischen Gesamtintensitäten an diskreten, äquidistanten Punkten entlang einer Unterarmumfangslinie (vgl. Abbildung 7.25) durchgeführt, die in Unterabschnitt 7.4.3 dokumentiert wurden.

Zuordnung Modell-Geometrie und Messungen

Zur Verifikation der Modellsimulation mit den Messungen war eine Abbildung der umfangsbezogenen, simulierten Intensitätswerte (Abbildung 7.37, oben) auf das Raster der diskreten Messorte (Abbildung 7.37, unten) erforderlich. Dies erfolgte mithilfe des Matlab-Skripts[28], welches die Anpassung der Datensätze sowie weitere Auswertungen vornimmt.

Das Ergebnis der Verifikation zeigt Abbildung 7.38. Die dargestellten Kurven zeigen die über alle Probanden gemittelte, gemessene Intensität (durchgezogene Linie), die per MCS ermittelte Gesamtintensität (gepunktete Linie) und die Intensität der Photonenpakete, die die Hauptarterie passiert haben (unterbrochene Linie). In der Darstellung wurden zur besseren Vergleichbarkeit die gemessenen Gesamtintensitätswerte und die simulierten Intensitätswerte auf gleiche Maximalwerte skaliert. Die Abbildung zeigt eine tendenziell gute Übereinstimmung von Simulation und Messung. Die Abweichungen werden nachfolgend kommentiert.

Abweichung Simulation und Messung

Zunächst fällt auf, dass die gemessene Intensität an den Positionen $8 - 10$ höher ausfällt als die simulierten Beträge sowohl für die gesamte Intensität als auch den arteriellen Anteil. An den Positionen $8 - 11$ weist der Unterarm die

---
[28] CompareIntensityProfilsMeasuredMCS.m

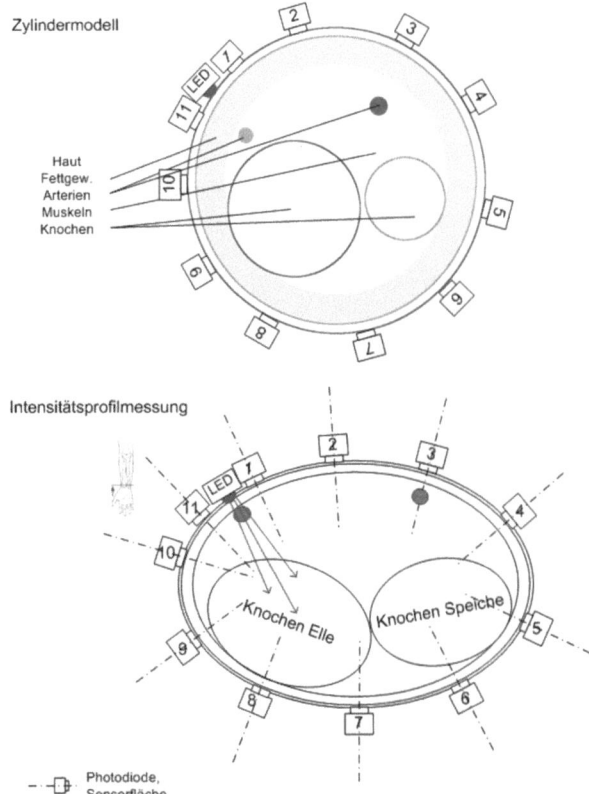

Abbildung 7.37 – Zuordnung Zylindermodell (oben) und Messorte am Unterarm (unten)

stärkste Krümmung seiner Umfangslinie auf, was die markanteste geometrische Abweichungen gegenüber dem vom Modell verwendeten Kreisquerschnitt manifestiert.

Andererseits weisen die Positionen 1 − 3, also in Richtung der Abflachung des Unterarmquerschnitts, niedrigere Messwerte auf als die Simulation. Auch diese Abflachung stellt eine extreme Abweichung der Kreisgeometrie (Gerade) dar, allerdings in Richtung geringerer Krümmung. Demzufolge zeigt die Simulation die entgegengesetzte Charakteristik.

Die Lichtquellenregion

Zwischen den Positionen 11 und 8 also an der stärker gekrümmten Seite des Unterarms zeigen sich sowohl gemessene als auch simulierte Intensität deutlich erhöht, während die gegenüberliegenden Positionsbereiche deutlich geringere

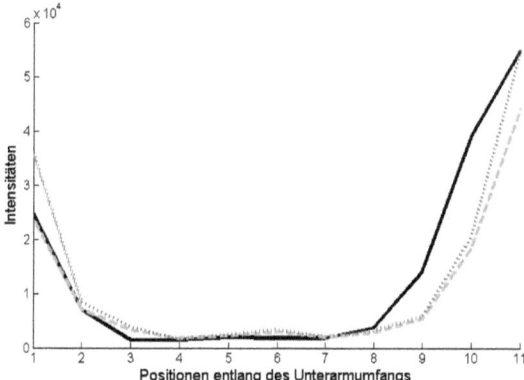

Abbildung 7.38 – Vergleich der gemessenen optischen Intensitäten (schwarz [mV^2]), mit der MCS-Simulation (gepunktet= Gesamtintensität, unterbrochen= arterieller Anteil) an den Messorten entlang des Unterarmumfangs

Werte aufweisen. Vermutlich aufgrund der starken, diffusen Streuung im Medium wird ein erheblicher Anteil der eingekoppelten Lichtleistung in unmittelbarer Umgebung des Einkoppelorts auch wieder ausgekoppelt. Die Weglängen, die die Photonenpakete dabei zurücklegen sind hier verglichen mit anderen Positionen klein und die Absorptionswahrscheinlichkeit entsprechend gering.

Die Simulation zeigt ferner, dass für Photonenpakete, welche die Hauptarterie passiert haben und damit potentielle Träger des PW-Signals sind (unterbrochene Linie), eine verglichen mit der Gesamtintensität nur unwesentlich geringere Signalintensität simuliert werden konnte. Die Simulation deutet an, dass im gesamten Bereich der Positionen 2 bis 1 und 11 bis 9 mit einer erhöhten PW-Signalqualität gerechnet werden kann. Diese Positionen werden verallgemeinert als die bevorzugte Ableitregionen bezeichnet.

Lokales Maximum

Die simulierten Kurven zeigen ferner eine kleines lokales Maximum an Position 6, welche bezogen auf die Kreisgeometrie (Zylindermodell) die der LED direkt gegenüberliegende Position bedeutet. Aufgrund der stark vorwärtsgerichteten LED-Strahlungskeule mit einem Öffnungswinkel von $\alpha_{apertur} = 30°$ ist dies auch zu erwarten. Messtechnisch konnte dieser Peak jedoch nicht bei allen Probanden nachgewiesen werden (vgl. Abbildung 7.26). Da die Messungen aufgrund des Rauschen in Nähe der unteren Signalauflösungsgrenze erfolgten, ist ihr Aussagekraft begrenzt. Verglichen mit dem Niveau der Signalintensität der bevorzugte Ableitregionen ist der Betrag des lokalen Maximums gering.

Bester Ableitort

Bei den Probandenmessungen mit dem Prototyp-PPG-EK-Sensor im Rahmen der MRT-PPG-Studie wurden ausschließlich die Positionen 7 − 9 als beste Ableitorte für das PW-Signal ermittelt, wie Abbildung 7.39 zeigt.

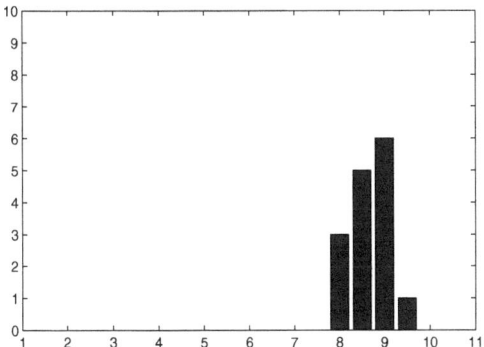

Abbildung 7.39 – Verteilung der mit dem PPG-EK-Sensorprototyp gefundenen besten Ableitorte für das PW-Signal

Interessanterweise liegen diese zwar innerhalb der bevorzugte Ableitregionen, entsprechen aber nicht den Positionen in direkter Nähe zur Lichtquelle, wie es aufgrund der (später gemessenen) Gesamtintensitäten sowie Simulationsergebnisse zu erwarten gewesen wäre. Auffallend ist, dass in keinem Fall die Position 11, 10 oder 1, 2 als beste Ableitposition gefunden werden konnte.

Auch nachträglich durchgeführte Verifikationsmessungen, bestätigen diesen Befund, dass in unmittelbarer Nachbarschaft zur LED zwar sehr hohe Intensitäten auftreten, diese aber einen verschwindend geringen PW-Signalanteil beinhalten, der messtechnisch kaum nachweisbar ist. Dies lässt vermuten, dass die unmittelbar neben der Quelle stark rückgestreuten Signale von der Reflexion an vor der Arterie liegenden Gewebeschichten stammen.

Zusammenfassung

Der Vergleich des aus den Probandenmessungen abgeleiteten, mittleren Intensitätsprofils mit der MC-simulierten Intensitätsverteilung entlang des Unterarmumfangs zeigt trotz erheblicher Abstraktion des MCS-Zylindermodells vom realen Unterarmquerschnitt eine ausgeprägte Ähnlichkeit. Andererseits zeigen die wesentlichen Abweichungen zwischen Simulation und Messwerten eine gewisse Plausibilität wenn man die geometrischen Unterschiede zwischen Zylindermodell und realem Unterarmquerschnitt näher betrachtet.

Simulation und Messung stimmen darüber ein, dass im Positionsbereich 8−11 sowie 1−3, also möglichst nahe an der LED, die besten Signalintensitäten erwartet werden können. Die Simulation weist diese Bereiche als bevorzugte Ableitregionen aus, und postuliert, dass dort mit den höchsten Amplituden auch für das PW-Signal zu rechnen ist.

Demgegenüber zeigen PPG-Messungen dass unmittelbar neben der LED-Lichtquelle die reflektierten bzw. rückgestreuten Anteile möglicherweise vorhandene, kleinere PW-Anteile überdecken.

Zusammenfassend kann daher festgehalten werden, dass aufgrund von Simulation und Intensitätsmessungen der beste Positionsbereich für die PW-Signalableitung innerhalb der Positionen 8 − 10 zu erwarten ist.

Kapitel 8

Zusammenfassung

Motivation

Herzkreislauf-Erkrankungen sind in Europa bei Männern und Frauen noch immer die häufigste Todesursache, wenn auch mit leicht fallender Tendenz. Wichtig für eine frühzeitige Diagnostik sind der Zustand des Gefäßsystems, insbesondere die arterielle Gefäßsteifigkeit[1], aber auch die Sauerstoffversorgung des Blutes. Die charakterisierende Information liegt in der Form, den Parametern sowie den Ausbreitungseigenschaften des vom linken Herzventrikel beim Blutauswurf-Vorgang erzeugten Druck- und Flusspulses, der sich als Welle über den arteriellen Gefäßbaum ausbreitet.

Der Unterarmbereich in der Nähe des Handgelenks stellt einen aus Patientensicht komfortablen Ableitort für die Pulswelle (PW) dar, der eine Reihe medizinischer Anwendungen, vor allem zum persönlichen Gesundheitsmanagement ("Personal Health") ermöglicht. Mithilfe eines am Unterarm anwendbaren PW-Sensors kann ein Beitrag zur Prävention von Herzkreislauferkrankungen geleistet werden.

Die vorliegende Dissertation hat daher zum Ziel, die Sensormethode der optisch-transmissiven Plethysmographie als mehrkanaliges System für den Unterarm prototypisch zu entwickeln und bestehende Chancen und Limitationen zu untersuchen. Ferner bedarf es Verfahren für eine automatisierte Bewertung der Signale mehrerer Kanäle. Zur Verbesserung der Signalfindung und -ableitung werden Modelle für den Prozess der optischen Signalausbreitung im Unterarmgewebe entwickelt.

Medizinische Relevanz

Gemäß dem Leitsatz "Der Mensch ist so alt wie seine Gefäße"[2] spielt die Erfassung, Analyse und Bewertung des PW-Signals in der Gefäßdiagnostik sowie als Prädiktor für Herzkreislauf-Erkrankungen eine wachsende Rolle.

Die Erfassung markanter Punkte, Formparameter sowie der Ausbreitungsgeschwindigkeit der PW, sind für die Bestimmung der Steifigkeit der Blutge-

---

[1] Nüernberger et al. [2007]
[2] Rudolf Virchow (1821-1902), deutscher Arzt und Wissenschaftler

fäße, für die Approximation der zentralarteriellen Pulsamplitude und damit
zur individuellen Quantifizierung des Risikos für Herz-Kreislauferkrankungen
wichtige Eingangsgrößen. Durch Wahl zweier geeigneter optischer Wellenlängen
kann darüber hinaus die Sauerstoffsättigung berechnet und aus deren Verlauf
über nächtliches Monitoring beispielsweise auf atmungsbezogene Schlafstörungen
rückgeschlossen werden. Die Ausbreitungsgeschwindigkeit der PW korreliert
bei konstanter Elastizität der Gefäße mit der Änderung des arteriellen, besonders des systolischen Blutdrucks, der damit modellbasiert approximiert werden
kann.

Bereits 2007 nahm die europäische Gesellschaft für Kardiologie und Hypertonie aus der PW abgeleitete Parameter in die Leitlinien zur Therapie von
Hypertonikern auf. 2008 folgte die Gründung der Deutschen Gesellschaft für
arterielle Gefäßsteifigkeit (DeGaG), die das PW-Signal als wesentlichen Indikator für den Gefäßzustand definiert.

Medizinisch interessant ist vor allem der direkt an der Zentralaorta gemessene PW-Verlauf, sowie die dort messbare PW-Geschwindigkeit, aus der
Rückschlüsse für das Gefäßrisiko gezogen werden. Da jedoch die zentralaortale
Messung der PW-Charakteristik nur mit invasiver Katheter-Sensorik möglich
ist und dies operativen Aufwand erfordert, wurden Verfahren entwickelt, die
mithilfe von Parametern der peripheren PW-Kurve ein Modell der zentralarteriellen Verhältnisse stützen.

Die Voraussetzung für die genannten medizinischen Anwendungen ist die
Verfügbarkeit einer Sensormethode zur nichtinvasiven und wenig beeinträch-
tigenden Ableitung des PW-Signals am Unterarm, die vom Patienten selbst
auch über längere Zeiträume nicht invasiv angewendet werden kann und ihn
bei alltäglichen Tätigkeiten nur wenig einschränkt.

Stand der Technik

Im Rahmen dieser Arbeit wird unter "PW-Signal" ein durch das Ableitver-
fahren bestimmtes, physikalisches Zeitsignal verstanden, welches physikalisch
ein Drucksignal (Tonometrie), ein Flusssignal (Flussmessung) oder ein Volumenänderungsignal (Plethysmographie) bedeuten kann. Als Verfahren zur
nichtinvasiven Ableitung der PW sind daher Druck-, Fluss- und Volumenpuls-
basierte Verfahren bevorzugt anwendbar.

Für die Anwendung am Unterarm existieren Sensorlösungen in Form medi-
zintechnischer Geräte für die Verfahren Applanationstonometrie (TON), Ultra-
Schall-Doppler (USD) und Impedanzplethysmographie (IPG). Für die Photoplethysmographie (PPG) existieren wenige Veröffentlichungen, die reflexiv
messende Sensorprototypen im Rahmen von Forschungsprojekten einsetzten.

Die PPG bietet als einzige Methode zusätzlich die Möglichkeit zur Bestimmung der funktionellen Sauerstoffsättigung, die in Fingerclip-Pulsoximetern
genutzt wird. Den theoretischen Hintergrund hierfür bildet das Gesetz von
Lambert und Beer.

Die wenigen publizierten Arbeiten zur Anwendung des PPG-Verfahrens am
Unterarm nutzen reflexiv messende, einkanalige Sensoren, bei denen Leucht-

dioden (LED) und Photodioden (PD) unmittelbar nebeneinander angebracht sind und die von der Arterie zurück gestreuten Signalanteile detektiert werden. Die Elektronik dieser Remmissionssensoren entspricht der der Fingerclip-Anwendung. Damit verbunden ist eine beschränkte Leistung der LED, die auf wenige Millimeter begrenzte Eindringtiefe und eine eingeschränkte Sensitivität. Signalsuche erfolgte manuell und eine PW-Identifikation wurde durch visuelle Inspektion vorgenommen.

Optisch-transmissiver Mehrkanalsensor

Bei allen sensorischen Methoden stellt die Suche nach einer geeigneten Ableitposition am Unterarm eine nicht triviale Aufgabe dar. Erste eigene Untersuchungen mit einem Remissionssensor-Prototypen, aufgebaut aus verfügbaren Pulsoximetrie-Komponenten, erbrachten ein ungünstiges Signalrauschverhältnis, lange Zeitintervalle bis zur Signalfindung und häufigen Signalverlust. Die erste prototypische Entwicklung eines Transmissionssensors ermöglichte demgegenüber eine verbesserte Signalfindung und Signalqualität.

Als Teil des eigenen Beitrags wurde ein PPG-Mehrkanal-Sensor (MKS) zur optisch-transmissiven Plethysmographie entwickelt und als Prototyp realisiert. Dieser ermöglicht eine aktive Sensor-Fläche von mehreren Quadratzentimetern, in der mehrere Kanäle auf Vorliegen eines validen PW-Signals automatisch geprüft und ausgelesen werden. Dabei wurde eine planare Zwei-Zeilen-Matrixanordnung von 2×4 LEDs im Pulsbetrieb als Lichtsender in der Nähe der Hauptarterie auf der Unterarm-Unterseite angebracht. Auf der gegenüberliegenden Unterarm-Oberseite wurde eine gleichartige Matrixanordnung von 2×4 PD als Lichtempfänger fixiert. Ein Mikrocontroller steuert die programmierbaren LED-Pulsfolgen, aktiviert sequenziell alle möglichen LED-PD-Kombinationen, die nachfolgend als Kanäle bezeichnet werden. Ferner wird anhand der mittleren Leistung geprüft, ob ein PW-Signal vorliegt.

Mit diesem Sensor wurde die Anwendbarkeit des Verfahrens der optisch-transmissiven Plethysmographie am Unterarm nachgewiesen. Der Nachweis erfolgte experimentell im Rahmen einer Probandenstudie. Bei 17 Probanden konnten valide PW-Signale an im Mittel 17 Kanälen abgetastet werden. Höhere Signalstärken $((A \geq 50\%$, bezogen auf $A_{max} = 100\%)$ treten nur in jeweils ein bis zwei Kanälen auf. Hier stellt die Positionierung eine kritische Größe dar. Niedrigere Signalstärken im Bereich von 3 bis 20% des Maximalpegels sind dagegen in 5 bis 30 Kanälen messbar und damit weniger kritisch gegenüber Positionierungsabweichungen.

Interessanterweise wurden an der Ulnaris durchweg leicht höhere Signalstärken gemessen, die darüber hinaus auch in einer höheren Anzahl von Kanälen auftraten.

Zusätzlich wurde eine Analyse der LED-PD-Kanalanordnung durchgeführt, die gemessene geometrische Signalstärkeverteilung ermittelt und die Einflüsse der Anatomie diskutiert. Dabei zeigte sich zunächst eine verbesserte Signalintensität bei Kanälen, die in axialer Unterarm-Richtung betrachtet, näher am

Handgelenk liegen. Andererseits war ein deutlicher Gradient der Kanalamplituden bei beiden LED-PD-Zeilen in Umfangsrichtung zu beobachten.

Um die Praktikabilität sowie die Bewegungsrobustheit des MKS zu bewerten, wurden Vergleichsmessungen mit den Sensormethoden Ultraschall-
Doppler (USD), Tonometrie (TON) und Impedanzplethysmographie (IPG)
durchgeführt. Dabei lag die Zeitspanne vom Anlegen des Sensors bis zum
erstmaligen Finden eines validen Signals pro Proband im Durchschnitt beim
MKS-Sensor (PPG) bei $t_{APPG} = 160\,s$, gegenüber TON mit $t_{ATON} = 140\,s$,
IPG mit $t_{AIPG} = 60\,s$ und USD $t_{AUSD} = 30\,s$. Hier muss berücksichtigt werden,
dass das PPG-Verfahren als einziges eine sequentielle, automatische Kanalbewertung durchführte, während die anderen Verfahren eine manuelle Suche
erfordern. Hinsichtlich der Robustheit gegenüber Bewegungsstörungen zeigte
sich der dem Plethysmographie-Verfahren immanente Effekt der Bewegungsde-
tektion. Bewegungsartefakte werden dem Nutzsignal überlagert und sind nur
eingeschränkt davon zu unterscheiden. Bei der Erkennung von PW-Zyklen, die
unter dem Einfluss von Bewegung gemessen wurden, erwies sich das PPG-
Verfahren zwar toleranter als das IPG, aber USD und TON zeigten deutlich
höhere Erkennungsraten.

Für Referenzmessungen wurde zusätzlich ein Labormessplatz aufgebaut,
der einerseits die elektrische Pulsgenerierung für unterschiedliche, einfach wech-
selbare LED-Komponenten erlaubt und andererseits unterschiedliche PD-Typen
über einen Messverstärker auslesen kann. Mit diesem Messplatz konnten transmittierte Gesamtintensitäten an den Probanden bei roter und infraroter Wellenlänge gemessen und damit die Modelle zur Lichtausbreitung im Unterarm
verifiziert werden.

Bewertung von PW-Signalen

Der MKS liefert optische Signale mehrerer Kanäle, deren PW-Charakteris-
tik erkannt und deren Signalqualität gemessen werden muss. Die wesentli-
chen Anforderungen an ein solches Verfahren sind neben der zuverlässigen
Identifikation und einem aussagekräftigen Qualitätsmaß vor allem auch die
Echtzeitfähigkeit auf einem eingebetteten System mit beschränkten Hard- und
Software-Ressourcen. Als zweiter Schwerpunkt des eigenen Beitrags wurde da-
her eine ressourcenbeschränkte Methode zur PW-Identifikation und Qualitäts-
Bewertung entwickelt.

Zunächst wurde eine vorklassifizierte Referenz-Datenbank mit 100 Signalepisoden erstellt, die zur Entwicklung, zum Test sowie zur Verifikation verwendet wurde. Ein zweistufiger Ansatz, bestehend aus Signalvorverarbeitung und
Merkmalsberechnung, ermöglichte die Segmentierung einzelner PW-Zyklen und
damit die Berechnung trennscharfer Merkmale. Für die Signalvorverarbeitung
zeigte sich die Signalzerlegung und -rekonstruktion mithilfe der DMWT[3] einem reinen FIR-Filteransatz als überlegen. Dies gilt nicht nur hinsichtlich
Fehlerabweichung und Rechenaufwand, sondern die DMWT-Methode liefert

---

[3] Diskrete Meyer-Wavelet-Transformation (DMWT)

zu dem eine adäquate Aufteilung in Nutz- und Störsignalkomponenten, welche die Berechnung des Signalmerkmals SNR auf einfache Weise erlauben. Die DMWT-Methode bietet ferner aufgrund ihrer minimalen Verzerrung des Ursprungssignals beste Voraussetzungen für eine spätere Auswertung medizinisch relevanter Parameter[4].

In Stufe 2 werden Referenzpunkte im Signal (Minima, Maxima, Steigungsmaxima) mithilfe geeigneter Verfahren zur Signalanalyse berechnet. Hier zeigte sich ein auf dem Haar-Wavelet basierendes Verfahren, welches durch inkrementelle Schwellwertanpassung Peakkandidaten bestimmt und in einem nachgeschalteten Filterprozess selektiert gegenüber fensterbasierten Verfahren zur Minima-Maxima-Detektion leicht überlegen. Die Anzahl dieser Referenzpunkte (ARP), die Kreuzkorrelation von Signalzyklen (KKZ), das Signalrauschverhältnis (SNR), die mithilfe der Fouriertransformation berechnete Grundfrequenz (GFP) sowie die mittlere Fläche eines PW-Zyklus (AUC) erwiesen sich als geeignete Merkmale. Nach Auswahl und Implementierung der Merkmalsoperatoren in Matlab wurden die Merkmalsvektoren für jeden (vorklassifizierten) Trainingsdatensatz berechnet.

Anschließend erfolgte die Relevanz- und Diskriminanzanalyse, die mit dem Data-Mining-Werkzeug WEKA für relevante Klassifikatoren durchgeführt wurde.

Die Diskriminanzanalyse der Merkmale ergab ein herausragendes Diskriminanzvermögen des Merkmals ARP, welches isoliert bereits eine Erkennungsgenauigkeit[5] von 100% erreicht, gefolgt von KKZ (89%), AUC (87%), GFP (72%) und SNR (60%). Die Merkmalskombination KKZ und AUC lieferte 97% Erkennungsgenauigkeit.

Die lineare Trennbarkeit der Merkmale erlaubt die Entwicklung einer Entscheidungsfunktion, deren Parameter anhand von Trainingsdaten mithilfe des FLDA-Verfahrens[6] berechnet und mit dem KNN-Klassifikator[7] verifiziert werden konnten. Fortgeschrittene Data-Mining-Verfahren wie "Support Vector Machines" oder "Neuronale Netzwerke" hätten hier zu höherem Aufwand bei maximal gleichwertigem Ergebnis geführt.

Um die Qualität des PW-Signals zu bewerten, wurden die Merkmale SNR und KKZ ausgewählt. Die unüberwachte K-Means-Clusteranalyse mit Zwei-Cluster-Vorgabe führte zu einer Cluster-Trennung im Wesentlichen anhand des Parameters SNR. Visuell sind kleine Qualitätsunterschiede bei validen PW-Signalen nicht zuverlässig zu erfassen. Daher wird vorgeschlagen, die Qualitätsbewertung anhand einer Gewichtsfunktion für die Merkmale SNR und KKZ vorzunehmen. Dies liefert ein skalares Qualitätsmaß, welches die Signaldifferenzierung erleichtert.

Verwendet man für die Signalvorverarbeitung DMWT, für die Identifikati-

---

[4] z.B. zur Berechnung der Pulse Transit Time (PTT) oder oder für die Energie-Bänder-Analyse der traditionellen chinesischen Pulsdiagnostik (TCPD)

[5] Unter Erkennungsgenauigkeit wird das arithmethische Mittel richtig erkannter PW- und Artefakt-Signale verstanden.

[6] Fisher Linear Discrimination Analysis (FLDA)

[7] Nächster-Nachbar-Klassifikator

on die Merkmale ARP bzw. KKZ und für die Qualitätsbewertung SNR sowie KKZ, dann sind nach oben abgeschätzt $230.000\,OPs/sec$ erforderlich. Gängige Mikrocontroller können dies ohne kostenintensive, zusätzliche Ressourcen bereitstellen. Zudem kann der Rechenaufwand durch Implementierung und Absenkung der Abtastrate deutlich reduziert werden. Damit wird gezeigt, dass das entwickelte Verfahren auf aktuellen Mikrocontroller-Systemen lauffähig ist.

Modellierung der Signalausbreitung

Der dritte Schwerpunkt des eigenen Beitrags umfasst die Modellierung der optischen Signalausbreitung im Unterarmgewebe als den wesentlichen, signalgebenden Prozess der PPG.

Theoretisch lässt sich das Verfahren zur PPG als Strahlungstransportproblem beschreiben, welches zwar von den Maxwell-Gleichungen abgeleitet ist, dabei aber den Wellencharakter des Lichts zugunsten des Energietransports in Form der Photonenstrahlung vernachlässigt. Für die Lichtausbreitung in biologischem Gewebe sind wellentheoretische Phänomene, wie beispielsweise die Interferenz nur sehr aufwändig mathematisch zu beschreiben und zu modellieren. Dagegen bietet die Strahlungstransporttheorie, neben dem Vorteil der Umsetzbarkeit in praktikable Modelle eine in einer Reihe von Veröffentlichungen nachgewiesene, gute Näherung mit gemessenen Effekten. Das Gesetz von Lambert-Beer zur Lichtausbreitung im Gewebe, welches aus der Strahlungstransporttheorie abgeleitet werden kann, bot die Ausgangsbasis für das eigene Modell MINOP (Minimaler Optischer Pfad). Die Lambert-Beer-Beziehung postuliert Gültigkeit für Gewebe mit dominanten Absorptionsvorgängen, welches für die Verhältnisse im Kapillarbett der Hautschicht eher und für die Lichttransmission im Unterarm weniger vorausgesetzt werden kann, da bei letzterer die Streuprozesse überwiegen. Daher wurde die Lambert-Beer-Beziehung als theoretischer Ausgangspunkt übernommen, um Terme zur Erfassung der Streuvorgänge, des Fremdlichts bzw. Rauschens ergänzt und in das Modell MINOP überführt.

Um das entwickelte Modell anhand realer Daten parametrieren und verifizieren zu können, wurde in Kooperation mit dem Uniklinikum Erlangen eine Probandenstudie zur Unterarm-Bildgebung mithilfe der Magnet-Resonanz-Tomographie (MRT) durchgeführt. Nach heuristischer Suche des besten Ableitortes für das PW-Signal am Unterarm, wurden Signalsequenzen aufgezeichnet und der Ableitort MRT-sensitiv markiert. Anschließend wurde ein MRT-Scan nach der Time-of-Flight-Methode durchgeführt, der arterielles Blut geeignet hervorhebt. Damit standen für jeden Probanden plethysmographische Signale sowie MRT-Schichtbilder zur Verfügung, aus denen die geometrischen Parameter für das Modell MINOP extrahiert werden konnten.

Zur Verifikation des Modells MINOP wurden zwei Methoden angewandt: Zum einen wurde anhand einer Simulation von Geometrievarianten und optischen Koeffizienten die Abweichung zum MINOP-Modell über die gemessenen Probanden-Intensitäten berechnet und die Konfiguration mit der geringsten Abweichung ermittelt. Zum anderen wurde MINOP auch als planares Schichtenmodell zur Propagation der Photonen im biologischen Gewebe implementiert und mithilfe der MCS simuliert.

Mit beiden Methoden konnte eine signifikante Korrelation bei $r = 0,7$ gezeigt werden. Angesichts der Begrenztheit der Messdaten bei $n = 15$ validen Probandenmessungen ist dieses Ergebnis unter den Vorbehalt der Bestätigung durch Messungen an größeren Probandenpopulationen zu stellen. Aufgrund der geringen Fehlerwahrscheinlichkeiten, ist die Korrelation aber als signifikant zu werten.

Um die optische Intensitätsverteilung entlang des Unterarmumfangs zu untersuchen, wurde zusätzlich ein Zylinder-Geometriemodell des Unterarms entworfen, anhand gemittelter MRT-Schichtbildinformationen des Probandenkollektivs parametriert und implementiert. Mithilfe der Monte-Carlo-Simulation wurde die Intensitätsverteilung entlang des Zylinderumfangs berechnet und mit am Unterarmumfang gemessenen Intensitäten verglichen.

Simulation und Messung ergaben zunächst ähnliche Profile. Kleinere Abweichungen sind als konsistent zur geometrischen Differenz zwischen Zylindermodell und realem Unterarmquerschnitt zu interpretieren, der eher einem Rechteck mit abgerundeten Kanten ähnelt. An Orten mit stärker gekrümmter Umfangslinie überwiegen die gemessenen Anteile und an denen mit eher flachem Profil zeigt die Simulation erhöhte Werte.

Zusätzlich konnte durch selektive Verfolgung der den Arterienquerschnitt passierenden Photonenpakete die Verteilung der PW-Information entlang des gesamten Unterarmumfangs simuliert werden, was die Optimierung des Sensordesigns unterstützt.

Ausblick

Die Theorie zur Lichtausbreitung basierend auf der Strahlungstransport-Theorie und der davon abgeleiteten, erweiterten Lambert-Beer-Beziehung erwies sich als relevante Approximation. Ein Unterarm-Phantom kann weitere Erkenntnisse hinsichtlich der Dimensionierung sowie des realen Einflusses der optischen Dämpfungsparameter bringen.

Besonderes Potenzial hat die Weiterentwicklung des Zylindermodells, welches beispielsweise anhand polygonaler Konturen möglichst nahe an reale Geometrien angepasst werden sollte. Für ein derart verfeinertes Modell ist die Verifikation durch weitere Probandenmessungen wünschenswert. Zur Erhöhung des praktischen Nutzens, sollten die Geometrieparameter idealerweise anhand externer Formmessungen ermittelt werden können.

Die Experimente mit optisch-transmissiver Plethysmographie mithilfe des MKS, die Messungen und Simulationsergebnisse liefern Hinweise für ein Sensor-Design, das an die am Unterarm vorliegende Signalverteilung angepasst ist. Die nächste Prototyp-Generation sollte eine Rot- und Infrarot-LED beinhalten, um die Sauerstoffsättigung berechnen und damit ein Pulsoximeter am Handgelenk realisieren zu können.

Schließlich bietet sich an, die Verfahren zur PW-Bewertung in Software für ressourcenbegrenzte Rechnerplattformen zu portieren und anhand einer größeren Anzahl von Signalepisoden zu validieren. Zudem ist zu erwarten, dass aus den berechneten Merkmalen auch medizinische Parameter für die Gefäßklassifikation berechnet werden können. Zusammen mit einem produktnahen Prototyp sollten diese in zukünftigen Studien validiert werden.

Fazit

Mit der vorliegenden Dissertation konnte gezeigt werden, dass mit der Methode der optisch-transmissiven Plethysmographie die Ableitung des arteriellen PW-Signals am Unterarm möglich ist. Mit einem mehrkanaligen Sensorsystem ist darüber hinaus eine automatische Signalsuche realisierbar. Die Erkennung des PW-Signals und eine Qualitätsbewertung sind mit den vorgestellten Verfahren zu lösen und können auf gängige Mikrocontroller-Plattformen portiert werden. Kostenintensive Zusatzhardware ist nicht erforderlich.

Trotz begrenzter Datenbasis trugen die entwickelten Modelle sowie ihre Verifikation durch Simulation und Messungen zum besseren Verständnis des signalgebenden Prozesses im Unterarmgewebe bei. Daraus können bevorzugte Ableitregionen definiert und ein optimiertes Sensordesign darauf abgestimmt werden. Der dominante Effekt der Streuung von Licht im Gewebe sorgt zwar für eine starke Schwächung aber auch eine breitere Verteilung des PW-Signals, was die Sensorpositionierung vereinfacht.

Da die PW-Ableitung mit beiden relevanten Wellenlängen der Pulsoximetrie gezeigt werden konnte, besteht hier eine den medizintechnischen Markt addressierende, reale Produktperspektive.

Anhang A

Verzeichnisse

Hinweise zur Sortierung der Verzeichnisse

Verzeichnis	Hinweis
Abbildungen	Aufsteigende Nummerierung nach Kapiteln
Tabellen	Aufsteigende Nummerierung nach Kapiteln
Index	Alphabetisch gemäßAuftreten im Text
Literatur	Rangfolge alphabetisch nach Hauptautor

Abbildungen, die keine Quellenangabe enthalten, wurden selbst erstellt.

Abbildungsverzeichnis

Tabellenverzeichnis

Index

Literaturverzeichnis

M. Alfaouri and K. Daqrouq. Ecg signal denoising by wavelet transform thresholding. *American Journal of Applied Sciences*, 5:276–281, 2008. 5.6.1

J. Allen and A. Murray. Age-related changes in peripheral pulse timing characteristics at the ears, fingers and toes. *Journal of Human Hypertension*, 16:711–717, 2002. 2.1.3, 10, 14, D.1

C. Almeder and F. Breitenecker. Blutflussmodell, Fluss- und Druckdynamik im elastischen Rohrnetzwerk. 3, 2001. 15, 16

R. Asmar, A. Benetos, and G. London. Aortic distensibility in normotensive, untreated and treated hypertensive patients. *Blood pressure*, pages 4:48–54, 1995. 2.1.2

D. Barschdorff and M. Erig. Continuous blood pressure determination during exercise ecg recording. *Journal of Biomedical Engineering*, 43:34 – 39, 1998. 10, 19, 21, 25

BAUA. Stellungnahme zur Risikobewertung von Lasern und LED, 2005. URL http://www.baua.de/nn_18780/de/Themen-von-A-Z/Optische-Strahlung/Stellungnahme.html. 4.3.3, D.2

J. Baulmann, J. Nuernberger, J. Slany, R. Schmieder, A. Schmidt-Trucksaess, D. Baumgart, P. Cremerius, O. Hess, K. Mortensen, and T. Weber. Arterielle Gefäßsteifigkeit und Pulswellenanalyse, Positionspapier zu Grundlagen, Methodik, Beeinflussbarkeit und Ergebnisinterpretation. *Dtsch Med Wochenschr 2010*, 135(ISSN 0012-0472):4–14, 2010. 2.1.1, 2.1.2, 2.1.3

BGI. BGI 832 Betrieb von Lasereinrichtungen. *Berufsgenossenschaftliche Informationen fr Sicherheit und Gesundheit bei der Arbeit*, BGI2003-ZH1/405, 2003. 4.3.3, D.2

Christopher M. Bishop. *Pattern recognition and Machine learning*. Springer, 2006. 5.7.4, 5.8

JC. Bramwell and AV. Hill. Velocity of transmission of the pulse wave and elasticity of the arteries. *Lancet*, pages 1: 891–892, 1922. 2.1.1

British Heart Foundation. European cardiovascular disease statistics. *British Heart Foundation and European Heart Network*, 2005. 1.1

Y. Shi C. Huo and Y. Zhang. System for recognition of chinese medical pulse signal based on wavelet analysis and back propagation neural network. *The 3rd International Conference on Innovative Computers Information and Control (ICICIC'08), Computer Society*, 2008. 5.2, 5.5.2

JS. Cameron and J. Hicks. Frederick akbar mahomed and his role in the description of hypertension at guys hospital. *Kidney Int 1996*, pages 488–506, 1996. 2.1.1

B. Chance. Optical method. *Ann Rev Biophys Biochem*, 20:1–28, 1991. 2.1.1, 6.1.2

Chen-Huan Chen, Erez Nevo, Barry Fetics, Peter H. Pak, Frank C.P. Yin, W. Lowell Maughan, and David A. Kass. Estimation of central aortic pressure waveform by mathematical transformation of radial tonometry pressure - validation of generalized transfer function. *Circulation*, 95(7):1827–1836, 1997. URL http://circ.ahajournals.org/cgi/content/abstract/95/7/1827. 7

W. Chen, IT. Kobayashi, IS Ichikawa, Y. Takeuchi, and T. Togawa T. Continuous estimation of systolic blood pressure using the pulse arrival time and intermittent calibration. *Medical and Biological Engineering and Computing*, 38:number 5, 569–574, 2000. 10, 14, 20, 23

CP. Chua and C. Heneghan. Continuous blood pressure monitoring using ecg and finger photoplethysmogram. *Proc 28th IEEE EMBS Conference*:5117–5120, 2006. 10, 15, 22, 23

R. Couronné and M. Lell. Evaluation of pulse wave acquisition by optical sensing at the wrist using mri. In Jens Fssel Rdiger Poll, editor, *Dresdner Beiträge zur Medizintechnik*, volume 10, pages S. 133–138, Verlag der Wissenschaften GmbH, Bergstr. 70, D-01069 Dresden, 2010. TUDpress, Verlag der Wissenschaften. 6.4.1

R. Couronné, L. Meisenbach and P. Schwarz. Pulse wave acquisition at the wrist - validation of sensor methods. In *Proceedings BMT 2010*, volume Supplement 2010; 55, pages 8:1–4. Deutsche Gesellschaft fr Biomedizinische Technik, 2010b. 7.1

Ingrid Daubechies. *Ten lectures on wavelets*. SIAM Ed, 1992. 5.2.2

C. Douniama and R. Couronné. Blood pressure estimation based on pulse transit time and compensation of vertical position. In *Proceedings 3rd Russian-Bavarian Conference on Biomedical Engineering*, number ISBN 3 921713 33, pages 38 –41, July 2007. 9

C. Douniama, C. Sauter, and R. Couronné. Acquisition of parameters for noninvasive continuous blood pressure estimation - review of the literature and clinical trial. In *IFMBE Proceedings World Congress on Medical Physics and Biomedical Engineering*, volume 25-04, pages 2151–2154, 2009. 9,2.1.5

C. Douniama, C. Sauter, and R. Couronné. Blood pressure tracking capabilities of pulse transit times in different arterial segments: A clinical evaluation. *Proceedings of Computers in Cardiology*, 36, 2009b. 9, 2.1.5

S. Eckert. 100 Jahre Blutdruckmessung nach Riva-Rocci und Korotkoff: Rckblick und Ausblick. *Journal fr Hypertonie - Austrian Journal of Hypertension*, 10 (3):7–13, 2006. 1

P. Elter. *Methoden und Systeme zur nichtinvasiven, kontinuierlichen und belastungsfreien Blutdruckmessung.* Dissertation, Universitaet Fridericiana Karlsruhe, Fakultaet fr Elektrotechnik und Informationstechnik, 2001. 2.1.5, 16, 2.2.2, 4

C. Elwell and J. Hebden. Near-infrared spectroscopy. *University College London, Biomedical Optics Research Lab*, 1999. 6.2.2, 6.2.2, 6.2.2 6.2.2

EU-Parlament. RICHTLINIE 2006 / 25 / EG des Europäischen Parlaments und des Rates ber Mindestvorschriften zum Schutz von Sicherheit und Gesundheit der Arbeitnehmer vor der Gefährdung durch physikalische Einwirkungen (künstliche optische Strahlung). *Straburg*, 2006-04. 4.3.3, D.2, 1, 2

B. Fetics, E. Nevo, C-H Chen, and DA Kass. Parametric model derivation of transfer function for noninvasive estimation of aortic pressure by radial tonometry. *IEEE Trans Biomed Engineering*, 46-6:698–706, 1999. 7

A. Fettweis. *Elemente nachrichtentechnischer Systeme.* J. Schlembach Verlag, Wilburgstetten,, 2004. 5.6.1

BG FMET. Expositionsgrenzwerte für optische Strahlung. *Berufsgenossenschaftliche Informationen für Sicherheit und Gesundheit bei der Arbeit*, BGI 5006:1–43, 2004. URL http://publikationen.dguv.de/dguv/pdf/10002/bgi5006.pdf. 4.3.3, A, D.2, 1, D.4

D. Franchi, R. Bedini, F. Manfredini, S. Berti, G. Palagi, S. Ghione, and A. Ripoli. Blood pressure evaluation based on arterial pulse wave velocity. *Computers in Cardiology*, pages 397–400, 1996. 10, 20, 25

LA. Geddes, MH. Voelz, S. James, and D. Reiner. Pulse arrival time as a method of obtaining systolic and diastolic blood pressure indirectly. *Medical and Biological Engineering and Computing*, 19:671–672, 1981. 10, 14, 18, 19, 20, 24

E. Geun, H. Heo, C. Nam, and Y. Huh. Measurement site and applied pressure consideration in wrist photoplethysmography. *23rd Technical Conference on Curcuits/Systems, Computers and Communications (ITC-CSCC 2008)*, pages 1129–1132, 2008. 2.12, 2.2.3, 2.2.3

Mark Hall, Eibe Frank, Geoffrey Holmes, Bernhard Pfahringer, Peter Reutemann, and Ian H. Witten. The weka data mining software: An update. *SIGKDD Explorations*, 11-1:1–9, 2009. 7

SO. Heard, A. Lisbon, I. Toth, and R. Ramasubramanian. An evaluation of a new continuous blood pressure monitoring system in critically ill patients. *Journal of Clinical Anesthesia*, 12:number 7, 509–518, 2000. 15, 20, 21, 25

T. Heather and Y.T. Zhang. Spectral analysis of pulse transit time variability and its coherence with other cardiovascular variabilities. *Engineering in Medicine and Biology Society*, EMBS'06. 28th Annual International Conference of the IEEE:6442–6445, 2006. 10, 14, 19, 21

J. Heuser. Aorta, März 2006. 2.3

K. Hirata. Benefits from angiotensin-converting enzymeinhibitor, beyond blood pressure lowering, beyond blood pressure or beyond the brachial artery. *Hypertension*, pages 23:551–556, 2005. 2.2.1

Hoffmann-LaRoche AG. *Roche Lexikon Medizin*, volume 4. Auflage. Hoffmann-La Roche AG und Urban & Schwarzenberg Mnchen, 1998. 2.2.1

A. Ishimaru. *Wave Propagation and Scattering in Random Media*, volume I. Academic PressS, 1978. 6.2, 2, 6.2.1

F. F. Jbsis. Noninvasive, infrared monitoring of cerebral and myocardial oxygen sufficiency and circulatory parameters. *Science*, 198(4323):1264–1267, Dec 1977. 6.1.1

Eugenijus Kaniusas, Helmut Pftzner, Lars Mehnen, Jrgen Kosel, Juan Carlos Tllez-Blanco, Giedrius Varoneckas, Audrius Alonderis, Turgut Meydan, Manuel Vzquez, Michael Rohn, Alberto M. Merlo, and Bernd Marquardt. Method for continuous nondisturbing monitoring of blood pressure by magnetoelastic skin curvature sensor and ecg. *Sensors Journal, IEEE*, 6:number 3, 819–828, 2006. 10, 15, 2.1.5, 22, 25

Mustafa Karamanoglu, David E. Gallagher, Albert P. Avolio, and Michael F. ORourke. Pressure wave propagation in a multibranched model of the human upper limb. *The American Physiological Society*, 1995. 7

Siegfried Kästle. *Ein Algorithmus zu zuverlässigen Verarbeitung von Pulsoximetrie-Signalen bei schwierigen Störverhältnissen*. Number ISBN 978-3-89722-274-8. Logos Verlag Berlin GmbH, 1999. 2.2.3, 5.2.1, 5.2.2, 6.3.4

J. Kerola, V. Kontra, and R. Sepponen. Non-invasive blood pressure data acquisition employing pulsetransit time detection. *Engineering in Medicine and Biology Society*, Bridging Disciplines for Biomedicine. Proceedings of the 18th Annual International Conference of the IEEE:1308–1309, 1996. 10, 14, 17, 21

D. Lammers. *Applanationstonometrie zur nichtinvasiven kontinuierlichen Blutdruckmessung: Vergleich mit der Fingerlichtplethysmographie bei der Kipptisch-Orthostase Testung und Anwendbarkeit fr die ergometrische Blutdruckmessung*. PhD thesis, Westfaelische Wilhelms Universitaet Mnster, Mnster, 2005. 2.2.1

JD. Lane, L. Greenstadt, D. Shapiro, and E. Rubinstein. Pulse transit time and blood pressure: An intensive analysis. *Psychophysiology 20*, pages nummer. 1, 45–49, 1983. 10, 14, 17, 20, 23

E.D. Lehmann, D.A. Kass, C.-H. Chen, E. Nevo, B. Fetics, P.H. Pak, W.L. Maughan, and F.C.P. Yin. Estimation of central aortic pressure waveform by mathematical transformation of radial tonometry pressure data. *Circulation*, 98(2):186–187, 1998. URL http://circ.ahajournals.org. 7

Susanne Logstrup. Esc news and appointments, winning hearts, policy and actions for a healthier europe. *European Heart Journal 21*, pages i–iv, 2000. 1.1

FA. Mahomed. The physiology and clinical use of the sphygmograph. *Med Times Gazette*, page 1: 62, 1872. 2.1.1, 2.1.1

Stéphane Mallat. A theory for multiresolution signal decomposition: the wavelet representation. *IEEE Pattern Anal. and Machine Intell.,*, 11-7:674–693, 1989. 5.2.2, 5.2.2, E.1.2

E. J. Marey. Pression et vitesse du sang. *Physiologie Exprimentale. Travaux du laboratoire de M. Marey*, 1:337–371, 1875. 2.2

E. J. Marey. La mthode graphique dans les sciences exprimentales. *Physiologie Exprimentale. Travaux du laboratoire de M. Marey*, 2:133–219, 1876. 2.1

F. Martelli, S. DelBianco, A. Ismaeli, and G. Zaccanti. *Light Propagation through Biological Tissue*, volume 1. SPIE Press, 2009. 6.1, 1, 6.1, 6.2.1, 6.5.1, 2, 6.6

MathWorks. *Wavelet Toolbox User's Guide*. MathWorks, 1996. 5.2.2, E.6, E.7, E.8

MathWorks. *Statistics Toolbox(TM) 7, User's Guide*. MathWorks, Accelerating the pace of engineering and science, 2007. 5.5.2, 5.8, 14, E.2, E.9, E.2

McDonalds, WW. Nichols, and MF. O Rourke. *McDonalds Blood Flow in Arteries*, volume 5 Edition. 2005. 2.1.3, 12, 13, 2.1.5, 16, D.1

Medizinische-Messtechnik-GmbH. Niccomo - Nicht-invasiver haemodynamischer Monitor. Geraete-Handbuch, Medizinische Messtechnik GmbH, Ilmenau, 2006. 2.2.3

Kalju Meigas, Rain Kattai, and Jaanus Lass. Continuous blood pressure monitoring using pulse wave delay. *Engineering in Medicine and Biology Society,* Proceedings of the 23rd Annual International Conference of the IEEE:3171–3174, 2001. 10, 14

Martin Middeke. Pulswellenanalyse - Renaissance einer alten Methode als moderner Biomarker der Gefäßsteifigkeit. *Deutsche Medizinische Wochenschrift,* 135-S3:135, 2010. 2.1.1, 2.1.2

Michael I. Mishchenko. Maxwells equations, radiative transfer, and coherent backscattering: A general perspective. *Applied Optics,* 41:7114–7134, 2002. 6.2.1

H. Nilsson. Photon migration in tissue, dissertation. *Department of Biomedical Engineering, Linkpings universitet Linkping, Schweden,* 2002. 6.2.2, 6.2.2

M. Nitzan, A. Babchenko, and B. Khanokh. Very low frequency variability in arterial blood pressure and blood volume pulse. *Medical and Biological Engineering and Computing,* 37:number 1, 54–58, 1999. 15, 22

J. Nürnberger, A. Mitchell, and RR. Wenzel. Pulse wave reflection: Determination, extent of influence, analysis and options. *Dtsch. Med. Wocheschau 2004,* pages 129:97–102, 2004. 2.1.2

J. Nürnberger, A. Kribben, T. Philipp, Erben, and Raimung. Die arterielle Compliance (Gefäßsteifigkeit) zur Aufdeckung einer subklinischen Artherosklerose. *Urban & Vogel,* Herz 32, 2007. 1, 1.1.1, 1

Nye. The effect of blood pressure alteration on the pulse wave velocity. *Brit. Heart J.,* pages 261–265, 1964. 18, 25

R. Ochiai, J. Takeda, H. Hosaka, Y. Sugo, R. Tanaka, and T. Soma. The relationship between modified pulse wave transit time and cardiovascular changes in isoflurane anesthetized dogs. *Journal of Clinical Monitoring and Computing,* 15:number 7, 493–501, 1999. 10, 14, 18

M. ORourke. Mechanical principles in aterial disease. *Hypertension,* pages 26:2– 9, 1995. 2.1.2

OSRAM Semiconductors. SFH4209 Leistungsstarke IR-Lumineszenzdiode. Technical report, Opto Semiconductors GmbH Wernerwerkstrasse 2 D-93049 Regensburg, 2005. 4.9

Joon Ho Oum, Dong-Wook Kim, and Songcheol Hong. Two frequency radar sensor for non-contact vital signal monitor. In *Microwave Symposium Digest, 2008 IEEE MTT-S International,* pages 919 –922, june 2008. doi: 10.1109/MWSYM.2008.4632983. 2.2.2

Joachim Oxenius. *Kinetic Theory of Particles and Photons.* Number ISBN 038715809X. Springer-Verlag Berlin Heidelberg, 1986. 6.2.1

C. Parameswariah. Frequency characteristics of wavelets. *IEEE Transactions on Power Delivery*, 17:800–804, 2002. 5.5.1

R. A. Payne, CN. Symeonides, DJ. Webb, and SRJ. Maxwell. Pulse transit time measured from the ecg: an unreliable marker of beat-to-beat blood pressure. *Journal of Applied Physiology*, pages 100, 136–141, 2005. 10, 14, 2.1.5, 19, 20, 24

DJ. Pitson, A. Sandell, R. van den Hout, and JR. Stradling. Use of pulse transit time as a measure of inspiratory effort in patients with obstructive sleep apnoea. *European Respiratory Journal*, 8:number 10, 1669–1674, 1995. 10, 14

R. Polikar. The wavelet tutorial, February 2010. URL http://users.rowan.edu/~polikar/WAVELETES. 5.2.2

MH. Pollak and PA. Obrist. Aortic-radial pulse transit time and ecg q-wave to radial pulse wave interval as indices of beat-by-beat blood pressure change. *Psychophysiology*, pages 20 No. 1, 21–27, 1983. 10, 14, 18, 19, 20, 24

CCY. Poon and YT. Zhang. Cuffless and noninvasive measurements of arterial blood pressure by pulse transit time. *Proc 27th IEEE Eng Med Bio*, pages 5877–5880, 2005. 10, 21, 25

O. Postolache, R.N. Madeira, P.S. Girando, and G. Postolache. Microwave fm-cw doppler radar implementation for in-house pervasive health care system. In *Medical Measurements and Applications Proceedings (MeMeA), 2010 IEEE International Workshop on*, pages 47 –52, may 2010. doi: 10.1109/ME-MEA.2010.5480207. 2.2.2

D. Rafolt and E. Gallasch. Influence of contact forces on wrist photo plethysmo-graphy - prestudy for a wearable patient monitor. *Biomedizinische Technik / Biomedical Engineering*, 49(1-2):22–26, February 2004. ISSN 0013-5585. URL http://dx.doi.org/10.1515/BMT.2004.005. 2.13, 2.2.3

H.-D. Reidenbach, M. Brose, H. Brueggenmeyer, F. Serick, H. Siekmann, and E. Sutter. Leitfaden Nichtionisierende Strahlung - Sichtbare und infrarote Strahlung. Technical report, Fachverband fr Strahlenschutz e.V., 2005. 3, 1

Wan S., Parrish J.A., Anderson R.R., and Madden M. Transmittance of no-nionizing radiation in human tissues. *Photochem Photobiol*, 34(6):679–681, Dec 1981. 6.1.1

S. Sato, M. Nishinaga, A. Kawamoto, T. Ozawa, and H. Takatsuji. Accuracy of a continious blood pressure monitor based on arterial tonometry. *Hypertension JOURNAL OF THE AMERICAN HEART ASSOCIATION*, 1993. 2.7

P. Shaltis, A. Reisner, and H. Asada. Calibration of the photoplethysmogram to arterial blood pressure: Capabilities and limitations for continuous pressure monitoring. *Engineering in Medicine and Biology Society, IEEE-EMBS 2005. 27th Annual International Conference of the*, pages 3970–3973, 2005. 15, 22, 25

Yury L. Shevchenko and Joshua E. Tsitlik. 90th anniversary of the development by nikolai s. korotkoff of the auscultatory method of measuring blood pressure. *Circulation 94*, 116-118, 1996. 2

J. Sobotta. *Sobotta - Atlas der Anatomie des Menschen*. Elsevier GmbH Urban & Fischer Verlag, 22 edition, 2007. 2.5, 4.2, 7.2

E.J. Stollnitz, T.D. DeRose, and D.H. Salesin. Wavelets for computer graphics: A primer. *IEEE Computer Graphics and Applications*, 15(3), 15(4):Part 1: 15(3):76–84, Part 2: 15(4):75–85, 1995. E.4

G. Strang and T. Nguyen. *Wavelets and Filter Banks*. Number ISBN 0-9614088-7-1. Wellesley-Cambridge Press,, 1996. 5.2.2, E.1.2

Niki Sugawara, Ohnishi Furuhata, and Suzuki. Relationship between the pressure and diameter of the carotic artery in humans. *Heart and Vessels*, 15, 1:49–51, 2000. 15, 20

X. F. Teng and Y. T. Zhang. An evaluation of a ptt-based method for noninvasive and cuffless estimation of arterial blood pressure. *Engineering in Medicine and Biology Society, EMBS'06. 28th Annual International Conference of the IEEE*, pages 6049–6052, 2006. 10, 14, 21, 22

A. Thrush and T. Hartshorne. *Ultraschalldiagnostik peripherer Gefäße. Elsevier Urban & Fischer, Mnchen*, 2007. 2.8, 2.2.2, 2.2.2

V. Tuchin. *Tissue Optics: Light Scattering Methods and Instruments for Medical Diagnosis* . SPIE Society of Photo-Optical Instrumentation Engineering, 2 edition, 2007. 2

A. Ugnell and P. Oberg. The optical properties of the cochlear bone. *Med. Eng. Phys.*, 19:630–636, 1997. 2

L. Wang and S.L. Jacques. *Monte Carlo Modeling of Light Transport in Multilayered Tissues in Standard C*. University of Texas M. D. Anderson Cancer Center, first printed august, 1992 reprinted with corrections january, 1993 & november, 1995. edition, 1995. 6.6.2, 6.13, 6.6.2, 6.6.4, 6.6.4

J. G. Webster and J.W. Clark. *Medical instrumentation, Application and design*. 1998. 2.2.2, 2.2.3

L.G. Weiss. Bloodflow velocimetry using wideband signals and wavelet transforms. In *Engineering in Medicine and Biology Society, 1994. Engineering*

Advances: New Opportunities for Biomedical Engineers. Proceedings of the 16th Annual International Conference of the IEEE, pages 1222 –1223 vol.2, 1994. doi: 10.1109/IEMBS.1994.415403. 2.2.2

G. Weltman, G. Sullivan, and D. Bredon. The continuous measurement of arterial pulse wave velocity. *Medical and Biological Engineering and Computing*, volume 2; number 2:145–154, 1964. 18, 25

Europe WHO. Health 21 - a new opportunity for action, 2002. 1.1

B. Williams. Differential impact of blood pressure lowering drugs on central aortic pressure and clinical outcomes: principal resultsof the conduit artery function evaluation (cafe) study. *Circulation*, pages 113: 1213–1255, 2006. 2.1.2

CF Wippermann, D Schranz, and RG Huth. Evaluation of the pulse wave arrival time as a marker for blood pressure changes in critically ill infants and children. *J Clin Monit*, pages 11: 324–328, 1995. 10, 19, 20, 25

Ian H. Witten and Eibe Frank. *Data Mining: practical machine learning tool and techniques*. Elsevier, San Francisko, CA/USA, 2005. 7, 5.7.1, 6

Y. M. Wong and Y. T. Zhang. Effects of exercise on the pulse transit time. *Medical Devices and Biosensors*, 2004 2nd IEEE/EMBS International Summer School, 2004. 10, 14

Y. M. Wong and Y. T. Zhang. The effects of exercises on the relationship between pulse transit time and arterial blood pressure. *Proc 27th IEEE Eng Med Bio*, pages 5576–5578, 2005. 10, 14, 21, 23

S. Wray, M. Cope, D.T. Delpy, J.S. Wyatt, and E.O. Reynolds. Characterization of the near infrared absorption spectra of cytochrome aa3 and haemoglobin for the non-invasive monitoring of cerebral oxygenation. *Biochim Biophys Acta*, 933:184–192, 1988. 6.1.2

J. S. Wyatt, M. Cope, D. T. Delpy, C. E. Richardson, A. D. Edwards, S. Wray, and E. O. Reynolds. Quantitation of cerebral blood volume in human infants by near-infrared spectroscopy. *J Appl Physiol*, 68(3):1086–1091, 1990. URL http://jap.physiology.org/cgi/content/abstract/68/3/1086. 6.1.1

L. Xu, D. Zhang, and K. Wang. Wavelet-based cascaded adaptive filter for removing baseline drift in pulse waveforms. *IEEE Transactions on Biomedical Engineering*, 52:1973–1975, 2005. 5.5.1, 5.5.1, 5.5.2, E.1

L. Xu, D. Zhang, K. Wang, N. Li, and X. Wang. Baseline wander correction in pulse wave forms using wavelet-based cascaded adaptive filter. *Computers in Biology and Medicine*, 37:716–731, 2006. 5.2.1.,5.5.1, 5.6.3, 14, D.8.1, E.1

C.C. Young, J.B. Mark, W. White, A. Debree, J.S. Vender, and A. Fleming. Clinical evaluation of continuous noninvasive blood pressure monitoring: Accuracy and tracking capabilities. *Journal of Clinical Monitoring*, pages 11: 245–252, 1995. 10, 15, 20,25

T. Young. On the function of the heart and arteries. *The Croonian lecture; Phil Trans Roy Society*, pages 99:1–31, 1809. 2.1.

Lee Zhang. Cuffless and noninvasive estimation of blood pressure based on a wavelet transform approach. *Biomedical Engineering*, IEEE EMBS Asian-Pacific Conference:148–149, 2003. 10, 14, 21

Ma Zhang. A correlation study on the variabilities in pulse transit time, blood pressure, and heart rate recorded simultaneously from healthy subjects. *Engineering in Medicine and Biology Society*, IEEE-EMBS 2005. 27th Annual International Conference of the IEEE:996–999, 2005. 10, 14, 22, 23

Anhang B

Tabellen

B.1 Innenradien/Blutflussgeschwindigkeit großer Arterien

Arterie	Innenradius $[mm]$	Spitzen-geschwindigkeit-Blutfluss $[cm/s]$
ascendens	12,5	100
subclavia	5,5	45
carotis communis	4,0	50
descendens	9,0	60
Renalis	4,0	50
Iliaca	5,0	40
femoralis	4,0	30
brachialis	2,5	30
pulmonalis	12,5	75

Tabelle B.1 – Innenradien und Spitzengeschwindigkeiten großer Arterien (Annahmen: Blutdichte $1,06 \frac{g}{cm^3}$, Viskosität $4\,mPa$, Quelle Elter (2001, S. 114))

B.2 Modellparameter zur Blutdruckapproximation

BP~f(PTT, linear)		Systolic BP	Diastolic BP	Mean BP
Korrelations- koeffizient R (absolute)	Mean	0.62 – 0.97	0.14 – 0.815	0.28 – 0.94
	STD	0.02 – 0.22	0.039 – 0.25	0.05 – 0.21
	Min	0.11 – 0.9	0.02 – 0.07	0.1 – 0.85
	Median	0.55 – 0.7	0.36 – 0.62	0.61
	Max	0.52 – 0.99	0.81 – 0.86	0.88 – 0.99
Schätzfehler (abs.) [mmHg]	Mean	2.6 – 3.7	0.79	–
	STD	1.85 – 6.74	6.177	–
	CI (LOA)	± 17 mmHg	± 17.3 mmHg	–

Tabelle B.2 – Korrelationskoeffizient und Schätzfehler bei Blutdruckapproximation basierend auf der Pulstransitzeit PTT

BP ~ f(PWV, linear)		Systolic BP	Diastolic BP	Mean BP
Korr. R (abs.)	Mean	0.73	0.61	0.68
Schätzfehler (abs.)	Mean	0.37 mmHg	0.01 mmHg	0.05 mmHg
	CI (LOA)	± 28 mmHg	± 14.7 mmHg	± 18.8 mmHg

Tabelle B.3 – Korrelationskoeffizient und Schätzfehler bei Blutdruckapproximation basierend auf der PWV

BP ~ f(PTT, PA, nichtlinear)		Systolic BP	Diastolic BP	Mean BP
Korr. R (abs.)	Mean	0.76 – 0.79	0.54 – 0.59	0.72
	STD	0.06	0.16	0.09
Schätzfehler (abs.)	Mean	(< 6) – 10	(< 6)– 10	(< 6) –10
	STD (mmHg)	5.4 – 5.8	3.4 – 3.6	3.7

Tabelle B.4 – Korrelationskoeffizient und Schätzfehler bei Blutdruckapproximation basierend auf der Kombination PTT Pulsamplitude PA

BP ~ f(PA, nichtlinear)		Systolic BP	Diastolic BP	Mean BP
Schätzfehler (abs.) [mmHg]	Mean	–	–	0.1 mmHg
	STD	–	–	2.1 mmHg

Tabelle B.5 – Schätzfehler bei Blutdruckapproximation (nichtlineares Modell) basierend auf der PA

BP ~ f(PTT, nichtlinear)		Systolic BP	Diastolic BP	Mean BP
Schätzfehler (abs.) [mmHg]	Mean	0.6 mmHg	0.9 mmHg	–
	STD	± 9.8 mmHg	± 5.6 mmHg	–

Tabelle B.6 – Schätzfehler bei Blutdruckapproximation (nichtlineares Modell) basierend auf der PTT

B.3 Vergleich von LED-Bauelementen

Rot-LED	Fluss-strom [mA]	Halb-winkel [Grad]	Luminis-zenz Intensität [mcd]	Peak-Wellen-länge [nm]	Leistungs-aufnahme [mW]
VLMD31	30	60	56	648	100
TLMK2300	30	60	120	643	80
AND5RA	40	30	480	660	110
LS T675	50	60	140 - 355	633	130
LS T67B	50	60	18 - 450	633	130
LS T67F	50	60	280 - 900	633	135
LS E655	70	30	710 - 1.800	633	180
LS E63B	100	15	252	633	180
OVS5x4CR44	175	20	9.000	630	525
HSMC-A46x	200	25	1.750	635	180
LS W51M	400	10	102.000	625	1100

Tabelle B.7 – Vergleichsdaten roter LED (Recherchezeitraum 2009)

Infrarot-LED	Max. Fluss-strom [mA]	Halb-winkel [Grad]	Luminis-zenz Intensität [mcd]	Peak-Wellen-länge [nm]	Leistungs-aufnahme [mW]
OIS 330	50	20	13	880	67.5
SFH 4246	70	25	10	950	140
SFH 4010	100	80	2-20mW	950	160
SFH 420	100	60	5	950	160
VSML3710	100	60	8	940	170
VSMF3710-GS08	100	60	10	890	160
SFH 4240	100	60	10	950	180
SFH 4209	100	25	24	950	180
VSML3710	200	60	8	940	170
TSML1020	200	12	7	950	190
SFH 4231	1000	60	200	940	2400

Tabelle B.8 – Vergleichsdaten infraroter LED (Recherchezeitraum 2009)

B.4   MINOP-Weglängen

	m/w	Haut	Bindegewebe	Arterie	Muskeln	Knochen	MOP
P01	w	4,5	8,6	1,9	13,4	14,7	43,1
P02	w	3,7	11,7	2,2	18,6	12,0	48,2
P03	w	3,9	6,3	2,4	7,1	19,5	39,2
P04	w	2,6	7,0	1,6	5,7	19,0	35,9
P05	w	2,4	6,1	2,7	5,7	19,0	35,9
P06	w	3,5	4,9	2,2	6,4	20,5	37,5
P08	m	3,8	10,0	4,0	10,2	14,3	42,3
P09	m	2,8	9,5	3,5	10,6	20,4	46,8
P10	m	4,0	8,5	2,5	9,3	13,6	37,9
P11	m	1,8	11,1	3,8	12,5	17,1	46,3
P12	m	2,4	10,8	2,5	12,5	9,0	37,2
P13	w	2,8	7,5	3,8	8,2	16,4	38,7
P14	m	4,0	10,4	3,2	13,2	19,6	50,4
P15	m	4,0	6,3	4,5	7,5	22,9	45,2
P16	w	4,0	10,0	3,2	14,1	11,8	43,1
P17	w	2,7	2,4	3,5	11,0	19,7	39,3
P18	w	2,6	8,5	3,2	9,1	7,8	31,2
	m/w	Haut	Bindegewebe	Arterie	Muskeln	Knochen	MOP
P01	w	3,1	8,6	3,1	13,6	14,7	43,1
P02	w	2,7	11,7	3,6	18,1	12,0	48,2
P03	w	2,9	6,3	3,2	7,4	19,5	39,2
P04	w	2,4	7,0	2,7	4,8	19,0	35,9
P05	w	2,4	6,1	3,0	5,5	19,0	35,9
P06	w	3,0	4,9	2,5	6,7	20,5	37,5
P08	m	3,6	10,0	3,4	11,0	14,3	42,3
P09	m	4,2	9,5	3,5	9,2	20,4	46,8
P10	m	3,7	8,5	2,6	9,5	13,6	37,9
P11	m	2,5	11,1	4,0	11,6	17,1	46,3
P12	m	2,9	10,8	3,9	10,6	9,0	37,2
P13	w	2,8	7,5	2,7	9,2	16,4	38,7
P14	m	3,7	10,4	3,6	13,1	19,6	50,4
P15	m	3,4	6,3	3,2	9,4	22,9	45,2
P16	w	3,3	10,0	3,5	14,5	11,8	43,1
P17	w	2,6	2,4	2,9	11,7	19,7	39,3
P18	w	2,4	8,5	3,0	9,5	7,8	31,2

Tabelle B.9 – Abschnittslängen des MINOP extrahiert aus Probanden-MR-Schichtbildern mit "SyngoFastView" (MINOP-0 oben) und "IN-SEGT" (MINOP-3 unten) in [mm]

B.5   Mittlere Optische Intensitäten

	PW-Intensitäten	Gesamt-Intensitäten
P01	2134.46	1054.27
P03	1542.26	581.33
P04	1454.13	1106.33
P05	1238.91	1781.05
P06	1277.99	1148.38
P08	1276.35	263.96
P09	1316.64	116.99
P10	1219.63	1083.16
P11	1333.83	333.43
P12	1266.54	272.72
P13	1199.08	11163.58
P14	1257.69	624.36
P15	1239.36	346.86
P17	1372.12	1861.19
P18	1282.76	1732.56
∅	1360.8	1564.7

Tabelle B.10 – Tabelle der PW- und Gesamt-Intensitäten (Amplitudenquadrate $[mV^2]$)

B.6 Intensitätsprofile der Probanden

Proband/Position	1	2	3	4	5	6	7	8	9	10	11
P01	48400	2500	625	900	1444	1764	1444	2500	2500	40000	52900
P03	15625	1225	400	625	625	900	900	2500	10000	48400	62500
P04	10000	10000	2500	1600	1225	900	1225	2500	6400	40000	50625
P05	34225	22500	625	400	900	1600	2500	4225	16900	32400	48400
P06	30625	8100	2500	1600	1600	2500	900	3600	16900	50625	62500
P08	22500	16900	900	625	900	900	400	625	900	25600	40000
P09	16900	10000	2025	2025	6400	4900	1225	3025	3600	10000	44100
P10	22500	2025	625	400	625	900	900	900	2500	36100	30625
P11	6400	2500	400	400	625	625	225	10000	40000	67600	72900
P12	40000	5625	3600	3600	2025	2500	4225	3600	10000	44100	52900
P13	16900	14400	4900	7225	10000	6400	10000	14400	16900	30625	62500
P14	48400	1600	400	784	529	784	900	625	4900	25600	72900
P15	36100	1600	900	225	784	784	784	625	900	32400	57600
P17	12100	3969	900	900	1225	1089	1225	1225	40000	48400	52900
P18	10000	2500	784	784	625	900	400	6400	40000	57600	62500
ϕ	24711	7029	1472	1472	1968	1829	1816	3783	14160	39296	55056
MCS Arteriell	25365	7530	3500	1927	2304	3102	2134	2954	5670	19544	47111
MCS Total	3816	8928	4058	1655	2690	3642	2177	3469	6177	21896	58489

Tabelle B.11 – Intensitätsprofile der Probanden $[mV^2]$ des PD-Signals

B.7   Priorisierung sensorischer Methoden

Nr.	Beschreibung	Akteur	Priorität
1	Signalqualität, die erlaubt die Pulsrate zu erfassen (Gut-Signal).	F&E	A
2	Handhabung derart, dass eine Laie innerhalb Δt ein Signal findet.	LA, PA	A
3	Gerätetechnische Umsetzung für mobilen Einsatz	PA	A
	Niedriger Stromverbrauch für Lebensdauer > 48 Stunden	F&E	B
5	Bewegungsstörungen führen nicht zu totalem Signalausfall > 1 min	F&E	B
6	Mikroelektronische Miniaturisierung möglich zur Kostenreduktion	F&E	B

Tabelle B.12 – Beschreibung der Kernanforderungen aus Sicht der Akteure (Forschung und Entwicklung (F&E), Laienanwender (LA), Professioneller Anwender (PA))

Anhang C

Verfahren

Anhang C enthält eine tabellarische Übersicht über wesentliche, im Rahmen der Arbeit entstandene Softwaremoduln zur Signalverarbeitung, Modellparametrierung und Simulationssteuerung. Der größte Teil davon wurde unter Matlab (Version 7.10.0) entwickelt. Das Zylinder-Simulationsmodell für die MCS wurde unter Microsoft Visual Studio (Version 2005) in der Programmiersprache C++ implementiert. Die Moduln werden mit Modulname, Funktionscharakterisierung, Ein- und Ausgabeparameter sowie mit den von ihnen benutzten Unterfunktionen, die teilweise auch aus Matlab-Bibliotheken stammen, beschrieben.

C.1 Signalvorverarbeitung

#	Modul	Funktion	Input	Output	benutzt
01	Baseline-Remove_FIR.m	Entfernung Trendwanderung mit FIR	PW-Rohsignal	Trend-bereinigtes PW-Signal, Trendwanderung	fir1, filter
02	Denoise_FIR.m	Entfernung hfR mit FIR	PW-Rohsignal	hfR bereinigtes PW-Signal	fir1, filter
03	Baseline-Remove.m	Entfernung Trendwanderung mit DMWT	PW-Rohsignal	Trend-bereinigtes PW-Signal, Trendwanderung	wavedec, wrcoef
03	DenoiseAnd-SNR.m	Entfernung hfR mit DMWT, SNR-Berechnung	PW-Rohsignal	hfR bereinigtes PW-Signal, SNR	wavedec, ddencmp, wdencmp, wrcoef
04	Preprocessing-Signal.m	Entfernung Trendwanderung und hfR mit DMWT	PW-Rohsignal	Trend- und hfR-bereinigtes PW-Signal	Baseline-Remove, DenoiseAnd-SNR
05	Reference-signal-generator-_WT.m	Erzeugung einer synthetischen Trendwanderung	PW-Rohsignal	Plot PW ohne/mit Trendbereinigung	fir1, filter, wgn
06	Signal-struktur-bildung.m	Invertierung PPG, Signaldatenbank (Matlab-Format)	PW-Rohsignale	Datei mit Signalstruktur	--

Tabelle C.1 – Matlab-Moduln zur Signalvorverarbeitung

C.2 Merkmalsgewinnung

C.2.1 Verfahren basierend auf der Peak-Detektion

#	Modul	Funktion	Input	Output	benutzt
01	Main_MMD.m	Berechnet Merkmalsvektoren mithilfe Peak-Detektion, Visualisierung	(PW) datastructure	–	Feature-ExtractionI
02	Data-Training-_AlgoI.m	Berechnet je Merkmal einen Vektor Peak-Detektion, Visualisierung	(PW) datastructure	vCorrCoef, vAUC, vSNR, vDomi-Frequency	Feature-ExtractionI
03	FeatureEx-tractionI.m	Vorfilter und Merkmalsberechnung mit MIN-MAX-Detektion auf Signalstruktur	PW-Signal	Merkmalsvektor (sCoeffi-cient, sAUC, sSNR, sDominant-Frequeucy)	Baseline-Remove, Denoise-AndSNR, 04-08
04	PeakDetec-tion.m	Peak-Berechnung mit adaptivem Schwellwert	PW-Signal ohne/mit Fensterlänge	Vektor mit Peak-Positionen	Derivative
05	Window-Justify.m	Berechnet reliable Fensterlänge anhand von Peak-Werten	Vektor mit Peak-Indizes	WindowLength	–
06	Onset-Detection.m	Fußpunkt-berechnung	Peak-positionen, PW-Signal	Vektor mit Fußpunkt-Indizes	–
07	Auto-correla-tionII.m	Berechnung Korrelations-koeffizienten von PW-Zyklen	PW-Rohsignal, Peaks, Fußpunkte	Mittlerer Korrelations-koeffizient	Peak, Fußpunkter-kennung aus 03
08	SpectrumFFT.m	Berechnung des dominanten Spektralanteils	PW-Signal	Dominante Frequenz	fft
09	AUC.m	Fläche unter PW-Zyklus	PW-Signal und Fußpunkte	mittlerer AUC-Wert	–

Tabelle C.2 – Matlab-Moduln basierend auf Peak-Detektion.

C.2.2 Verfahren basierend auf DHWT

#	Modul	Funktion	Input	Output	benutzt
01	Main_DHWT.m	Berechnet Merk-malsvektoren mithilfe DHWT, Visualisierung	PW-Signalstruktur	–	Feature-ExtractionI
02	DataTraining-_AlgoII.m	Berechnet je Merkmal einen Vektor mithilfe DHWT, Visualisierung	PW-Signalstruktur	vCCoefi, vAUC, vSNR, vDomi-Frequency	Feature-ExtractionII
03	Feature-Extraction-II.m	Vorfilter und Merkmalsberech-nung mit DHWT-Point-Detektion auf Signalstruktur	PW-Signal	Merkmals-vektor (sCorrCoef, sAUC, sSNR, sNumRef-Points)	Baseline-Remove, DenoiseAnd-SNR, Auto-correla-tionII, AUC, 04-06
04	PeakOfDetail-Extraction.m	Berechnet Peak-Werte im Signal anhand der DHWT	PW-Signal	Vektor mit Peak-Positionen, Alarm	wavedec, wrcoef, PointSelect
05	PointSelect	Selktiert Werte oberhalb Schwellwert	Wavelet-Detail-Vektor D3, Schwellwert	Anzahl Werte oberhalb Schwellwert	–
06	FindPeak-Onset.m	Berechnung der Fußpunkte anhand DHWT-Peaks	PW-Signal, Peak-Indizes	Peak- und Fußpunkte	–

Tabelle C.3 – Matlab-Moduln basierend auf DHWT

C.2.3 Vergleich beider Verfahren

#	Modul	Funktion	Input	Output	benutzt
01	Main_MMD-_DHWT.m	Berechnet Merk-malsvektoren mithilfe beider Verfahren, Visualisierung	PW-Signalstruktur	generiert Datei für Klassifikator-Validierung unter WEKA	Feature-Extraction I + II

Tabelle C.4 – Matlab-Modul zur Merkmalsgewinnung basierend auf Peak-Detektion und DHWT

C.2.4 Flussplan zur Peak-Detektion mithilfe der DHWT

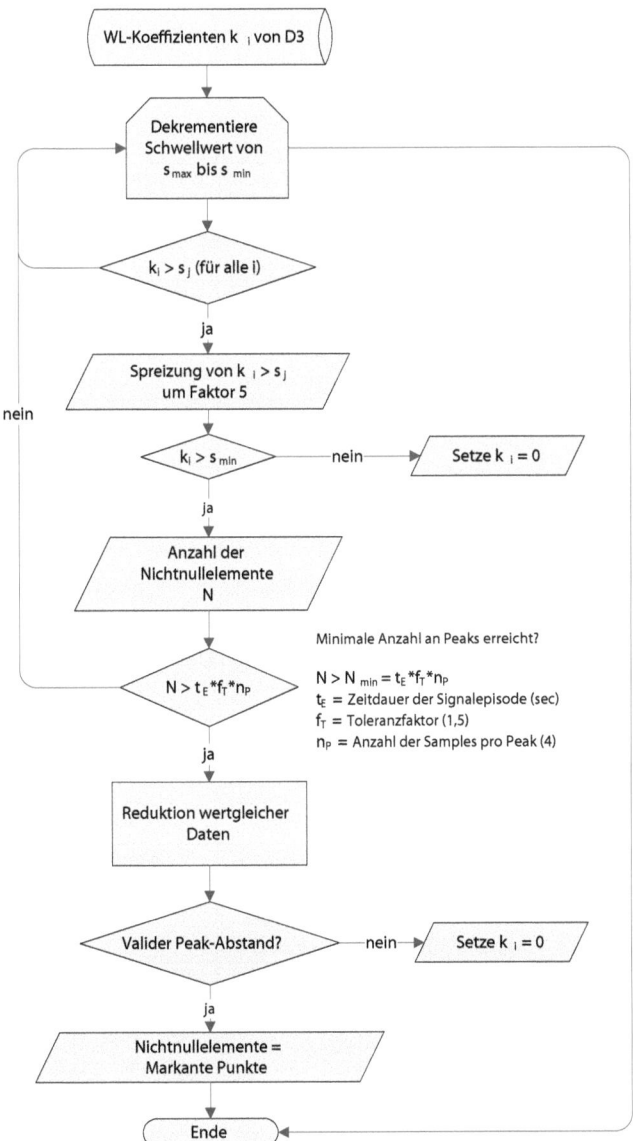

Abbildung C.1 – Peak-Detektion mithilfe der DHWT

C.3 Verfahren zur Klassifikation

#	Modul	Funktion	Input	Output	benutzt
01	KNN_Classi-fier.m	Klassifikation Testobjekt mit KNN	Klassifizierte Merkmals-vektoren, Testobjekt	Klassifikation	knnsearch, tabulate
02	KNN_Test.m	Klassifikation Testobjektssatz KNN	Klassifizierte Merkmals-vektoren, Testobjekte	Klassifikations-vektor	KNN_classi-fier
03	LDA_classi-fier.m	Klassifikation Testobjekt mit LDA	Klassifizierte Merkmals-vektoren, Testobjekt	Klassifikation	classify
04	LDA_classi-fier Test.m	Klassifikation Testobjektsatz mit LDA	Klassifizierte Merkmals-vektoren, Testobjekte	Klassifikations-vektor	LDA_classi-fier

Tabelle C.5 – Matlab-Moduln zur Klassifikation basierend auf KNN und LDA.

C.4 Clusteranalyse zur Qualitätsbewertung

#	Modul	Funktion	Input	Output	benutzt
01	Visualiza-tion_kmean.m	Visualisiert Signalepisoden der Cluster	Identifizierte PW-Signale	Signalgrafik	MixSignal-_Structure
02	ViewSignal-KKPSNROrder.m	Visualisiert Signalepisoden nach Rang KKP/SNR	Identifizierte PW-Signale, Merkmals-vektoren	Signalgrafik	mValidSignal-_oneMatrix, FeatureData_I
03	Main_Signal-rating.m	Visualisiert Clusterzuordnung mit Scatter- und Silhouette-Plot	Merkmals-vektoren	2D-Cluster-Grafik, Silhouette-Grafik	statset, kmeans

Tabelle C.6 – Matlab-Moduln zur Clusterbildung mit dem KMeans-Verfahren

C.5 Vergleich der Filter-Methoden

#	Modul	Funktion	Input	Output	benutzt
01	Baseline_FIR-_DMWT.m	Vergleich TW-Filter mit FIR und DMWT, Visualisierung	Synthetisches PW-Signal, Störanteile	–	Baseline-Remove_FIR, Baseline-Remove
02	HR_FIR-DMWT.m	Vergleich hfR-Filter mit FIR und DMWT, Visualisierung	Synthetisches PW-Signal, Störanteile	–	Denoise_DMWT, Denoise_FIR,
03	Reference-signal-generator-_TW.m	Generation eines niederfrequenten Zufallssignals	PW-Signal und Parameter	TW-Signal	wgn, fir1
04	Reference-signal-generator_HR.m	Generation eines höherfrequenten Zufallssignals	PW-Signal und Parameter	hfR-Signal	wgn, fir1

Tabelle C.7 – Matlab-Moduln zum Vergleich der Filtermethoden

C.6 Validierung der Sensor-Methoden

#	Modul	Funktion	Input	Output	benutzt
01	PW2Foot-Points-_XXX.m	Berechnung der Fußpunkte über die Einhüllende	PW-Signal	Indexvektor der Fußpunkte	dilate-Signal.m erode-Signal.m
02	PW2Foot-Points_-Fingerclip.m	Berechnung Fußpunkte der Fingerclip-Referenz	PW-Signal	Indexvektor der Fußpunkte	--
03	Synchronize-ShortTime-Series_XXX.m	Synchronisation der Fußpunkt-Zeitreihen Abweichungs-detektion	Indexvektoren der Fußpunkte	Abweichungen	--

Tabelle C.8 – Matlab-Moduln zum Vergleich der Filtermethoden

Anmerkung: Die Moduln #01 und #03 mit 'XXX' im Namen wurden für jedes Messverfahren (TON, USD, IPG, PPG) angepasst.

C.7 MINOP-Modellparameter

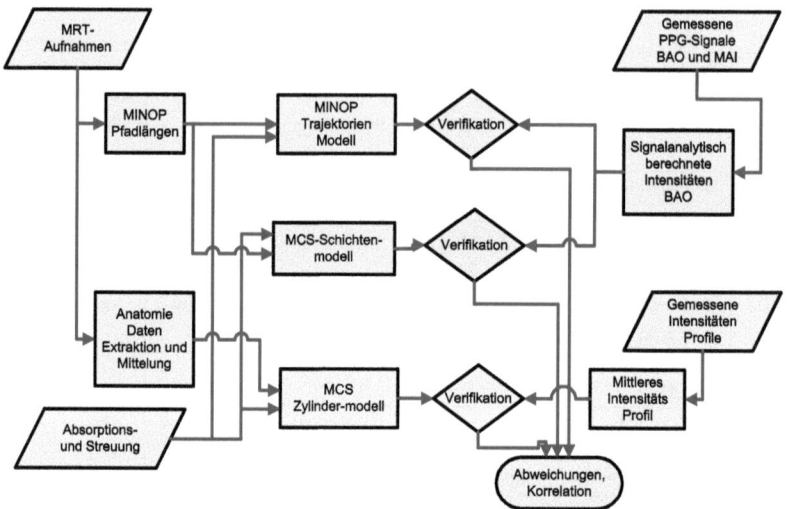

Abbildung C.2 – Übersicht Modelle, Eingabedaten und Verifikation

Abbildung C.2 zeigt die Übersicht der entwickelten Modelle mit ihren wesentlichen Parameter (links). Auf der rechten Seite sind die Moduln zur Erfassung und Verarbeitung der Messsignale, welche zur Verifikation erforderlich sind.

C.7.1 Berechnung transmittierter Intensitäten

Tabelle C.9 enthält eine Aufstellung der Matlab-Moduln, die die zur Verifikation des MINOP-Modells erforderlichen Intensitätssignale in aussagekräftige, mittlere Probandenwerte umsetzen.

Dabei wird

- einerseits aus dem gepulsten Signal der Gesamtintensitätsmessung mithilfe des Labormessplatzes die mittlere Intensität der optischen Abtastpulse berechnet (#01) und

- andererseits aus den AC-Signalen von EKS-Signalepisoden die mittlere Signalenergie berechnet (#02).

Zusätzlich wurde mithilfe von (#03) ein PW-Signalgenerator entwickelt, der PW-Formen in einem weiten Bereich variabel zu generieren erlaubt. Dieses synthetische PW-Signal wird dann in Umkehrung des optischen Abtastvorgangs in äquidistante Einzelpulse zerlegt und durch Einfügung von Nullelementen in einen Pulskamm transformiert. Dieser wird mit niederfrequenten Störsignalen (50Hz-Netzeinstrahlung) als auch höherfrequenten Störern beaufschlagt und bildet so das synthetische Äquivalent zu einem vom Labormessplatz erfassten PD-Signal.

#	Modul	Funktion	Input	Output	benutzt
01	CalcMean-Intensity-Probands.m	Intensitätsberech-nung per Detektion optischer Abtastpulse (Gesamtintensität)	Probanden-Messsignal und Abtast-parameter	Intensitäts-vektor der Probanden-messungen	–
02	CalcMean-Signal-Power.m	Berechnung der mittleren Signalleistung aus PW-Signal (AC-Anteil)	PPG-Signale der Probanden messungen	Intensitäts-vektor der Probanden-Messungen	–
03	Verify-Filter-Chain-Synthesized-PWSignal.m	Verifikation von 01 mit synthetischem PW-, Rausch- und 50Hz-Störsignal	Parameter Test- und Störsignale	Vergleich Ursprungs-und gefilterte Zeitsignale und Spektren	Filter-kette aus 01
04	Func-Intensity-PW.m	Berechnung der mittleren Intensität wie bei 01	Probanden-Messsignal und Abtast-Parameter	Intensität des Probanden-Signals	–
05	Convert_-CSV_MAT.m	Kovertiert csv-Dateien in Matlab-Format	Probanden-Messignale (.csv)	Probanden-Messignale (.mat)	–

Tabelle C.9 – Matlab-Moduln zur Berechnung von Intensitäten

C.7.2   MINOP-Modell

#	Modul	Funktion	Input	Output	benutzt
01	Convert_Geom Param_ xls_mat.m	Konvertierung Anatomie-Objektdaten von Excel in Matlabformat	Tabellen mit Dimensionsda-ten (*.xls)	Probanden-parameter und Gesamt (cGeom-Parameter)	–
02	ExtractGeom ParamBV.m	Berechnen der Schichtparame-ter je Proband aus BV-Daten	cGeomParameter	DiameterArtery, SkinLayer-Thickness Wrist-Circumference, BoneArea (mExtract-GeoP.mat)	Output von 01
03	CreateModel DataSets MINOP.m	Berechnen der Schichten-Modellvarianten	mExtractGeoP	MOP0-3, Optische Koeffizienten, (mSectionsMin-OptPath.mat)	Output von 02
04	ProcFit10.m	Kernsimulation der optischen Parameter	MOPx, Koeffizienten-Intervall mSectionsMin-OptPath MeanIntensi-ties.mat MeanSignal-Power.mat MCSInteni-sties.mat	mIntensity, MinErr, IdxMinErr, vBestExt, vIdxBestExt, R-BestCorrelation, P-BestCorrelation, IdxBestCorrelati-on	Output von 03
05	MINOP Variants10.m	Gesamtsimulation über 20 Kernsi-mulationen	Typ der Intensität für Verifikation, Intervallbreite, Simulationspa-rameter	Graphen 'DevIoERR.fig', 'MinErrBest-Corr.fig', 'MinErrBest-Corr.fig', (MINOPVariants-Results.mat)	Output von 04

Tabelle C.10 – Hauptmoduln zur Berechnung der MINOP-Modellparameter

Tabelle C.10 listet die in Matlab implementierten Hauptmoduln zur Be-rechnung der MINOP-Modellparameter (#01-03), welche aus den MRT-Bildern anhand zweier unterschiedlicher Methoden gewonnen wurden. Modul #04 und

#05 realisieren die Simulationsläufe über alle Geometrievarianten und Intervallgrenzen der optischen Koeffizienten.

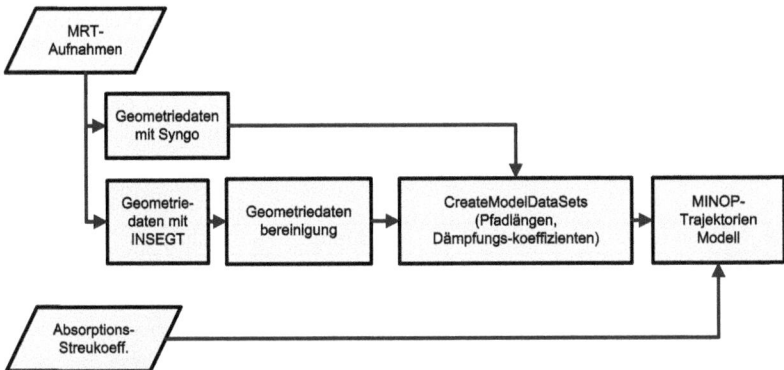

Abbildung C.3 – Berechnung Geometrie- und Modellparameter für MINOP-Modell

Abbildung C.3 visualisiert die Berechnung der MINOP-Geometrieparameter in einem Flussdiagramm. Die aus den MRT-Bildern mithilfe des DICOM-Viewers Syngo Fast View ermittelten Weglängen des minimalen optischen Pfades wurden als Matlab-Daten konvertiert und zu unterschiedlichen Modell-Datensätzen zusammengeführt.

In einem zweiten Ansatz wurden mithilfe von BV-Werkzeugen Anatomiedaten wie die Dicke von Hautschicht, Arterien und Knochen ermittelt. Die beiden Datensätze wurden zu insgesamt 4 Varianten des MINOP-Trajektorienmodells zusammengeführt.

C.8   MCS-Modellentwicklung

C.8.1   MCS-Schichtenmodell

Tabelle C.11 erläutert die Funktion, sowie die Ein- und Ausgabeparameter sowie die gegenseitige Nutzung der entwickelten SW-Moduln zur MCS des Schichtenmodells. Die eigentlichen Simulationsläufe über alle Probanden unter Variation von geometrischer Auflösung und Anzahl propagierter Photonenpakete übernehmen die Moduln #02 und #03.

#	Modul	Funktion	Input	Output	benutzt
01	MCLMSimInp.m	Erzeugung von Schichtenmodellen, Eingabedateien MCS, Vorbereitung der Auswertung	Geometriedaten (mSectionsMinOptPath.mat)	MCS-Eingabedateien (dxxxpyy.mco), Auswertedaten (dxxxpyy.mat)	–
02	Mcml.exe	MCS-Simulator (auf der Basis der Implementierung nach Wang et.al. (1995))	Konfigurationsdateien für MCS (*.mci)	Dateien der Intensitätsverteilung (*.mco)	*.mci-Dateien aus 01
03	Mclm.bat	Simulationsserie	Befehlsliste	s.o.	03.
04	MCLMSimResults.m	Ermittlung Intensitäten aus MCS	Input file and output area specification MeanIntensities.mat *.mco, *.MCSInt.mat	MC-simulierte Intensitäten (dxxxpyyMCSInt.mat) je Lauf, MCSimResults.mat (mMCSIntensity, vTotMeanIntensity', mCorr)	–

Tabelle C.11 – SW-Moduln zur Berechnung von Eingabedaten für die MCS sowie für die Analyse der Simulationsergebnisse

Modul #01 generiert die Geometrien der Schichtenmodelle und die Simulations-Eingabedateien für zwei Varianten der Ortsauflösung und 7 unterschiedliche Quantitäten von Photonenpaketen, bei denen jeweils die Simulation über alle Probanden-Schichtmodelle durchgeführt wurde.

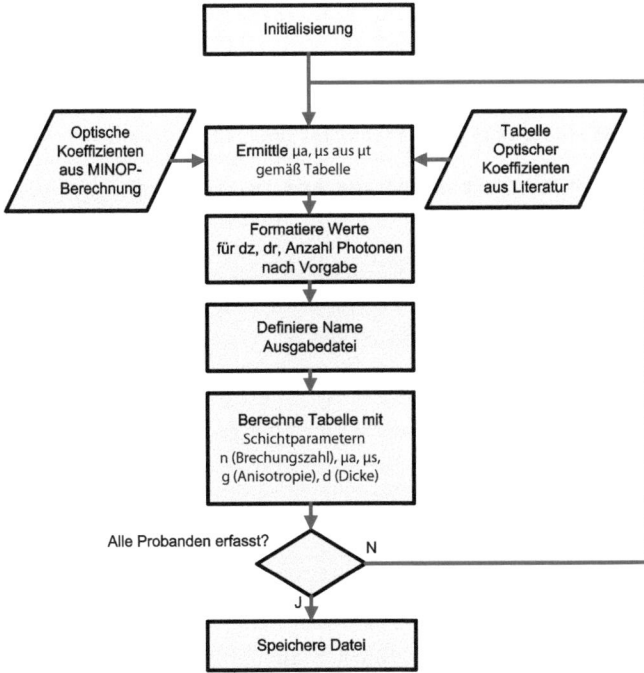

Abbildung C.4 – Berechnung der Eingabe-Parameter MCS-Schichtenmodell

Abbildung C.4 verdeutlicht den Ablauf zur Erzeugung der Konfigurationsdaten für die MCS. Dabei wurde zur Bestimmung der optischen Koeffizienten auf die Werte aus Literatur und Ergebnisse der MINOP-Validierung zurückgegriffen.

Der umseitige Kasten zeigt einen Auszug aus einer der insgesamt 14 MCS-Eingabe-Dateien.im umseitigen Kasten dargestellt ist.

```
####################################################

# Input file for Layer Model (MINOP) MCS


####################################################

# Lengths are in cm, mua and mus are in 1/cm.
# MCS configuration file
# Cne, 01.10.2010
#
1.0 # Version
17 # Number of runs, one per proband
#
# run 01 - proband 01
d005p10M01.mco A # specify outputfilename
10000000 # nr photons
0.005 0.005 # dr, dz
862 862 36 # nr dr, dz, dalpha
#
7 # No. of layers
# n mua mus g d # One line for each layer
1 0 0 0 0 # n for medium above
1.41 0.80016 11.4898 0.9 0.155 # Skin
1.41 0 4.9 0.9 0.43 # Fat
1.41 6.5 2.9 0.9 0.305 # Artery
1.41 0.30562 4.5844 0.9 1.36 # Muscles
1.41 0.25 6.5 0.9 1.47 # Bones
1.41 0 4.9 0.9 0.43 # Fat
1.41 0.80016 11.4898 0.9 0.155 # Skin
1 0 0 0 0
#
# run 02 -proband 02
d005p10M02.mco A
10000000
0.005 0.005
964 964 36
#
7
1 0 0 0 0
1.41 0.80016 11.4898 0.9 0.135
1.41 0 4.9 0.9 0.58 1.41 6.5 2.9 0.9 0.36
1.41 0.30562 4.5844 0.9 1.81
1.41 0.25 6.5 0.9 1.2
1.41 0 4.9 0.9 0.58
1.41 0.80016 11.4898 0.9 0.135
1 0 0 0 0
# ...
```

C.8.2 MCS-Zylindermodell

Die Parametrierung der geometrischen Objekte erfolgte anhand der mit Bild-verarbeitungsmethoden (INSEGT) gewonnenen Anatomiedaten, die gemittelt über alle Probanden zu einer Referenzgeometrie verdichtet wurden.

Das Flussdiagramm in Abbildung C.5 verdeutlicht die wesentlichen Schritte zur Erzeugung des Zylindermodells für die Monte-Carlo-Simulation wie in Abschnitt 6.6.4 beschrieben.

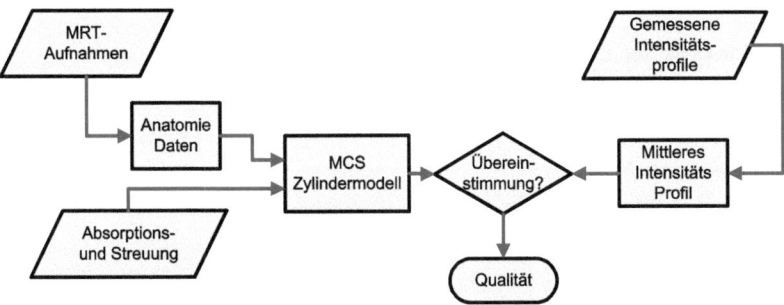

Abbildung C.5 – Berechnung Modellparameter für MCS-Zylindermodell

Die Simulation des Referenzgeometriemodells erfolgt mithilfe des Programms Zylindersimulation.exe (ANSI C), welche eine Modell-Eingabedatei benötigt, die im umseitigen Kasten dargestellt ist.

```
###########################################################

# Input file for Cylindric Model MCS

# Lengths are in cm, mua and mus are in 1/cm.
# Cne, 01.10.2010
###########################################################
#
1.0 # file version
#
1 # number of runs
#
# Specify data for run 1
output.mco A # output filename, ASCII/Binary
0.03 # Scalefactor
1000000 # No. of photons
.01 .01 # dz, dr
20 10 1 # No. of dz, dr & da.
5 2 3 # No. of total layers, Armlayers, Innerlayers
#
# x y z r0 r1 n mua mus g A # One line for each object
1.0 # n for medium above.
0 0 0.1 0 0.1 1.4 1.2 28 0.95 A # Outer Armlayer
0 0 0.1 0 0.0895 1.4 0.9 172 0.90 A # Inner Armlayer
0 -0.01249 0.1612 0 0.0243 1.3 0.16 16 0.91 I # Elle
0 -0.03196 0.1159 0 0.0384 1.3 0.16 16 0.91 I # Speiche
0 0 0.0179 0 0.0035 1.4 13 15.8 0.90 I # Arterie
1.0 # n for medium below.
# end mcs input file
```

Die Simulation berechnet die Propagation der Photonen mithilfe eines kartesischen Koordinatensystems und definiert eine Anzahl gleicher 3D-Volumenelemente mit einheitlicher Kantenlänge. Im vorliegenden Fall wird ein Volumen bestehend aus 20 Einheiten in positive z- Richtung sowie ± 10 in x- bzw. y-Richtung aufgespannt. Die Zylindergeometrie wird in diese 3D-Rasterstruktur übersetzt und Mediengrenzen definiert. Der Skalierungsfaktor bestimmt die geometrische Auflösung.

Die Ausgabedatei, die simulierte, transmittierte Intensitäten in 1-Grad-Schritten entlang einer kreisförmigen Unterarm-Umfangslinie enthält, wird durch die Eingabedatei (im Beispiel als output.mco) spezifiziert.

Anhang D

Dokumente

D.1 PW-Verlauf im Alter

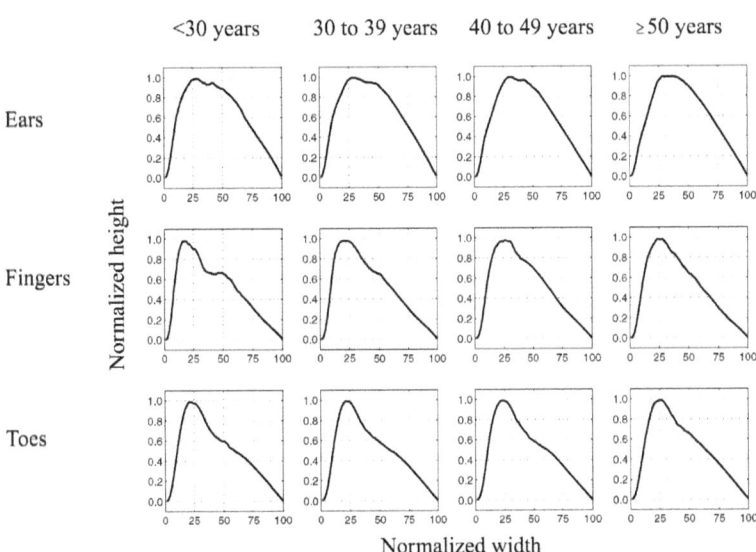

Abbildung D.1 – Über Altersgruppen gemittelte, zeitlich und amplitudennormierte PW-Verläufe, abgeleitet am Ohrläppchen (oben), am Finger (Mitte) und am Zehen (unten) (Quelle [McDonalds et al., 2005, Allen and Murray, 2002])

Nach Untersuchungen von [McDonalds et al., 2005, Allen and Murray, 2002] drückt sich die Alterung des Gefäßzustands in der Lage des sogenannten dikrotischen Peaks, relativ zum Hauptpeak aus. In den Kurven von Abbildung (D.1) sind zeitlich und amplitudennormierte PW-Verläufe zu sehen, die über Probanden-Altersgruppen gemittelt wurden. In der Untersuchung wurde an

116 gesunden Probanden PPG-Signale am Zeigefinger, Ohrläppchen und dem großen Zehen abgeleitet. Die Daten ergaben eine Verschiebung des (dikrotischen) Nebenmaximums, welches sich mit zunehmendem Alter hin zum Hauptpeak verschiebt. Dies ist besonders in der mittleren Reihe bei dem am Finger abgeleiteten Signal ausgeprägt. Je näher das Haupt- und erste Nebenmaximum (vgl. Abbildung 2.4 auf Seite 13) zusammenrücken, umso höher ist aufgrund der Überlagerung der resultierende Gesamtpeak, der dem systolischen Blutdruck entspricht und insbesondere bei älteren Gefäßen erhöhte Werte annimmt.

D.2 Schutz vor künstlicher optischer Strahlung

Nachfolgend werden für den Prototypenentwurf relevante Strahlenschutzvorgaben dargestellt, die den Strahlenschutzverordnungen[1] entnommen wurden.

Gesetzliche Vorgaben

Die EU-RICHTLINIE 2006/25/EG[EU-Parlament, 2006-4] wurde im Jahre 2010 in geltendes nationales Recht in Deutschland überführt und enthält Mindestvorschriften zum Schutz von Sicherheit und Gesundheit der Arbeitnehmer vor der Gefährdung durch physikalische Einwirkungen (künstliche optische Strahlung) (19. Einzelrichtlinie im Sinne des Artikels 16 Absatz 1 der Richtlinie 89/391/EWG) mit europaweiter Geltung.

Frühere Festlegungen der maximal zulässigen Strahlungsgrenzwerte erfolgten in BAUA [2005] mit Erläuterungen in FMET [2004]. Die bisherige Gleichbehandlung der inkohärenten Strahlung der LED-Quellen mit der kohärenten Strahlung der Laser, die in BGI [2003] festgelegt ist, wird in der neuen Richtlinie nicht mehr verfolgt. Differenzierte Regeln, die die Parameter Wellenlänge, Intensitäten und Pulscharakteristik berücksichtigen kommen stattdessen zur Anwendung.

Die Neureglung war erforderlich, da einerseits Lasernormvorgaben für LED-Quellen hinsichtlich Abstrahlspektren, Leistungsklassen und zugehöriger Messvorschriften nicht sinnvoll anwendbar waren und andererseits LED-Quellen bedingt durch die technische Weiterentwicklung in spektrale Bereiche (Blaues Licht) und Niveaus der Lichtausbeute vorgedrungen sind, die beispielsweise eine photochemische Beeinflussung im Auge ermöglichen.

Optische Strahlung

Unter optischer Strahlung wird elektromagnetische Strahlung im Wellenlängenbereich zwischen $100\,nm$ und $1\,mm$ verstanden. Die Aufteilung in Teilspektren zeigt Abbildung D.2.

---

[1] FMET [2004], Reidenbach et al. [2005], EU-Parlament [2006-04]

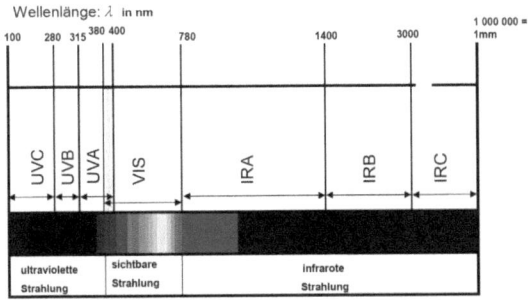

Abbildung D.2 – Wellenlängenbereiche zwischen $100\,nm$ und $1000\,nm$ (Quelle BGETEM2011, S. 1)

Hierzu zählen ultraviolette, sichtbare und infrarote Strahlung. Unter künstlicher optischer Strahlung versteht man die von künstlichen Quellen erzeugte. Für die optische Plethysmographie relevant ist einerseits die sichtbare Strahlung im Wellenlängenbereich von $380\,nm$ bis $780\,nm$ (VIS-Strahlung) und spektral anschließend die infrarote Strahlung (IR-Strahlung) im Wellenlängenbereich von $780\,nm$ bis $1\,mm$.

Die Einwirkung von elektromagnetischer Strahlung im sichtbaren und infraroten Spektralbereich auf den menschlichen Körper ist in folgender Hinsicht relevant:

- Primäre Einwirkung auf Haut und Gewebe

- Nicht auszuschließende, zufällige Einwirkung auf die Augen.

Da bei nicht sachgerechtem Gebrauch eine Einstrahlung auf das Auge nicht sicher verhindert werden kann, muss für die Grenzwertbestimmung das Auge als der Kritischere der beiden Einwirkungsbereiche herangezogen werden.

Expositions-Grenzwerte

Der Expositionsgrenzwert ist der maximal zulässige Wert für die Einwirkung optischer Strahlung auf die Augen oder die Haut. Im vorliegenden Spektralbereich sind thermische Effekte maßgebend. Die relevante Größe ist die effektive Strahldichte L_R für die thermische Netzhautgefährdung, die sich aus der spektralen Strahldichte $L_\lambda(\lambda)$ und der relativen bzw. spektralen Wirksamkeit für thermische Netzhautgefährdung $R(\lambda)$ berechnet.

$$L = \int_{3800\,nm}^{100\ nm} L_\lambda(\lambda) \cdot R(\lambda) d\lambda \qquad \text{(D.1)}$$

Den spektralen Transmissionsgrad für die verschiedenen Teile des Auges zeigt Abbildung D.3. Von den einzelnen Schichten der Haut und des Auges wird jeweils nur ein Teil der einfallenden Strahlung absorbiert.

Während aus natürlichen Quellen stammende, sichtbare Strahlung die Netzhaut weitgehend ungeschwächt erreicht, ergibt sich durch den gallertartigen

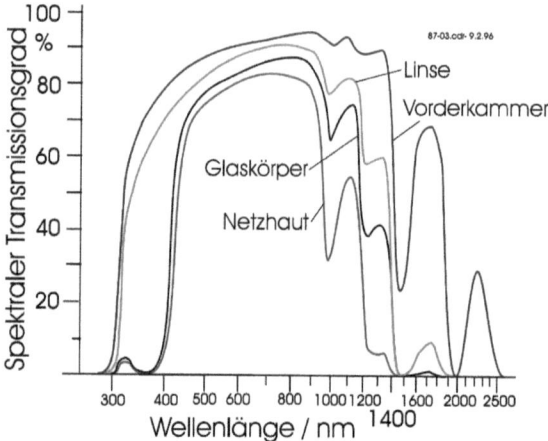

Abbildung D.3 – Spektraler Transmissionsgrad $\tau(\lambda)$ bis zur Vorderseite der im Bild angegebenen Teile des Auges (Quelle Boettner et al., S. 6).

Glaskörper und die davorliegenden Augenteile, die alle einen hohen Wassergehalt aufweisen, im IR-Bereich eine stärkere, wellenlängenabhängige Schwächung mit folgender Charakteristik:

- Durch die Hornhaut kommt nur ein kleiner Anteil von Strahlung, die langwelliger ist als $2000\,nm$.

- Die vordere Augenkammer absorbiert alle Strahlung über $2000\,nm$.

- Die Iris absorbiert weitgehend alle infrarote Strahlung.

- Durch Linse und Glaskörper werden alle Wellenlängen größer $1400\,nm$ herausgefiltert.

- Auf die Retina (Netzhaut) kann im wesentlichen Strahlung im Wellenlängenbereich von $400\,nm$ bis $1400\,nm$ fallen, welcher die vorgesehenen Zielwellenlängenbereiche $630 - 650\,nm$ und $900 - 960\,nm$ umfasst.

Um das Auge vor einer thermischen Netzhautgefährdung zu schützen, wird für eine Einwirkungsdauer t im Intervall von $18\,\mu sec$ bis $10\,sec$ der Expositionsgrenzwert für die effektive Strahldichte $L_R(GW)$ folgendermaßen angegeben:

$$L_R = \frac{5 \cdot 10^4}{C_\alpha \sqrt[4]{t}} \left[\frac{W}{m^2 sr} \right] \tag{D.2}$$

Im Wellenlängenbereich zwischen $380\,nm$ und $1400\,nm$ kann die Strahlung auf die Netzhaut fokussiert werden. Die zulässige Bestrahlungsstärke auf der Netzhaut hängt von der Größe des erzeugten Netzhautbildes ab. Die Winkelausdehnung α der scheinbaren Quelle ist der Winkel, unter dem eine optische

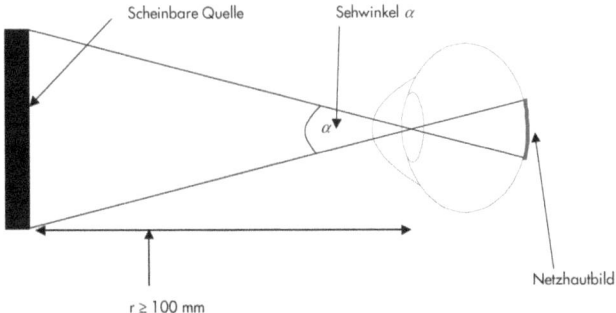

Abbildung D.4 – Sehwinkel der Quelle (Quelle FMET [2004, S.9])

Quelle gesehen wird. Bei der Verwendung von Linsen – wie im Falle der SMD-Bauformen handelsüblicher LEDs ist die durch die optische Abbildung bedingte Winkelausdehnungsveränderung zu beachten und bei der Bestimmung der Grenzwerte zu verwenden (scheinbare Quellengröße). Dies wird durch den Korrekturterm C_α berücksichtigt.

Die Expositionsgrenzwerte für den thermischen Netzhautschaden hängen von der Bildgröße der Quelle auf der Netzhaut (Retina) und damit von der Winkelausdehnung ab (Abbildung D.4). Der kleinste bei der Berechnung anwendbare Winkel ist der minimale Grenzwinkel. Er wird mit α_{min} bezeichnet. Sein Wert beträgt $1,5 mrad$. Der größte Winkel wird als maximaler Grenzwinkel α_{max} bezeichnet. Sein Wert beträgt $100 mrad = 0,1 rad$. Die Abhängigkeit des Expositionsgrenzwertes von der Winkelausdehnung der Quelle wird durch den Korrekturfaktor C_α beschrieben, der wie folgt bestimmt wird:

$$C_\alpha = \alpha_{min} \text{ für } \alpha \leq \alpha_{min}$$

$$C_\alpha = \alpha \text{ für } \alpha_{min} \leq \alpha \leq \alpha_{max}$$

$$C_\alpha = \alpha_{max} \text{ für } \alpha \geq \alpha_{max}$$

Hierbei sind die Werte von α in rad einzusetzen.

Verifikation der Grenzwerteinhaltung

Die Verifikation der von LED emittierten Strahlenbelastung hinsichtlich der Grenzwertvorgaben der EU-RICHTLINIE 2006/25/EG [2] werden nachfolgend für die Wellenlängen im NIR-Bereich zwischen $625 nm$ und $950 nm$ dargestellt.

---

[2] [EU-Parlament, 2006-04]

Grenzwertermittlung

Nach dieser Richtlinie wurde aus dem Anhang (L114/45 ff) folgendes entnommen:

- S. 45: Inkohärente Strahlung, Ziffer g) bis l) reduziert auf eine Wellenlänge erfordert die Berechnung von L_λ, $R(\lambda)$, $\triangle\lambda$.

- S. 48: Da $t > 10\,sec$ und $\lambda = 950\,nm$ (IROT-LED) folgt Ziffer j) und für $\lambda = 625\,nm$ (ROT-LED)folgt Ziffer g).

- Zur Berechnung des Sehwinkels der Quelle vom Auge aus gesehen, wurde gemäß Abbildung D.4 auf der vorherigen Seite die Quelle in einem Abstand von 100 mm als auf das Auge gerichtet angenommen.

- Für die Berechnung wurde die Fläche der LED-Linsenoptik zugrunde gelegt, die einen mittleren Durchmesser von $d = 4,2\,mm$ aufweist. Daraus ergibt sich $\alpha = 42\,mrad$ und da $\alpha = 42\,mrad \geq 11\,mrad$ folgt: $C_\alpha = \alpha = 42$.

- IROT-LED: Aus j) ergibt sich

$$L_{R,IROT} = \frac{6 \cdot 10^6}{C_\alpha} \left[\frac{W}{m^2 srad}\right] \tag{D.3}$$

und mit $C_\alpha = 42$

$$L_{R,IROT} = \frac{6 \cdot 10^6}{42} = 1,43 \cdot 10^5 \left[\frac{W}{m^2 srad}\right] \tag{D.4}$$

- ROT-LED: Aus g) ergibt sich

$$L_{R,ROT} = \frac{2,8 \cdot 10^7}{C_\alpha} \left[\frac{W}{m^2 srad}\right] \tag{D.5}$$

und mit $C_\alpha = 42$

$$L_{R,ROT} = \frac{2,8 \cdot 10^7}{42} = 6,67 \cdot 10^5 \left[\frac{W}{m^2 srad}\right] \tag{D.6}$$

- S. 51: $R(\lambda)$ ergibt sich zu

$$R_{IROT}(\lambda) = 10^{0,002(700-\lambda)} = 10^{0,002 \cdot (-250)} = 10^{-0,5} = 0,316 \tag{D.7}$$

$$R_{ROT}(\lambda) = 1 \tag{D.8}$$

- Mit $\triangle\lambda = 30\,nm$ für IROT und $\triangle\lambda = 18\,nm$ für ROT ergibt sich

$$L_{RGrenz,IROT} = L_\lambda \cdot R(\lambda)\,\triangle\lambda = 1,43 \cdot 10^5 \cdot 0,316 \cdot 30 = 1,36 \cdot 10^6 \left[\frac{W}{m^2 srad}\right]$$
$$\tag{D.9}$$

$$L_{RGrenz,ROT} = L_\lambda \cdot R(\lambda)\,\triangle\lambda = 6,67 \cdot 10^5 \cdot 1 \cdot 18 = 1,2 \cdot 10^7 \left[\frac{W}{m^2 srad}\right]$$
$$\tag{D.10}$$

Istwertermittlung

Folgende Werte wurden durch Messung verifiziert:

- Zum Einsatz kam eine ROT- und eine IROT-LED, deren Abstrahleigenschaften durch Messungen verifiziert wurden.

- Zunächst wurde ein Leistungsspektrogramm der IR-LED vom SFH4209 erstellt. Dabei wurde ein spektraler Mittelwert von etwa $390\,\mu W$ gemessen. Für die Berechnung wurden jedoch die in der Spezifikation genannten $400\,\mu W$ angesetzt. Die spektrale Breite wurde mit $30\,nm$ (gegenüber $40\,nm$ lt. Spezifikation) ermittelt.

Parameter	Wert
Impulsdauer	$T_i = 20\,us$
Impulsfrequenz	$f = 1\,kHz$
Tastverhältnis (Ton/Toff)	$T_v = 1 : 50$
Gemessene Mittlere Optische Abstrahlleistung	$0,39\,mW$ bei $\lambda = 950\,nm$ $2,80\,mW$ bei $\lambda = 632\,nm$
Spektrale Breite	$\Delta\lambda = 30\,nm$ $\Delta\lambda = 25\,nm$

Aus der gemessenen abgestrahlten Leistung des IR-LED von $0,39\,mW$, dem oben bereits erwähnten Sehwinkel von $\alpha = 42\,mrad$ und einer aktiven Chipfläche von $A = 9 \cdot 10^{-8}\,m^2$ ergibt sich für

$$L_{RIst,IROT} = \frac{P_{out}}{\alpha_{raum} \cdot A}\lambda = \frac{3,9 \cdot 10^{-4}W}{42 \cdot 2 \cdot 9 \cdot 10^{-11}m^2 srad} = 5,59 \cdot 10^4 \left[\frac{W}{m^2 srad}\right] \tag{D.11}$$

- Für die ROT-LED wurde ein spektraler Spitzenwert von etwa $2,8\,mW$ gemessen, was einem Mittelwert von $57\,\mu W$ entspricht. Aus der gemessenen abgestrahlten Leistung des ROT-LED von $2,7\,mW$, dem oben bereits erwähnten Sehwinkel von $\alpha = 42\,mrad$ und einer aktiven Chipfläche von $A = 0,25 \cdot 10^{-6}\,m^2$ ergibt sich für

$$L_{RIst,ROT} = \frac{P_{out}}{\alpha_{raum} \cdot A}\lambda = \frac{2,8 \cdot 10^{-3}W}{42 \cdot 2 \cdot 0,25 \cdot 10^{-9}m^2 srad} = 1,33 \cdot 10^5 \left[\frac{W}{m^2 srad}\right] \tag{D.12}$$

Vergleich

Der ermittelte Grenzwert der Strahlungsstärke beträgt für die IROT-LED

$$L_{RGrenz,IROT} = 1,36 \cdot 10^6 \left[\frac{W}{m^2 srad} \right] \tag{D.13}$$

Der ermittelte Istwert der Strahlungsstärke beträgt

$$L_{RIst,IROT} = 5,59 \cdot 10^4 \left[\frac{W}{m^2 srad} \right] \tag{D.14}$$

Die Verhältnis von Grenzwertvorgabe zu Istwert beträgt demnach

$$\Delta L_{R,IROT} = \frac{L_{RGrenz,IROT}}{L_{RIst,IROT}} = \frac{1,36 \cdot 10^6}{5,59 \cdot 10^4} \approx 24,33 > 0 \tag{D.15}$$

Der ermittelte Grenzwert der Strahlungsstärke beträgt für die ROT-LED

$$L_{RGrenz,ROT} = 1,2 \cdot 10^7 \left[\frac{W}{m^2 srad} \right] \tag{D.16}$$

Der ermittelte Istwert der Strahlungsstärke beträgt

$$L_{RIst} = 1,33 \cdot 10^5 \left[\frac{W}{m^2 srad} \right] \tag{D.17}$$

Die Verhältnis von Grenzwertvorgabe zu Istwert beträgt demnach

$$\Delta L_R = \frac{L_{RGrenz}}{L_{RIst}} = \frac{1,20 \cdot 10^7}{1,33 \cdot 10^5} \approx 90 > 0 \tag{D.18}$$

Der Strahlungs-Istwert liegt bei der Wellenlänge

- $\lambda = 950\,nm$ (IROT-LED) um Faktor 25 und für

- $\lambda = 632\,nm$ (ROT-LED) um Faktor 90

unter dem jeweils zulässigen Grenzwert für die thermische Netzhautgefährdung. Dies gilt für den als gefährlichst angenommenen Fall, dass die LED in einem Abstand von $100\,mm$ über einen Zeitraum größer $10\,sec$ direkt in das Auge strahlt. Trotz dieser Sachlage wurden die Anwender instruiert, die LED-Quellen weg von den Augen zu richten.

Verifikation der Pulszeiten

Zur Verifikation der Pulscharakteristik des Sensor-Prototyps wurden auch die elektrischen Signale analysiert. Abbildung D.5 zeigt in Zwei-Kanaldarstellung einen Puls mit $20\,\mu s$ Länge und Abbildung D.6 eine Pulsfolge von $1\,kHz$ Wiederholrate zur Verifikation des Tastverhältnisses.

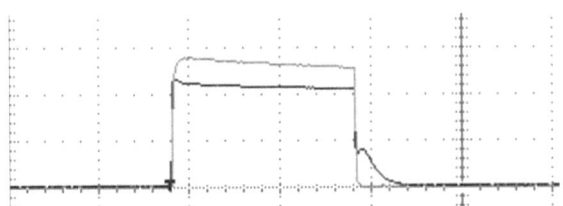

Abbildung D.5 – Elektrische Parameter LED-Treibersignal (hell) versus PD-Empfangssignal (dunkel) (Raster x-Achse: $10\,\mu s$, y-Achse $2\,V$/LED-Signal bzw. $10\,mV$/PD-Signal)

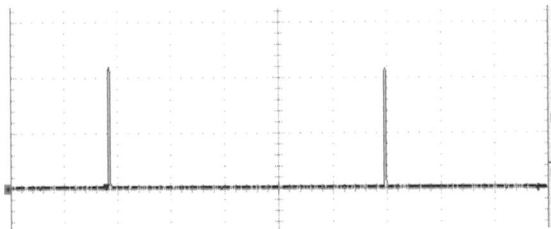

Abbildung D.6 – Pulssequenz zur Verifikation des Tastverhältnisses von 1:50 ($1SKE = 200\,ms$)

D.3   Schaltung zum PPG-MKS-Prototyp

D.3.1   Zentralbaugruppe

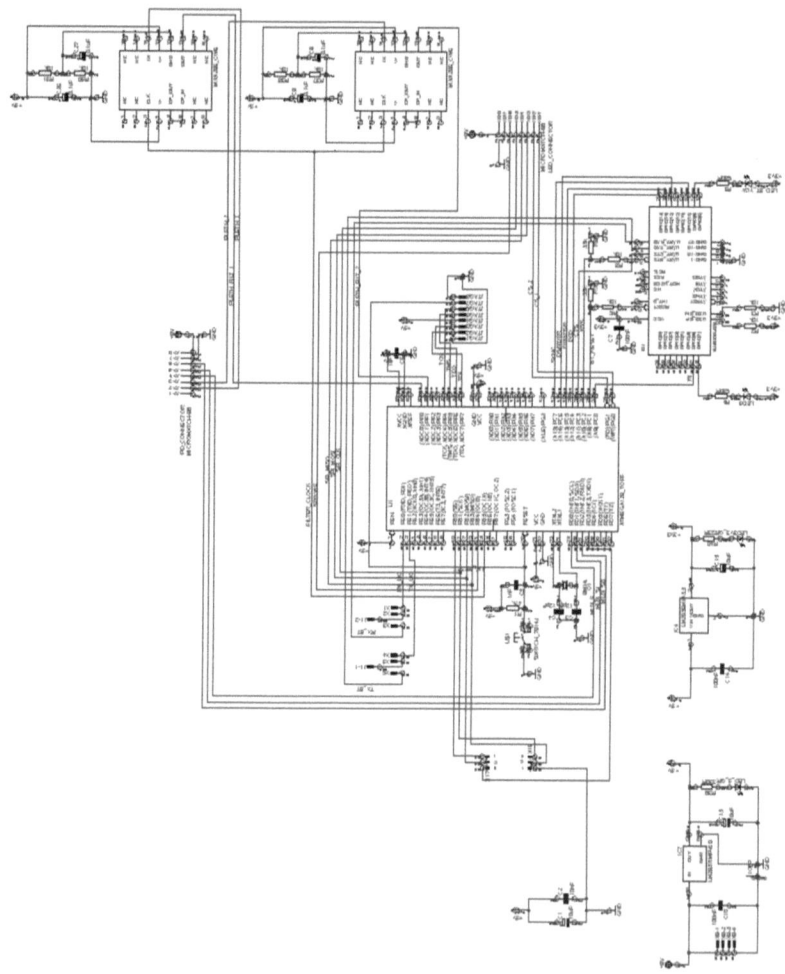

Abbildung D.7 – Schaltplan Zentralbaugruppe

D.3.2   LED-Treiber

Abbildung D.8 zeigt einen Ausschnitt der LED-Treiber-Schaltung, die das t_p-Signal (U_{on}) an T_1 über einen Digital-Analog-Umsetzer des Mikrocontrollers erhält. Da die DA-Ausgänge auf maximal $40\,mA$ Ausgangsstrom begrenzt sind war eine MOSFET-Treiberstufe erforderlich.

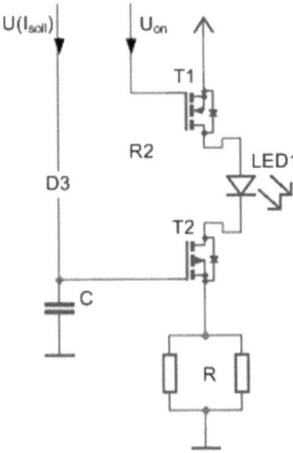

Abbildung D.8 – Prinzipschaltbild LED-Treiber für einen der insgesamt 8 LED-Kanäle

Die abgestrahlte Intensität der LED kann über die Vorgabe des Maximal-Stroms eingestellt werden. Der Transistor T_2, der in Serie zu T_1 liegt, arbeitet als steuerbarer Strombegrenzer. Ein digitales Potentiometer gibt dessen Gatespannung $U(I_{soll})$ vor, deren Sollwert vom Mikrocontroller über Digitalausgänge eingestellt werden kann. Die Kapazität C dient zur Glättung der Gatespannung, die auch zur Adressierung des LED-Kanals genutzt wird.

Der Schaltplan des LED-Treiber-Moduls ist in Abbildung D.9 dargestellt.

D.3.3   Photoempfänger

Transimpedanzwandler

Eine PD erzeugt bei Bestrahlung mit Licht einen sehr kleinen Photostrom, der zur weiteren Verarbeitung verstärkt und in eine proportionale Spannung umgewandelt werden muss. Diese Aufgabe übernimmt ein Transimpedanzwandler, welcher im Kern aus einem Operationsverstärker und einem Widerstand besteht. Abbildung D.10 zeigt die in der Arbeit verwendete Schaltung.

Sieht man von einer Offsetspannung die durch das Widerstandsverhältnis von $R2$ und $R3$ eingestellt werden kann ab, gilt für die Ausgangsspannung der

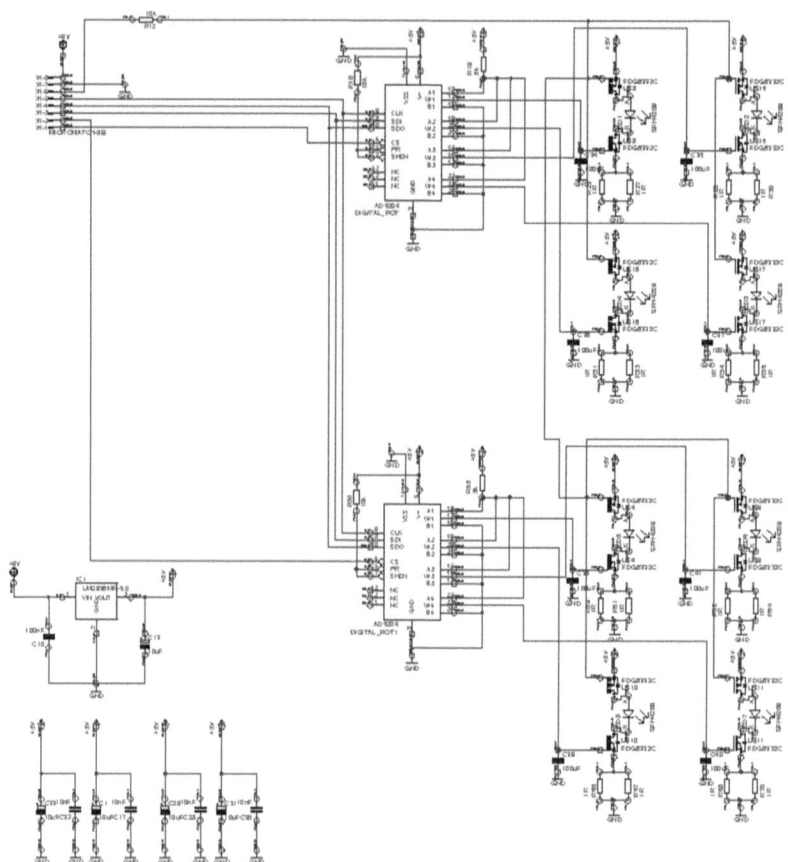

Abbildung D.9 – LED-Baugruppe

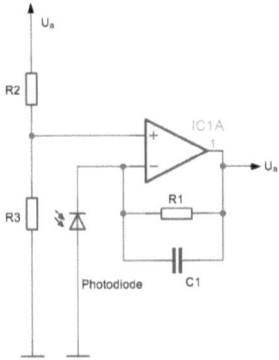

Abbildung D.10 – PD mit Transimpedanzwandler

Schaltung bei Frequenzen $f \ll f_c = \frac{1}{2\pi R_1 C_1}$ näherungsweise $U_a = R_1 \cdot I_f$. Die Kapazität C_1 sorgt für ein Tiefpassverhalten mit der Eckfrequenz f_c. Entsprechend bestimmt der Widerstand R_1 die Verstärkung. Je größer R_1 ist, desto empfindlicher ist der Transimpedanzverstärker und desto größer ist die Amplitude des Ausgangssignals U_a. Der Wert des Widerstandes R_1 kann nicht beliebig groß gewählt werden, denn der temperaturabhängige Biasstrom des Operationsverstärkers fließt zusammen mit dem Photostrom durch den Widerstand R_1 und ruft an ihm einen zusätzlichen Spannungsabfall hervor. Diese temperaturabhängige Spannung überlagert sich der Ausgangspannung U_a.

Abtast- und Halteglied

Aufgrund des kleinen Tastverhältnisses ist eine einfache Tiefpassfilterung nicht anwendbar. Das im Ausgangssignal des Transimpedanzwandlers enthaltene, wenige μs-kurze Spitzenwertintervall, welches durch die LED-ON-Pulse hervorgerufen wird, erfordert eine Schaltung zur präzisen Spitzenwert-Detektion und -Pufferung. Abbildung D.11 zeigt die Schaltung. Dabei arbeitet der erste

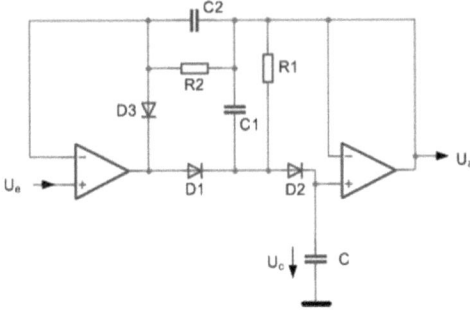

Abbildung D.11 – Spannungsbegrenzer und Spitzenwertgleichrichtung

Operationsverstärker in Verbindung mit den beiden Dioden D1 und D3 als Gleichrichter. D3 verhindert dabei den negativen Sättigungsbetriebs des OPs und begrenzt das Eingangssignal.

Über die Dioden D1 und D2 erfolgt bei einem Anstieg der Eingangsspannung U_e eine Aufladung der Kapazität C bis zum Spitzenwert, der bei abnehmendem U_e gehalten wird. Neben der hohen Peak-Detektionstreue ist ein weiterer Vorteil dieser Schaltung, dass das Ausgangssignal mit niedriger Impedanz abgegeben wird.

Kapazitive Kopplung

Eine nachfolgende, in Abbildung D.11 nicht dargestellte, analoge Verstärkerstufe dient der Glättung des Spitzenwertsignals und der Abtrennung des DC-Anteils durch kapazitive Kopplung, die einem Hochpass entspricht. Die Grenzfrequenz des Hochpassfilters wird dabei so eingestellt, dass die kleinste im Signal vorkommende Nutzfrequenz nicht gedämpft wird. Da die Herzfrequenz des Menschen im Intervall zwischen $0,5 - 3\,Hz$ liegt, sollte $f_c \leq 0.5\,Hz$ gewählt werden. Mit einem Anti-Aliasing-Filter, welches als Switched-Capacitor-Filter-IC ausgeführt ist, wird das Signal noch oben bandbegrenzt. Nach Offsetkorrektur erfolgt die AD-Umsetzung im Mikrocontroller.

Der Schaltplan des Photoempfänger-Moduls zeigt Abbildung D.12.

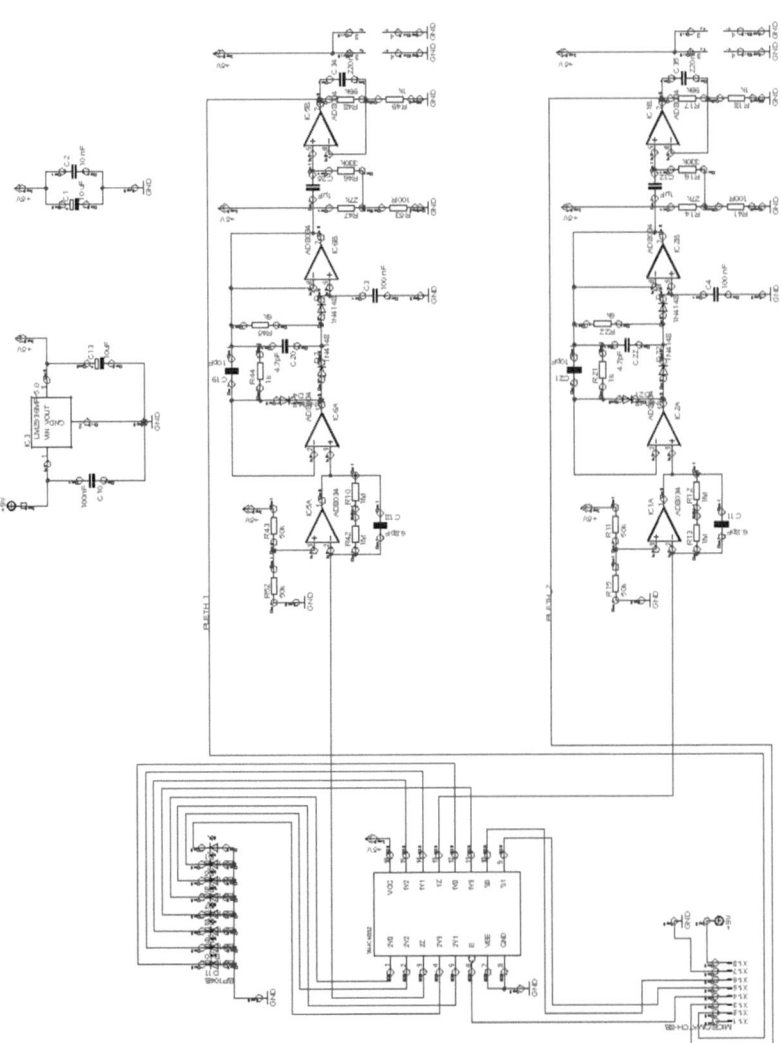

Abbildung D.12 – Schaltplan PD-Baugruppe

D.4   LED-Treiberverstärker des Labormessplatzes

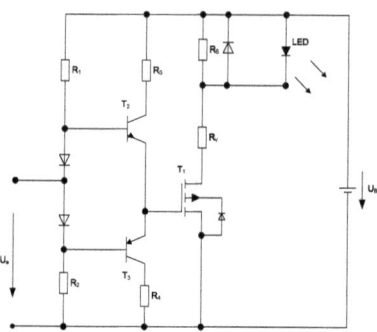

Abbildung D.13 – Prinzipschaltbild Treiberstufe

Um eine hohe Flankensteilheit realisieren zu können, wurde eine bipola-re, komplementäre Transistorvorstufe realisiert, die die schnelle Umladung der Gate-Source-Kapazität des Leistungs-MOSFETs (T_1) erlaubt. Der Leistungs-MOSFET wird als schneller Schalter betrieben. Den Schaltplan zeigt Abbildung D.13.

Auf eine Gegenkopplung wurde zugunsten einer höheren Verstärkung ver-zichtet, was bei höheren Betriebsspannungen ($U_B \geq 6,7\,V$) und offenem Ein-gang zu einer Mitkopplung führen kann. Der Lastvorwiderstand R_v dient der Strombegrenzung und ist LED-spezifisch. Um Strompulse bis zu $2A$ treiben zu können, sollte R_v bei einer Betriebsspannung von $6,5\,V$, einer LED-Fluss-spannung von etwa $3,5\,V$, einem On-Widerstand des Leistungs-MOSFETs von $0,5\,\Omega$ sollte dieser $1\,\Omega$ betragen.

Pulsanstiegszeiten von $t_A = 10\,ns$ bei $\Delta U = 3\,V$ Spannungshub erfordern eine Grenzfrequenz des Verstärkers, die sich aus einem Sinussignal wie folgt errechnen lässt:

$$U(t) = \hat{U}sin(\omega t + \varphi) \quad \tfrac{dU(t)}{dt} = \hat{U}\omega cos(\omega t + \varphi)$$

Setzt man die Phasenverschiebung zu Null, wird die maximale Steigung bei $\omega t = 0$ erreicht. Dies ist erfüllt für $\omega t = 2n\pi$ für $n \in (N_0)$.

$$\frac{dU(0)}{dt} = \hat{U}\omega_g = \hat{U}_0 2\pi f_g = \frac{\Delta U}{t_A} \tag{D.19}$$

Mit $2\hat{U} = \Delta U$ folgt $f = \frac{1}{\pi t_A} \approx 31,83\,MHz$. Aufgrund dieser Anforderung wurde der Leistungsverstärker primär als schneller Schalter aufgebaut.

D.5 Signalbeispiele EKS

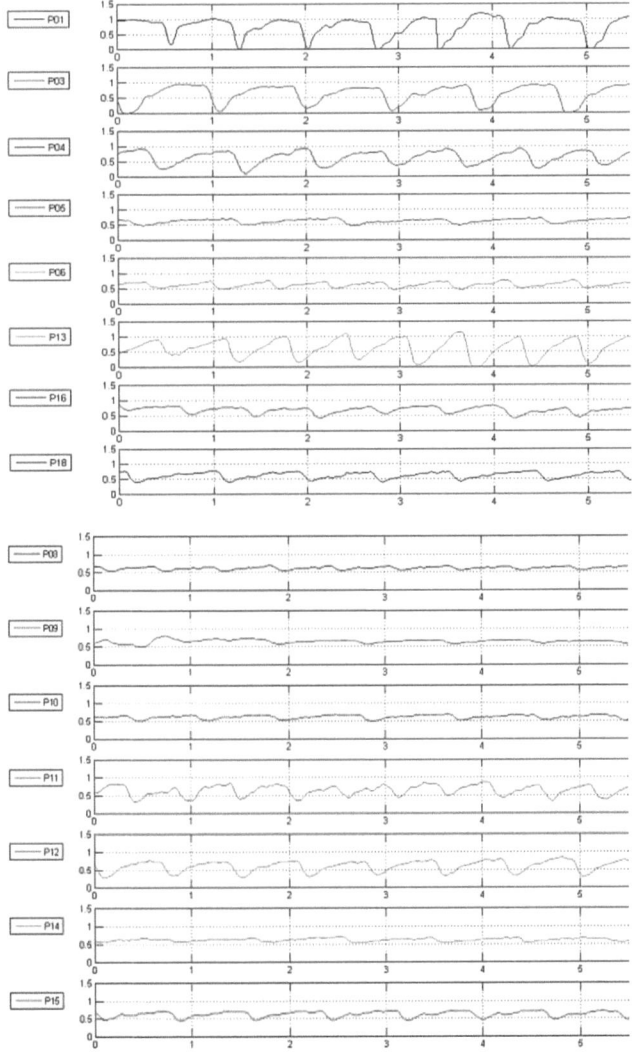

Abbildung D.14 – Signalbeispiele des EKS-Prototypen (normiert auf die stärkste, vorkommende Signalamplitude), die im Rahmen der MRT-PPG-Studie abgeleitet wurden (weiblich oben, männlich unten)

D.6 Validierung sensorischer Methoden

D.6.1 Geräte-Repräsentanten

Applanationstonometrie

Als Repräsentant für die Applanationstonometrie wurde ein SphygmoCor Tonometer der Firma "AtCor" verwendet[3]. Das Gerät liefert validierte, klinisch verwertbare Tonometriesignale. Es verfügt über einen stiftförmigen Messaufnehmer, an dessen Spitze ein Piezodruckwandler eingefasst ist, der direkt auf das arterielle Gefäß aufgesetzt werden muss.

Das Handbuch zum Gerät enthält keine Informationen über eine analoge Signalvorverarbeitung. Verfahren zur digitalen Signalverarbeitung werden in dem Gerätehandbuch ebenfalls nicht erwähnt. Der Hersteller liefert zu dem SpygmoCor Gerät eine Software zum Starten der Messung, Empfangen der Messdaten via RS-232 und Auswerten der Signalkurve. Ein Export der Rohdaten ist in der Sofware nicht vorgesehen.

Um Messsignale bewerten zu können, wurde mit der Software "Free Serial Port Monitor" die RS-232-Kommunikation zwischen Herstellersoftware und Messgerät in zwei Varianten mitgeschrieben: Zum einen erfolgte die Speicherung in eine Textdatei und zum anderen wurde ein LabVIEW Programm T_ Talk_ to_ SphygmoCor.vi erstellt, welches die Kommunikation zum Messgerät nachbildet und die Messdaten zyklisch einliest. Um an dezimale Messwerte zu gelangen, musste das Format der Empfangsdaten decodiert werden. Zur Visualisierung und Archivierung der Messdaten wurden LabVIEW Programme verwendet.

Akustische Flussmessung

Als Repräsentant für die akustische Flussmessung wurde das Ultraschallgerät "HiDop 300" des Herstellers "Basler AG" beschafft. Der kontinuierlich arbeitende Ultraschall-Doppler-Sensor[4].ist mit einer 8-MHz-Sonde ausgestattet und erlaubt die Auswertung des Sensorsignals mittels Spektralanalyse. Die Kurvenform kann direkt auf dem Bildschirm des Gerätes kontrolliert werden. Es gibt keine Möglichkeit die analysierten Daten an den PC zu übertragen, weshalb hier eine alternative Schnittstelle gefunden werden musste.

In der Radialisarterie variiert die Blutflussgeschwindigkeit zwischen 0 und 50 $\frac{cm}{s}$ cm. Bei einem Einstrahlwinkel von 45° ergeben sich Frequenzverschiebungen im hörbaren Bereich. Da die Bandbreite des A/D-Wandlers auf einer PC-Soundkarte für die Digitalisierung des Signals ausreicht, wurde diese Möglichkeit genutzt.

Zur Demodulation wird das Empfangssignal des US-Empfängers mit dem 8MHz Sendesignal multipliziert. Die Abwärtsmischung mit Tiefpassfilterung

---

[3] Leihweise Überlassung durch die Medizinische Klinik 4 des Unversitätsklinikums Erlangen

[4] CWD: Das Continues-Wave-Doppler-Verfahren, benutzt ein kontinuierliches Sinussignal im Unterschied zu gepulsten Sendesignalen (PWD)

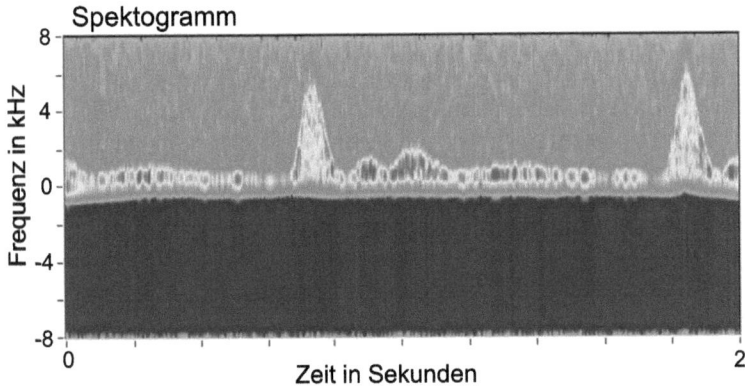

Abbildung D.15 – Spektogramm des US-Doppler-Signals

selektiert die Frequenzverschiebungskomponenten, die über den niederfrequenten Audioeingang analog eingelesen und über die Soundkarte mit $16\,kHz$ Abtastfrequenz bei $16\,Bit$ Auflösung digitalisiert werden. Die Information über die Blutflussgeschwindigkeit steckt in der mittleren Frequenzverschiebung des Audiosignals. Das digitalisierte Signal muss somit gefenstert und nach vorhandenen Frequenzspektren untersucht werden. Das Empfangssignal wird über die Wigner-Ville-Verteilung, welche eine Zeit-Frequenz-Verteilung darstellt, ausgewertet. Vor der Spektralanalyse wird aus dem reellen Signal ein analytisches Signal erzeugt, um Störungen, die durch Kreuzterme bei der Berechnung der Wigner-Ville-Verteilung des reellen Signals entstehen, zu reduzieren. Man erhält das analytische Signal, indem man zum ursprünglichen Signal dessen Hilbert-Transformierte als Imaginärteil addiert. Das Ergebniss dieses Transformationsschrittes zeigt Abbildung D.15.

Die Umwandlung des reellen Signals zu einem analytischen Signal mittels Hilbertransformation begrenzt das Spektrum auf positive Frequenzanteile. Die Fensterung über 256 Werte führt bei der Abtastfrequenz von $f_s = 16\,kHz$ zu einer Beobachtungszeit von $T0 = 256 \cdot \frac{1}{16000}\,sec = 16\,msec$. Die maximale Frequenzkomponente des Nutzsignals der Blutflussgeschwindigkeit beträgt $8\,Hz$, was einer kleinsten Periodendauer von $125\,msec$ entspricht. Somit ist die Beobachtungszeit etwa um den Faktor 8 kleiner als die Varianz des Zeitsignals. Um den Leakage-Effekt zu minimieren, wurde als Fensterfunktion ein Gauß-Fenster gewählt. Das Fenster wird jeweils um 32 Werte verschoben, was zu einer zeitlichen Auflösung der Geschwindigkeitskurve von $t_{res} = 2\,msec$ führt. Die Kurve der Bluflussgeschwindigkeit, wie sie in Abbildung D.16 zu sehen ist, wird aus der mittleren Frequenzverschiebung berechnet.

Die Digitalisierung des Audioausgangssignals des Ultraschallgeräts erfolgte über die PC-Soundkarte und die nachfolgende digitale Signalverarbeitung wird von dem Virtual Instrument (VI[5])US-Doppler_Velocity übernommen.

---

[5] (VI = Virtual Instrument entspricht in etwa einem SW-Programmteil mit Ein-/Ausgabe

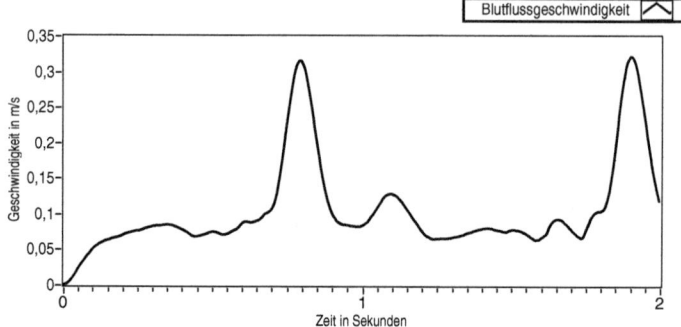

Abbildung D.16 – Tiefpassgefilterte Verlauf der Blutflussgeschwindigkeit

Die Schritte, wurden mit VIs des "Advanced Signal Processing Toolkit" von
LabVIEW implementiert. Herzstück der Signalverarbeitung stellt der Funk-
tionsblock "FastGaborSpektogram.vi" dar, welcher bereits eine Wigner-Ville-
Verteilung mit Gauß-Fensterung bereitstellte.

Impedanzplethysmographie mit dem Niccomo-Monitor

Der Niccomo-Vitalmonitor ist ein auf Linux basierendes Messsystem der Fa.
Basler. Die Auswahl erfolgte aufgrund seiner Mehrkanal- und Mehrsensor-
Funktionalität. Das einem portablen Intensivpflegemonitor ähnliche System ist
mit einem Kanal für EKG, einem Kanal für invasiven Blutdruck, einem Kanal
für die Blutdruckmessung mittels einer Oberarmmanschette, zwei Kanälen für
die Impedanzplethysmografie und einem Kanal für die $SpO2$-Messung ausgestattet. In den Messreihen wurde nur der Kanal für die Impedanzplethysmografie, sowie als Referenzsignal, die mittels Fingerclip nach der Methode der
PPG erfasste PW, verwendet.

Vom Hersteller werden keine Informationen zur eingesetzten Signalverarbeitung angegeben. Mit der zum niccomo Monitor gehörenden PC Software
können die Messdaten über Ethernet auf den PC exportiert werden. Die Speicherung der Daten erfolgt anschließend als CSV-Datei[6],welches direkt mit den
LabVIEW Programmen eingelesen und visualisiert werden kann.

Photoplethysmografie mit dem Mehrkanal-PPG-Sensorprototyp

Aufgrund nicht verfügbarer Medizingeräte für die transmissive Photoplethysmographie am Unterarm wurde die in Abschitt 4.4 auf Seite 54 beschriebene Eigenentwicklung des Mehrkanal-PPG-Sensorprototypen in die Validierung
einbezogen. Bei Vergleichen muss berücksichtigt werden, dass dieser im Unterschied zu den sonstigen Messgeräten über keine Zulassung als Medizin-

---

und Anzeige- und Bedien-Komponenten
[6] Comma-Separated Values (csv) bezeichnet ein universell lesbares ASCII-Dateiformat

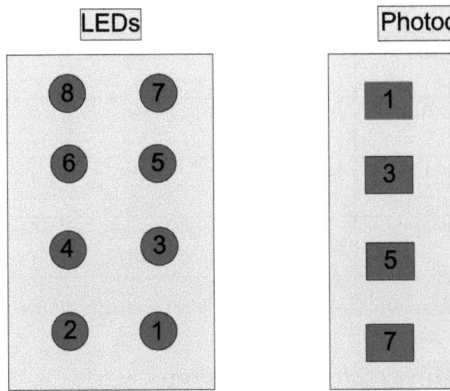

Abbildung D.17 – Matrixanordnung LED und PD

produkt verfügt und der Entwicklungsstand dem eines Forschungsprototypen entspricht. Abbildung D.17 zeigt die Prinzip-Anordnung von LEDs und PD, die auf je einer starren Leiterplatte fixiert und in einem flachen Kunststoffgehäuse ummantelt vorliegen. LED-Modul und PD-Modul werden auf zwei gegenüberliegenden Seiten des Unterarms mit Hilfe eines Armbands derart befestigt, dass entweder die Arterie Radialis oder Ulnaris im Messvolumen liegen. Weitere Details der Implementierung finden sich unter Abschnitt 4.4 auf Seite 54ff..

Zur photoplethymographischen PW-Erfassung sind prinzipiell nur eine LED und eine PD nötig. Bei dem vorliegenden Prototyp wurde eine Matrixanordnung gewählt, um die Signalfindung zu automatisieren. Dazu schaltet nach Start der Messung ein Algorithmus definierte LED/PD-Kombinationen durch und bewertet die Messkanäle nach Amplitudenhöhe des Empfangssignals.

Um die niederfrequente PW aus dem Spannungssignal der PD zu gewinnen, wird ein (Switched Capacitor) Tiefpassfilter, 8. Ordnung eingesetzt. Auf dem Mikrocontroller des Photoarmbandes ist keine digitale Signalverarbeitung implementiert. Die nach der analogen Filterung gewonnenen Abtastwerte werden direkt über ein Bluetooth Modul an die PC-Anwendung ViewSENS gesendet, die Start der Messung, Anzeige der Signale sowie die Speicherung der Messdaten im ASCII-Format übernimmt. Die weitere Messdatenverarbeitung erfolgt mit LabVIEW-Programmen, die auch eine Invertierung des Messignals umsetzen. Das Invertieren des Messsignals ist nötig, um Vergleichbarkeit der Messdaten mit den anderen Verfahren herzustellen, bei denen der Druckpulsgipfel jeweils das Maximum des PW-Signals repräsentiert. In der Photoplethysmografie entspricht jedoch das Signalminimum dem Zeitpunkt der maximalen Druckpulswelle, die zu maximaler Signalabsorption aufgrund maximalen Blutvolumens im Strahlengang, d.h zu maximaler Schwächung des Sendersignals führt.

	TON	USD	IPG	PPG
Abtastrate (Hz)	128	16k	200	128
Auflösung (bit)	10	16	16	10
Signal verarbeitung	keine Angabe	Demodulator DFT	keine Angabe	Tiefpass filter
PC- Schnittstelle	RS-232	Line-In	Ethernet / USB	Bluetooth

Tabelle D.1 – Kenndaten zur Gewinnung und Vorverarbeitung der Messsignale

Zusammenfassung Messgeräte und Sensoren

Die Tabelle D.1 zeigt in der Übersicht die messtechnisch relevanten Aspekte der Signalgewinnung und Vorverarbeitung, soweit sie aus Handbüchern, sonstigen Geräteinformation oder externen Tests zugänglich waren. Die geräteinterne Signalverarbeitung ist je Messgerät durchaus unterschiedlich und teilweise auch nicht dokumentiert.

Um dennoch einen Vergleich der Signalqualität zwischen den Verfahren zu ermöglichen, werden alle Datensätze vor der Bewertung in einem nachfolgenden Auswerteschritt digital tiefpassgefiltert und in einem einheitlichen Format gespeichert. Damit kann bei der Auswertung der Messreihen auf vergleichbare Datensätze zugegriffen werden.

D.6.2 Studie zur Praktikabilität

Ziel der Studie ist es, die Anwendbarkeit der Messverfahren am Handgelenk bei einer Gruppe von gesunden Probanden zu evaluieren und notwendige Anforderungen zu ermitteln. Zudem soll die Zeit der Signalfindung und deren Reproduzierbarkeit untersucht werden.

Zu Beginn jeder Messung setzt sich der Proband an einen Tisch und legt seinen Unterarm dort ab, sodass die Handinnenseite nach oben zeigt. Daraufhin werden Umgebungsparameter und personenspezifische Daten erfasst. Die Messung des systolischen, diastolischen und des mittleren Blutdrucks erfolgt nach einer Ruhephase im Sitzen von fünf Minuten. Sind die Vorbereitungen getroffen, wird die Zeiterfassung gestartet und die durchführende Person beginnt mit der Anbringung des Sensors am Handgelenk. Die Zeiterfassung wird gestoppt, wenn auf dem Bildschirm ein Kurvenverlauf erkennbar ist, der die Herzaktivität visuell erkennbar widerspiegelt. Das Erkennen eines aussagekräftigen Signals wird durch die durchführende Person signalisiert[7].

---

[7] Anmerkung: Da das Ultraschall-Doppler-Gerät zum Durchführungszeitpunkt der Studie noch nicht verfügbar war, wurden diese Messungen nachträglich für eine wesentlich kleinere Stichprobe von insgesamt 5 Probandinnen/Probanden durchgeführt. Die durchführende Person ist bei dieser Messkampagne immer die gleiche, um den Parameter der Geschicklichkeit der Probandin/des Probanden nicht betrachten zu müssen.

D.6.3   Studie zur Bewegungsrobustheit

Mechanische Anbringung der Sensoren

Bei der Entstehung von Bewegungsartefakten spielt die mechanische Anbringung der Sensoren am Unterarm eine Schlüsselrolle. Die Sensoren für die vier Messverfahren sollten möglichst gleichwertig am Handgelenk fixiert werden. Eine Beeinflussung der Bewegungsanfälligkeit durch eine unzureichende, suboptimale Befestigung soll minimiert werden. Um einen objektiven Vergleich zu gewährleisten, wird im Folgenden die Anbringung der Sensoren und deren Einfluss auf die Signalqualität näher betrachtet.

Anbringung Tonometriesensor

Der verwendete Tonometriesensor des SphygmoCor-Gerätes ist für eine ambulante Kurzzeitmessung ausgelegt und wird im normalen Gebrauch durch eine Krankenschwester für etwa 15 Sekunden möglichst mit konstantem Druck senkrecht an die Messstelle gehalten. Dieser stiftartige Sensor muss für die Messungen fest am Handgelenk befestigt werden, um einen konstanten Anpressdruck des Sensors zu gewährleisten. Nachteil bei der Gesamtanordnung ist die kleine Auflagefläche der Halterung am Handgelenk im Gegensatz zu dem sehr langen Sensor. Dies führt durch Beschleunigungskräfte, wie sie bei Bewegungsstufe S3 (vgl. Unterabschnitt 7.1.4 auf Seite 155) auftreten, zu unerwünschten Signalmodulationen, da der Anpressdruck des Sensors gegen die Arterie verändert wird. Durch die Integration des Drucksensors in ein Uhrenarmband kann dieser Effekt weitgehend eliminiert werden. Verbesserungen verspricht ein, unter dem Sensor liegendes Luftkissen, wie es z.B. bei dem Produkt "BPro"[8] angekündigt wurde.

Anbringung Ultraschallsensor

Auch der Ultraschallkopf ist für die manuelle Handhabung durch einen Arzt konzipiert. Eine entsprechende Vorrichtung zur stabilen Fixierung des Sensors wurde nach den technischen Zeichnungen, wie sie im Anhang zu finden sind, angefertigt. Die Vorrichtung sorgt dafür, dass der Sensor in einem konstanten Winkel zur Arterie fixiert ist. Die Einkopplung des Ultraschallsignals erfolgt über Gel, welches vor Anbringung aufzutragen ist.

Anbringung Photoarmband

Der Prototyp für die Photoplethysmografie am Handgelenk ist bereits in einem Armband integriert, so dass die Anbringung wie bei einer Armbanduhr erfolgt. Ein Verrutschen der Sendedioden und/oder der Empfangsdioden ist bei korrekter Befestigung sehr unwahrscheinlich. Ein gewisser Überarbeitungsbedarf besteht jedoch trotzdem, da die Sende- und Empfangsseite über Federn

---

[8] HealthSTATS   International: BPro   Tonometriearmbanduhr.   URL   http://www.healthstats.com/en/bpro-intro.html. Zugriffsdatum: 18.08.2009

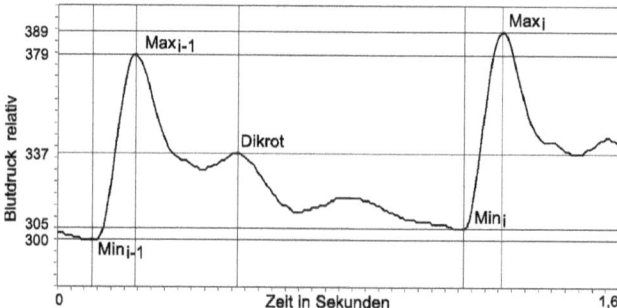

Abbildung D.18 – Schwellwertberechnung anhand der Druckkurve gemessen mit dem Tonometer

miteinander gekoppelt sind. Die Elastizität der Federn ist nicht für alle Durchmesser des Handgelenkes hinreichend, was bei sehr schmalen Handgelenken die Platzierung erschwerte.

Anbringung der Elektroden für die Impedanzplethysmografie

Als Einspeise und Messelektroden wurden selbstklebende EKG-Elektroden verwendet. Eine Beeinflussung der Messung durch Verrutschen der Elektroden ist auf Grund der Klebeverbindung ausgeschlossen. Wie in 2.2.3 auf Seite 30 bereits erwähnt, ist ein gewisser Abstand der einspeisenden Elektroden zu den Messelektroden vonnöten. Der Anwendungsbereich kann somit nicht auf das Handgelenk reduziert werden, sondern beansprucht einen erheblichen Teil des Unterarms.

Ermittlung der Schwellwertkurve zur Extremwertdetektion

Im Fall von schwellwertbasierten Methoden zur Extremwertfindung muss bei PW-Signalen von adaptiven, gleitenden Schwellwerten ausgegangen werden. Im hier angewendeten Verfahren wird aus der oberen und unteren Hüllkurve des Signals eine Schwellwertkurve berechnet. Diese stellt eine gewichtete Summe der oberen und unteren Hüllkurve dar und die Berechnung erfolgt nach folgender Beziehung (vgl. Abbildung D.18)

$$MAX = \frac{Max_i + Max_{i-1}}{2} = \frac{389 + 379}{2} = 384 \qquad (D.20)$$

$$MIN = \frac{Min_i + Min_{i-1}}{2} = \frac{305 + 300}{2} = 302,5 \qquad (D.21)$$

Die Gewichtung x_{oben} für die obere Hüllkurve beträgt somit:

$$x_{oben} = \frac{Dikrot + \frac{MAX - Dikrot}{2} - MIN}{MAX - MIN} * 100\% = \frac{337 + \frac{384 - 337}{2} - 302,5}{384 - 302,5} * 100\%$$

$$(D.22)$$

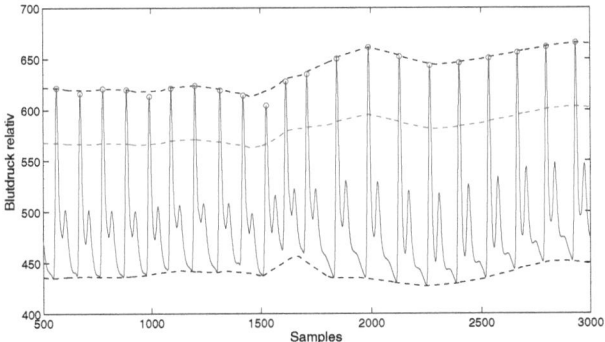

Abbildung D.19 – Tonometrisch gemessener PW-Verlauf mit Hüllkurven, Schwellwertkurve und berechneten Spitzenpunkten

Aus $x_{oben} = 71\%$ lässt sich die Gewichtung der unteren Hüllkurve x_{unten} ableiten.

$$x_{unten} = 100\% - x_{oben} = 100\% - 71\% = 29\% \qquad (D.23)$$

Bei einem wenig gestörten PW-Signal kann dann sowohl vor als auch nach einem Spitzen- bzw. Fußpunkt jeweils ein Schnittpunkt des PW-Signals mit der Schwellwertkurve erwartet werden. Davon ausgehend wird zwischen den beiden Schnittpunkten mit der MAX bzw. MIN Funktion von MATLAB die Extremwertberechnung durchgeführt. MATLAB-Programm PW2FootPoints-_XXX.m führt diese Schritte aus und gibt auf einem Plot das PW-Signal mit oberer, unterer Hüllkurve, der Schwellwertkurve und der berechneten Fuß-/Spitzenpunkte aus (vgl. Abbildung D.19).

Weiter berechnet das Programm die Abstände zwischen den Fuß bzw. Spitzenpunkten und gibt die Zeitreihe in einem weiteren Diagramm aus (Abbildung D.20). Deutlich zu erkennen ist dort der Effekt der Synchronisationsstrecke. So steigt der Abstand zwischen den Spitzenpunkten durch die sinkende Herzfrequenz bei angehaltenem Atem von $850\,msec$ auf $1050\,msec$. Wird wieder normal geatmet, so wird der Abstand zwischen den Spitzenpunkten rasch kleiner und pendelt sich im Mittel wieder auf $850\,msec$ ein. Die Daten des Referenzsignals durchlaufen die selben Schritte, was für dieses Beispiel zu den Abbildungen D.22 und D.21 führt. Auch dort ist die Synchronisationsstrecke als markanter Signalverlauf erkennbar.

Messprotokolle Bewegungsstudie

Die Messprotokolle sind wie folgt aufgebaut: Die Überschrift ordnet die Diagramme jeweils einem Verfahren und einer Bewegungsstufe zu. Die obere Hälfte nimmt das Diagramm ein, welches eine Signalepisode enthält. Darunter

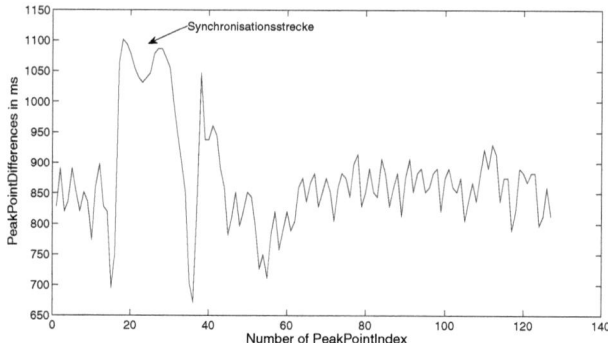

Abbildung D.20 – Abstand der Maxima einer tonometrisch gemessenen
PW-Kurve

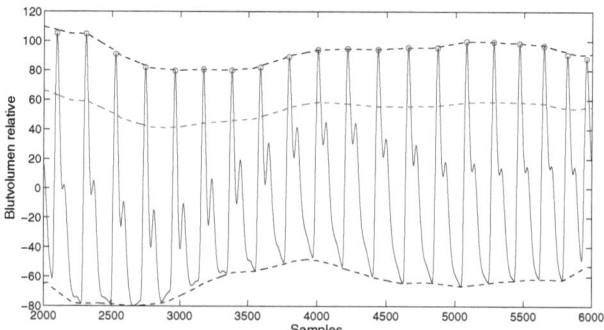

Abbildung D.21 – Photoplethysmographisch (Fingerclip) gemessener PW-
Verlauf mit Hüllkurven, Schwellwertkurve und berechneten
Spitzenpunkten des Referenzsignals

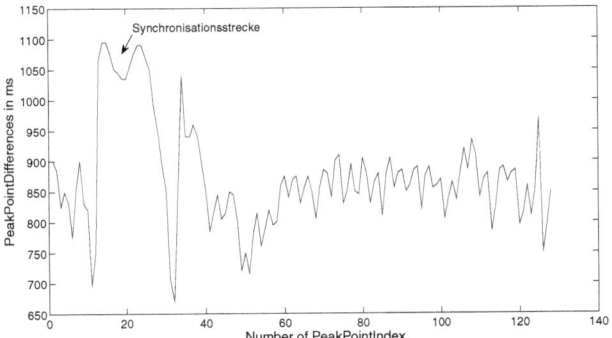

Abbildung D.22 – Abstand der Maxima einer photoplethysmografischen PW-Kurve (Referenzsignal)

befindet sich ein Ausschnitt dieser Episode. Welcher Bereich als Ausschnitt dargestellt ist, kann anhand der Abszissenwerte zugeordnet werden.

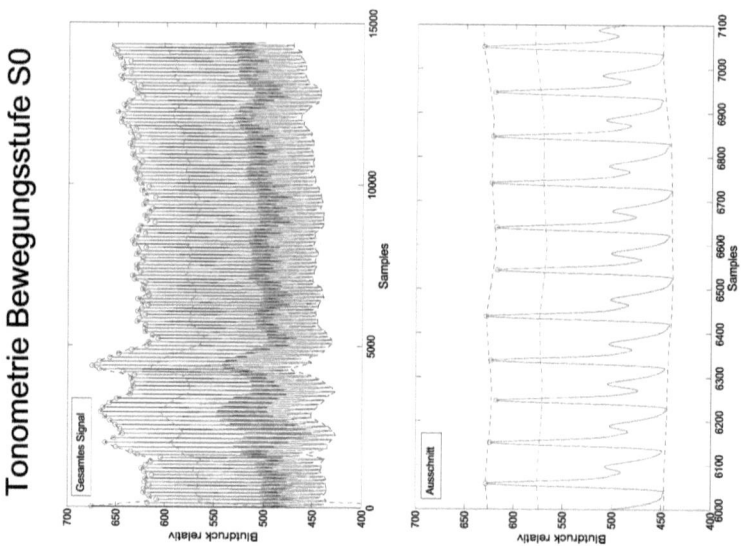

Tonometrie Bewegungsstufe S0

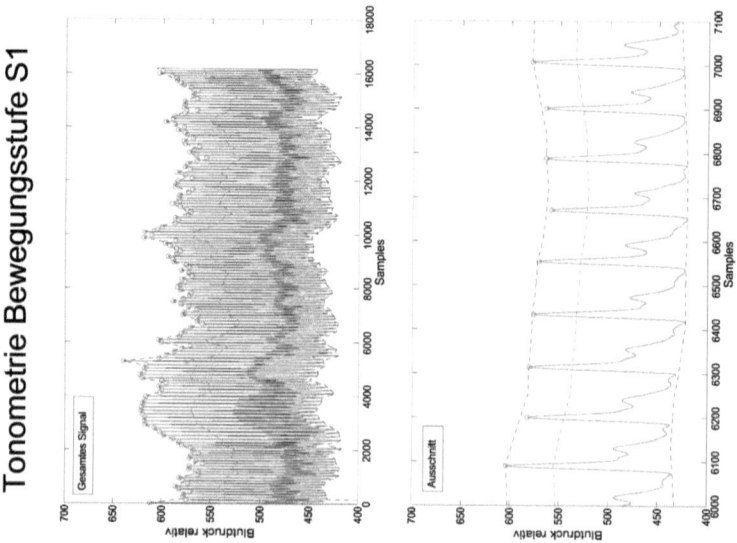

Tonometrie Bewegungsstufe S1

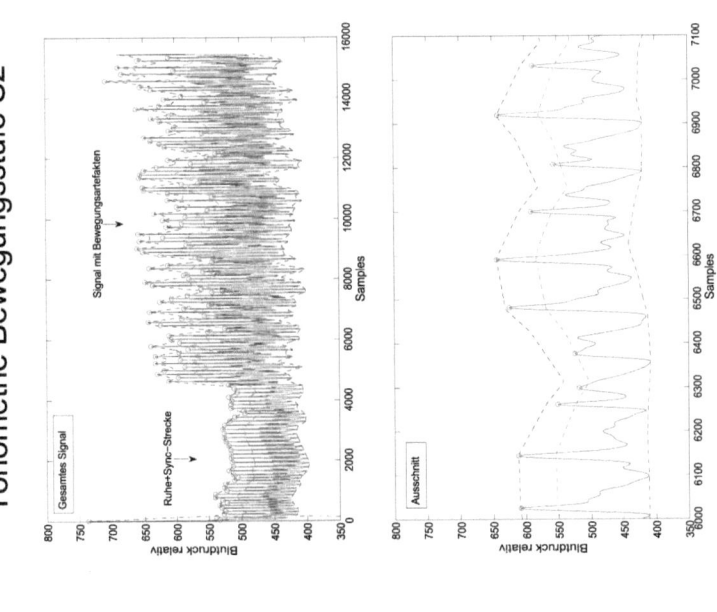

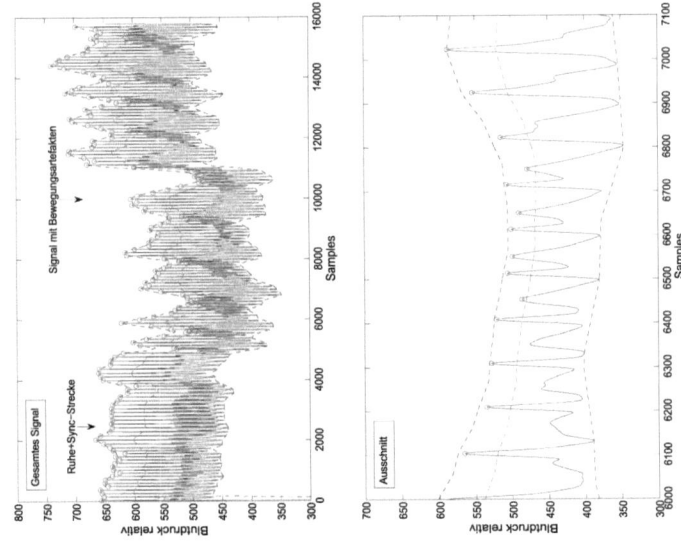

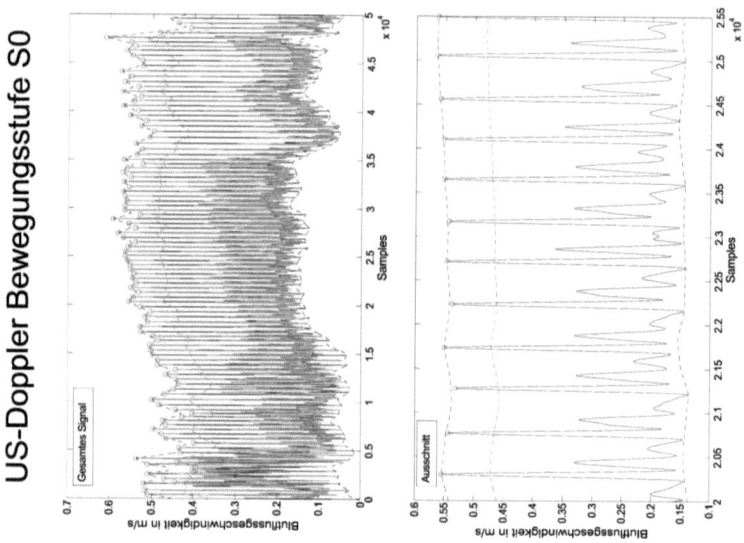

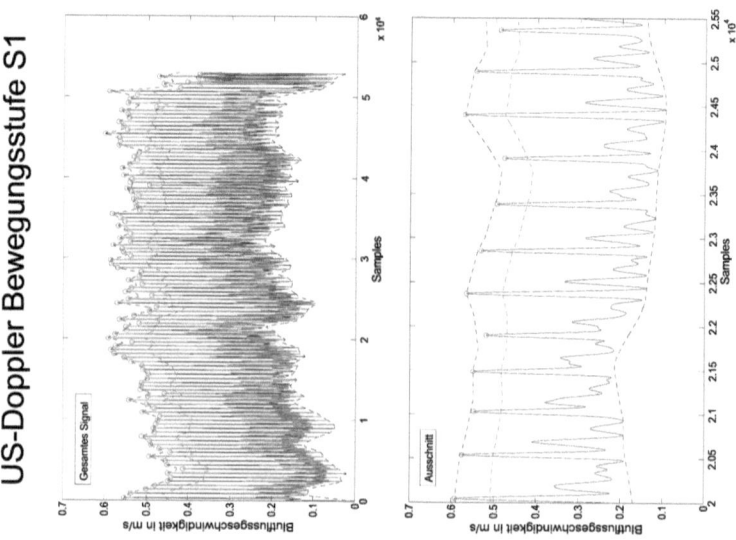

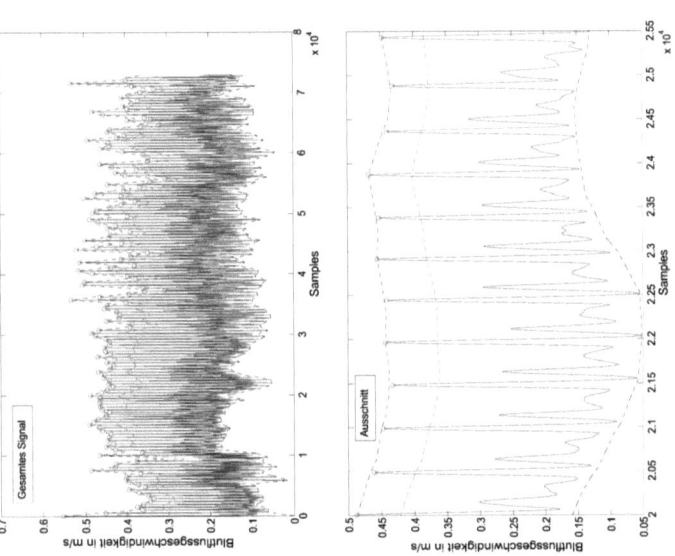

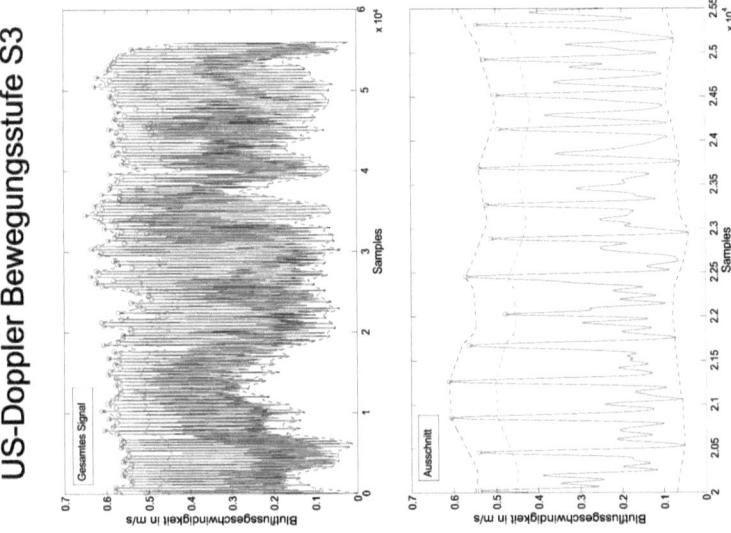

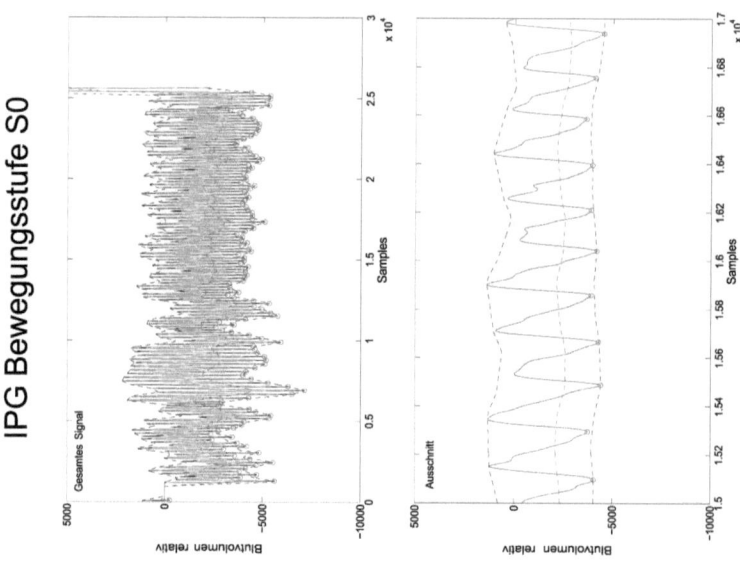

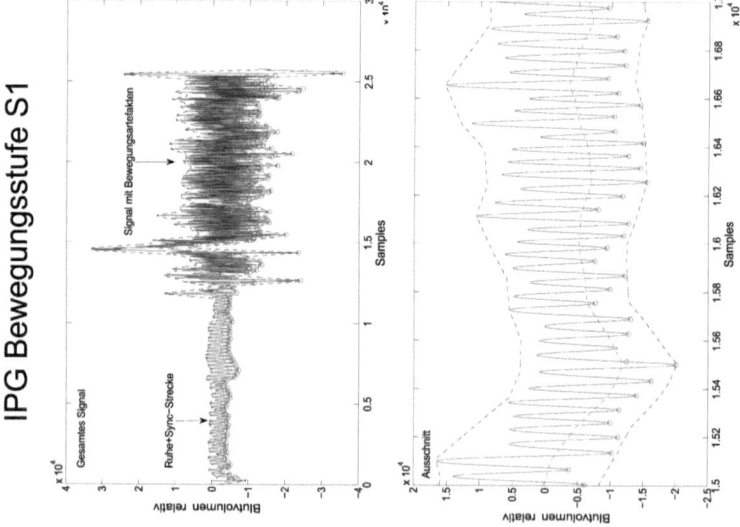

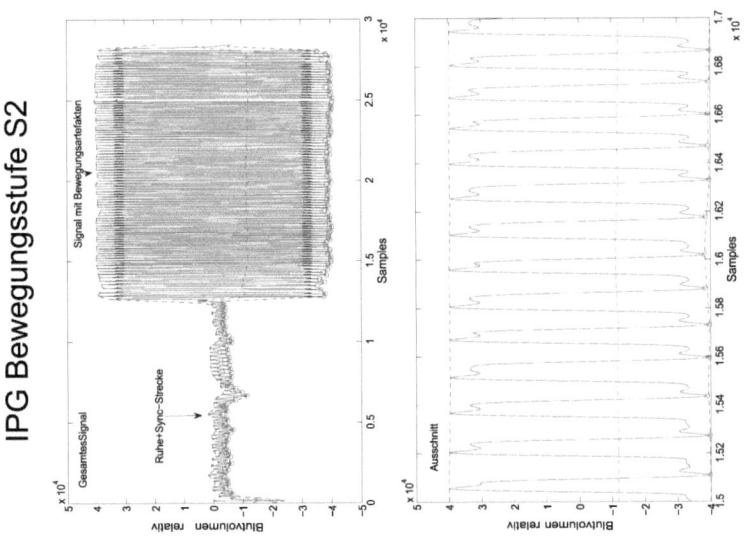

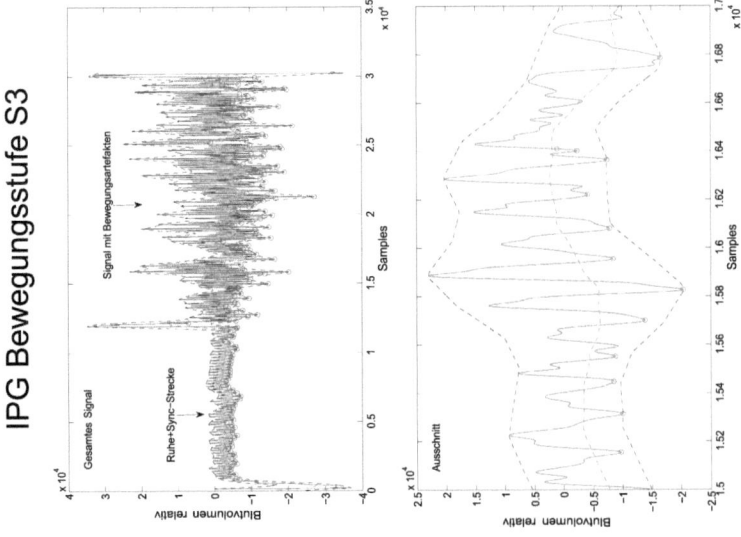

PPG Bewegungsstufe S1

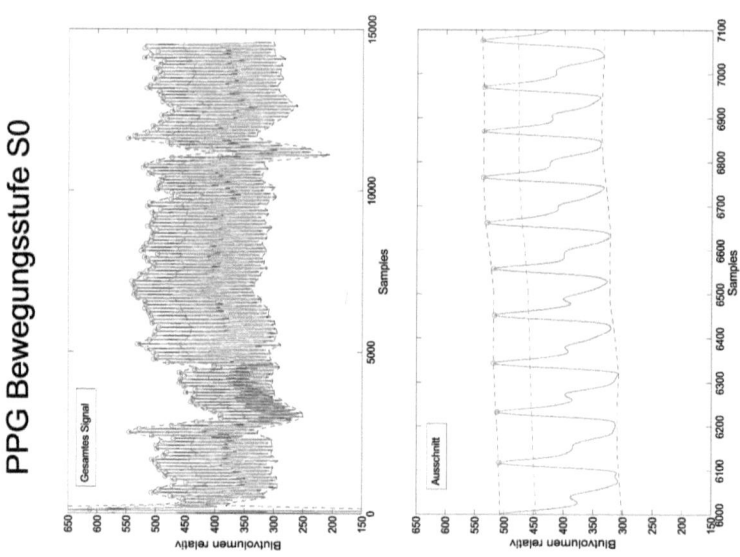

PPG Bewegungsstufe S0

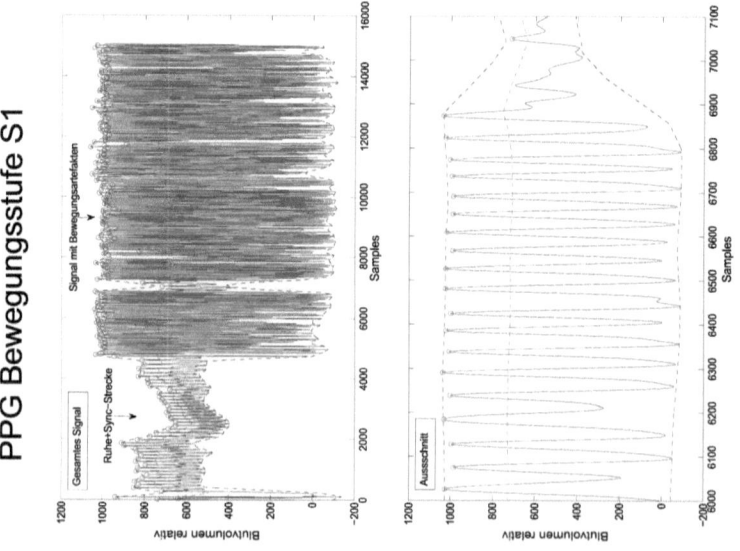

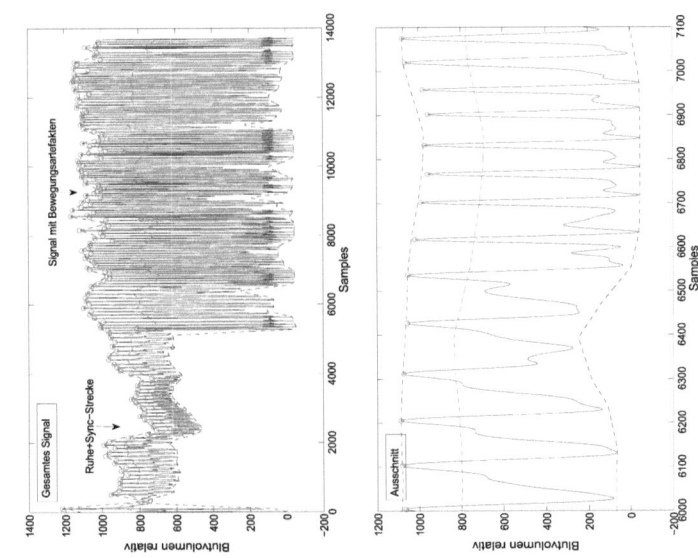

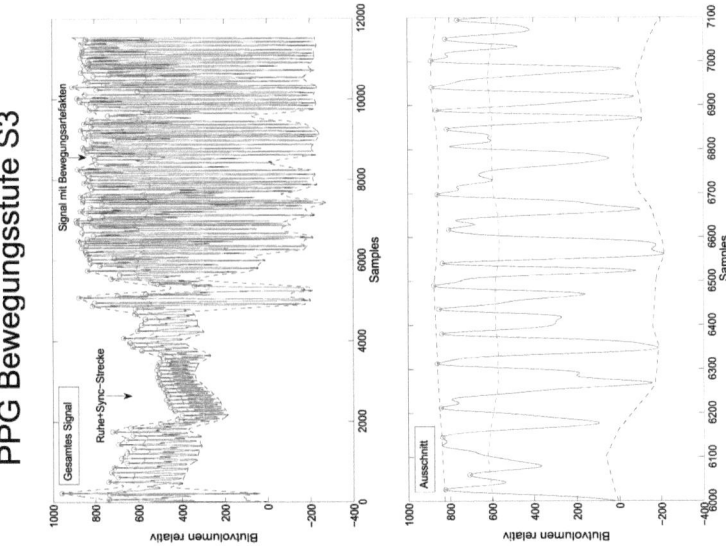

Bewertungsmatrix sensorischer Messverfahren[9]

	TON	USD	IPG	PPG	Erläuterung der Bewertung
Eignung für Laienanwendung	5	1	4	4	einfach 5 - aufwendig 1
Mechanische Applikation	5	1	4	4	einfach 5 - aufwendig 1
Kalibrierung nötig	1	3	1	1	nein 3, ja 1
Rechenaufwand	3	1	2	3	gering 3, mittel 2, groß 1
Entwicklungsrisiko	3	2	3	3	hoch=1, niedrig=5
Miniaturisierungs- aufwand	5	1	3	5	hoch=1, niedrig=5
Dauer Signalfindung	2	5	5	2	3 min = 2, 1 min=5 (siehe Fußnote)
Energieverbrauch	5	1	1	4	gering 5, mittel 3, groß 1
Bewegungs- anfälligkeit	5	5	2	2	gering=5, sehr anfällig=1
Gesamtwertung	5,0	2,9	3,7	4,1	

D.6.4 Zusammenfassende Bewertung

Tabelle D.2 verdeutlicht die wesentlichen Ergebnisse der Validierung sensorischer Methoden zur PW-Erfassung am Unterarm.

1. Alle vier Messverfahren sind prinzipiell geeignet, jedoch mit teilweise erheblichen Einschränkungen.

2. Die physikalischen Zielgrößen wie Gefäßdruck, Flussgeschwindigkeit und Volumenänderung sind zwar alle von der Ausbreitung des Druckpulses verursacht, liefern aber unterschiedliche Informationen und führen daher zu unterschiedlichen Kurvencharakteristika der am Unterarm erfassten PW. Allen gemeinsam ist eine Periodizität mit der Frequenz der Herzrate sowie mindestens ein Maximum, welches durch den Blutauswurfvorgang des linken Herzventrikels ausgelöst ist. Typisch aber nicht zwingend ist das Auftreten eines Nebenmaximums (Dikrotismus). In der tonometrisch erfassten Pulsdruckkurve tritt häufig ein zweites Nebenmaximum auf.

3. Der Rechenaufwand ist bei allen Verfahren mit heute verfügbaren eingebetteten Systemen machbar, wobei das USD-Verfahren aufgrund der Echtzeit-Frequenzanalyse die höchsten Anforderungen stellt, gefolgt von

---

[9] (min = Minuten)

	TON	USD	IPG	PPG
Physikalische Messgröße	Druck	Fluss-geschwindig-keit	Volumen	Volumen
Kalibrierung nötig	ja	nein	ja	ja
Rechenaufwand	gering	groß	mittel	gering
Medizinprodukt	ja	ja	ja	Labormuster
Aufwand zur Miniaturisierung	niedrig	hoch	mittel	niedrig
Dauer Signalfindung (min)	3	0,5	1	3
Energieverbrauch	gering	hoch	hoch	mittel
Bewegungs-anfälligkeit	gering	gering	stark	stark

Tabelle D.2 – Zusammenfassende Bewertungsmatrix der Messverfahren

IPG. Beide erfordern einen digitalen Signalprozessor. Die Signalverarbeitung bei TON und PPG beschränkt sich auf Signalkonditionierung und Verfahren zur Pulsratendetektion.

4. Bei der Beurteilung der Signalrobustheit und der Zeit zur Signalfindung muss berücksichtigt werden, dass zertifizierte Medizinprodukte mit einem für den Unterarm geeigneten Labormuster eines Photoplethysmographen verglichen wurden.

5. Mit Ausnahme der Ultraschall-Dopplermessung liefern alle Verfahren lediglich relative Werte. Zur quantitativen Erfassung phyikalischer Größen ist jeweils eine Kalibrierung erforderlich.

6. Eine miniaturisierte Implementierung aller Verfahren ist prinzipiell möglich. Prinzipbedingt kann bei der IPG das Messfeld nicht beliebig verkleinert werden sondern erfordert eine Messstrecke am Unterarm von etwa 10cm Länge. Beim USD-Messverfahren erweist sich die Notwendigkeit der Gel-basierten Einkopplung als für eine Langzeitanwendung nicht geeignet.

7. Energieverbrauch: USD erfordert bedingt durch die Ansteuerung des Schallkopfes maximalen Energieverbrauch, gefolgt von IPG. Am geringsten erweist sich das piezoelektrische Messverfahren. Das photoplethysmografische Verfahren folgt unmittelbar danach und kann bei günstigem Tastverhältnis energieeffizient betrieben werden.

8. Die Zeit, die durchschnittlich benötigt wird, um ein valides PW-Signal zu detektieren war ein weiteres relevantes Bewertungskriterium. Am schnell-

sten, gelang dies mit der US-Dopplersonde und der IPG. Bei TON verkürzt sich die Zeitspanne aufgrund der Lernkurve des Bedieners erheblich.

9. Bei Bewegungen des Patienten, die zur Gewebebeeinflussung im Messbereich führen, ist bei IPG und PPG überproportional stark mit Einkopplungen von Artefaktsignalen zu rechnen. Dies ist wenig überraschend, denn die beiden Messverfahren detektieren per Definition Volumenänderungen, die von Massebewegungen herrühren. Deutlich toleranter und robuster gegenüber Bewegungsartefakten sind TON und USD.

D.7 Intensitätsprofile Probanden

Die Messungen der transmittierten, optischen Gesamtintensitäten erfolgten entlang einer Unterarmumfangslinie (vgl. AbbildungD.23). Als Position für

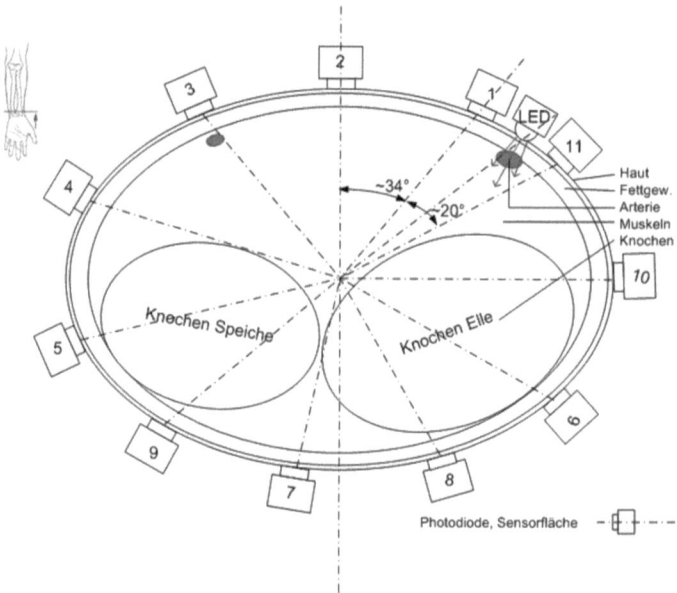

Abbildung D.23 – Anordung der Positionen zur Intensitätsprofilmessung am Unterarm

die Lichtquelle (LED) wurde die Radialisarterie gewählt, die Position Null entspricht. Von hier ab wurden entgegen dem Uhrzeigersinn in äquidistanten Schritten von etwa $\frac{\pi}{5}$ (30°) weitere Messpositionen definiert. Die axiale Position am Unterarm entspricht der im Rahmen der Studie vorher ermittelten besten Ableitposition (Kapitel 6.4.4), für die auch die MRT-Schnittbilder vorliegen.

Dabei wurde die an der Hautoberfläche ausgekoppelte, optische Intensität (Lichtleistung) mithilfe einer PD[10] als singuläre Messwerte und teilweise als Signalepsisode aufgezeichnet.

Messablauf

Nachfolgend wurden an den Probanden nachfolgende Messungen durchgeführt:

1. Die gefundenen Ableitpositionen mit der besten Signalqualität der meisten Probanden entsprechen für das LED-Modul der Radialisposition. Die Position der PD wurde in Umfangsrichtung einer gedachten Schnittebene senkrecht zur Unterarmachse variiert.

2. Erfassung des Rauschanteils sowie des Anteils an Fremdlicht bei jedem Probanden per Oszilloskop.

3. Erfassung des Intensitätssignals am besten Ableitort (BAO) und am Ort der maximalen Intensität (MAI), wobei zunächst ein getriggerter Abtastpuls per Oszilloskop gemessen wurde und anschließend mit der Speicherfunktion des Oszilloskops eine Sequenz von etwa 10 sec gespeichert wurde.

4. Die Schritte 3-7 wurden anschließend mit dem R-LED-Modul wiederholt.

Diese Vorgehensweise wurde für die Ermittlung der Gesamtintensitäten in den nachfolgenden Abschnitten zur Verifikation des Modells MINOP (vgl. Kapitel 7.5.2) sowie zur Ermittlung der Intensitätsprofile entlang des Unterarm-Umfangs der Probanden

1. Die Labor-Sensormoduln für IR-LED werden derart mithilfe eines Armbands am Unterarm angebracht, dass bei Fixierung des LED-Moduls nahe der Radialis Hauptarterie (in Handgelenksnähe), das PD-Modul um den gesamten Armumfang herum bewegt und an den in Abbildung 7.25 bezeichneten Messpositionen für die einzelne Messung fixiert werden konnte.

2. Erfassung des Rauschanteils sowie des Anteil an Fremdlicht bei jedem Probanden per Oszilloskop anhand eines getriggerten, einzelnen Signalpulses (vgl. Abbildung 7.24).

3. Anschließend wurden beginnend mit Position 11 an allen Positionen des Unterarmumfangs Intensitätsmessungen anhand Quantifizierung eines Abtastpulses wie in Abbildung D.24 gezeigt, erfasst und dokumentiert.

4. An der Position der maximalen gemessenen Intensität (MAI) wurde ebenfalls
   - die Form des Abtastpulses als Bild sowie
   - eine digitalisierte Signalsequenz von 10 sec gespeichert.

---

[10] Teil des Labor-Messplatzes vgl. Abschnitt 7.4

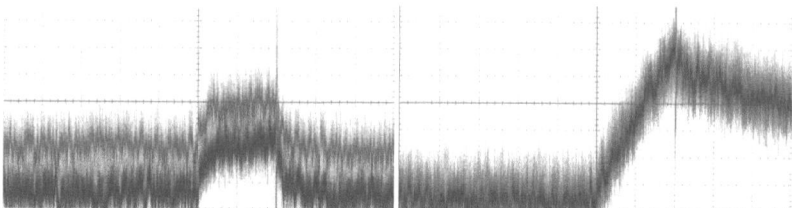

Abbildung D.24 – Photoelektrische Detektion der LED-Pulse an der Unterarm-Austrittsposition (Signalbeispiele, Raster x-Achse $10\,\mu s$, y-Achse $10\,mV$)

5. Die Schritte 3-9 wurden anschließend mit dem R-LED-Modul wiederholt.

6. Zusätzlich wurde bei beiden Wellenlängen eine inverse Anordnung von LED und PD vermessen. Dabei wurde die LED in Position 7 angeordnet.[11]

Mithilfe eines Erhebungsbogens wurden die Messwerte auf Papier dokumentiert und nachfolgend, mit Matlab-Programmen weiterverarbeitet.

D.8 Ressourcenbedarf der Verfahren

Die zuverlässige Erkennung von PW-Signalen auf ressourcenbeschränkten Systemen stellt ein wesentliches Machbarkeitskriterium für die PW-Erfassung am Unterarm dar. Aus diesem Grund wird nachfolgend für die in Kapitel 5 beschriebenen Algorithmen zur Signalbewertung der erforderliche Rechenaufwand abgeschätzt.

D.8.1 Signalvorverarbeitung

Da im Wesentlichen eine Hoch- und Tiefpassfilterung vorgenommen wird, wurde der Rechenaufwand der DMWT-Methode in Relation zu FIR-Filterung abgeschätzt.

Um ein FIR-Filter mit einer annähernd äquivalenten Filterwirkung zu bestimmen, wurde die Filterordnung iterativ erhöht und die Abweichung des Filtersignals mit einem bekannten Referenzsignal berechnet. Aus der Iteration mit der minmalen Abweichung wurde die äquivalente FIR-Ordnung ermittelt.

Bei der Signalvorverarbeitung wurde das auf dem diskreten Meyer-Wavelet basierende Filter alternativ etwa zu einem FIR-Filter vorgeschlagen. Neben den in Abschnitt 5.5 genannten Vorteilen des Wavelet-Filters ist der Rechenaufwand im Vergleich zum FIR-Filter von Interesse.

---

[11] Bei dieser Anordnung gelangt nur ein kleiner Bruchteil des eingekoppelten Lichtes durch die Arterie der einen Signalbeitrag liefern kann. Die gemessenen Intensitäten waren wie zu erwarten äußerst schwach. Diese Anordnung mit ihrer grundlegenden Schwäche bei der Erfasssung eines PW-Anteils wurde nicht weiter verfolgt.

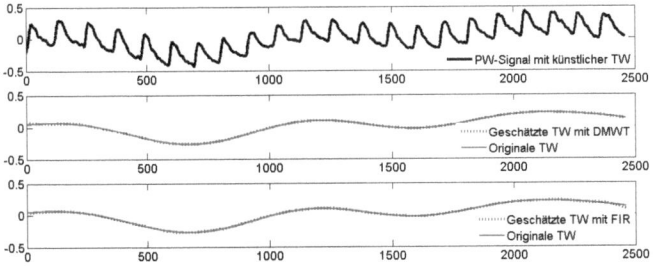

Abbildung D.25 – TW-Schätzung mit DMWT- und FIR-Filter

# Ordnung	600	1400	2048
ΔD_{TW}^{FIR}	7,2277	**6,7398**	7,1896

Tabelle D.3 – Abweichung Original- und gefiltertes Signal in Abhängigkeit von der Ordungsanzahl des FIR-Filters bei TW-Schätzung

Äquivalente Ordnung des FIR-Filters

Um den gleichen Filtereffekt wie mit dem DMWT-Filters zu erreichen, muss die erforderliche Ordung des FIR-Filters bei der entsprechenden Grenzfrequenz anhand Verifikation der Filterwirkung bei einem Signalbeispiel mit bekannter Trendwanderungskomponente bestimmt werden. Die TW-Referenz wurde als tiefpassgefiltertes Zufallssignal synthetisiert und einem ungestörten PW-Signal überlagert. Danach wurde die TW jeweils mit DMWT- und FIR-Filter berechnet und mit der TW-Referenz verglichen.

Beim DMWT-Filter wird die TW-Komponente mit dem (rücktransformierten) Approximationssignal der 7.Stufe erreicht, dessen Grenzfrequenz $f_c \approx$ 0.5 Hz beträgt. Abbildung D.25, oben zeigt eine Signalepisode mit synthetischer TW. In der Mitte ist die dem DMWT-Filter und unten die mit dem FIR-Filter berechnete TW jeweils als grüne Linien zusehen. Zusätzlich ist die Referenz-TW als schwarze Linie eingezeichnet. Experimentell wurde ermittelt, dass die Ordnungsanzahl des FIR-Filters mindestens 600 betragen muss, um gemäß der Abbildung annähernd die Filterwirkung des DMWT-Filters zu erzielen. hnliches haben auch die Untersuchungen von Xu et al. [2006] ergeben.

Genauer kann die Filterwirkung mithilfe der kumulierten, absoluten Differenz zwischen der Referenz-TW(TW_R) und der gefilterten TW(TW_F) angegeben werden:

$$\Delta D_{TW} = \sum_{i=1}^{n} \mid TW_R\left(i\right) - TW_F\left(i\right) \mid \tag{D.24}$$

Je kleiner ΔD_{TW} ausfällt, desto besser ist die Übereinstimmung mit der Referenz und damit die Filterwirkung. Das PW-Signal wurde auf den Wertebereich $W \in [0, 1[$normiert.

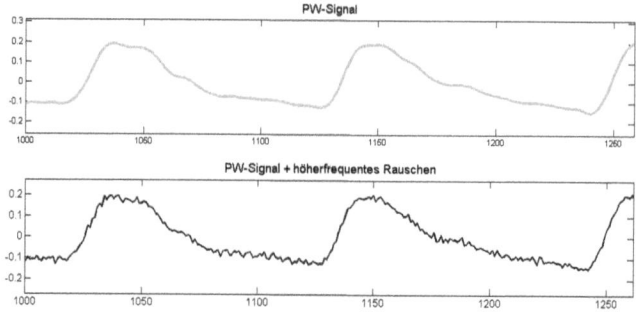

Abbildung D.26 – Ungestörtes PW-Signal (oben), welches mit höherfrequentem Rauschen überlagert wurde (unten)

Beim DMWT-Filter beträgt die kumulierte Differenz über den gesamten Signalvektor $\Delta D_{TW}^{DMWT} = 3,6509$. Die Differenzen in Abhängigkeit der Ordungsanzahl beim FIR-Filter zeigt Tabelle D.3. Bei Ordnung 1400 erzeugt das mithilfe des FIR-Filters erzeugte TW-Signal die geringste Abweichung zur Referenz, die mit steigender Filterordnung größer wird. Trotz der erforderlichen, hohen Ordnung zeigt das FIR-Filter im Vergleich zur DMWT-Lösung eine doppelt so große Signalabweichung.

Zur Validierung der Filterfunktion für das höherfrequente Rauschen wurde in ähnlicher Weise vorgegangen: Als Referenz-Rauschsignal wurde ein hochpassgefiltertes Zufallssignal generiert (Abbildung D.26, oben) und einem ungestörten PW-Signal (Abbildung D.26, unten) überlagert.

Anschließend wurde wieder die Differenz zwischen dem Referenzsignal und dem mit DMWT- bzw. FIR-Filter berechneten Rauschsignal verglichen. Beim DMWT-Filter wurde die (rücktransformierte) Detailsfolge der 3.Stufe gewählt, was einer Grenzfrequenz ist $f_c \approx 8\,Hz$ entspricht. Die Abschätzung der erforderlichen Ordnung des FIR-Filters wurde anhand mehrerer Iterationen ermittelt. Die Abweichung ΔD_{hfR} zwischen dem Referenz-hfR (hfR_R) und dem gefilterten hfR (hfR_F) wurde analog zur TW gemäß

$$\Delta D_{hfR} = \sum_{i=1}^{n} \mid hfR_R\,(i) - hfR_F\,(i) \mid \qquad (D.25)$$

berechnet. Die absolute Abweichung des mit dem DMWT-Filter gewonnen Rauschsignals beträgt $\Delta D_{hfR}^{DMWT} = 2,129$. Tabelle D.4 zeigt die von der Ordnungsanzahl abhängigen Differenzwerte. Die minimale Differenz und damit die beste Filterwirkung wird bei Ordnung 102 erzielt. Die Abweichung des FIR-Filters übertrifft damit die der DMWT um mehr als das Doppelte.

Rechenaufwand FIR-Filter
Anhand der oben bestimmten Ordung N des FIR-Filters ergibt sich die Länge

# Ordnung	40	80	90	100	102	104
$\triangle D^{FIR}_{hfR}$	6.24	4,51	4.48	4,45	**4, 44**	4,46

Tabelle D.4 – Abweichung Original- und gefiltertes Signal in Abhängigkeit von der Ordungsanzahl bei hfR-Schätzung

FIR-Filter	TW-Entfernung	hfR-Entfernung
Ordnung	1.400	102
# Multiplikationen	3.396.024	115.978
# Additionen	3.393.600	114.852

Tabelle D.5 – Anzahl Rechenoperationen für FIR-Filter

Impulsantwort zu $n = N + 1$. Da der Filterprozess beim FIR-Filter einer Faltung zwischen Signal und Impulsantwort entspricht, kann die Anzahl erforderlicher Multiplikationen und Additionen bei gegebener Länge L wie folgt berechnet:

$$Multiplikationsanzahl = (N+1) \times (L+n-1) = N^2 + N(L+1) + L \tag{D.26}$$

$$Additionsanzahl = N \times (L+n-1) = N^2 + NL \tag{D.27}$$

Daraus folgt die Anzahl der Multiplikationen und Additionen steigt quadratisch mit der Ordnung des FIR-Filters und linear mit der Signallänge.

Die Länge der Signalepisoden sei einheitlich $L = 1024$ Samples. Nach der verifizierten Ordnungsanzahl ist der Rechenaufwand beim FIR-Filter wie Tabelle D.5 dargestellt. Der Aufwand für die Entfernung der Trendwanderung in etwa 30-fach höher als für die Elimination des höherfrequenten Rauschens.

Rechenaufwand DMWT

Zur Abschätzung des Rechenaufwands für die DMWT muss die Filterkaskade der FWT berücksichtigt werden, wobei hier die komplementären Filter für Zerlegung und Rekonstruktion die gleiche Länge besitzen. Die Länge des Signals L_{sj} variiert in Abhängigkeit der Zerlegungsstufe j, wobei die geradzahlige Länge der Impulsantwort $L_I = 2M$ gleich bleibt. Die Signallänge nach der Faltung beträgt $L_{s(j+1)} = L_{sj} + 2M - 1$. Aufgrund der Bandbegrenzung kann jeder zweite Wert ohne Informationsverlust verworfen werden und die stufenabhängige Signallänge berechnet sich wie folgt:

$$L_{s(j+1)} = \left(\frac{L_{sj} - 1}{2} \right) + M \tag{D.28}$$

Der Rechenaufwand in Stufe j bestimmt sich zu:

$$Multiplikationsanzahl_j = 2M \times (L_j + 2M - 1) \tag{D.29}$$

Stufe	Länge	# Mutipikationen	# Additionen
0	1024	114.750	113.625
1	562	67.626	66.963
2	331	44.064	43.632
3	216	32.334	32.017
Summe bis Stufe 3		258.774	256.237
4	158	26.418	26.159
5	129	23.460	23.230
6	115	22.032	21.816
7	108	21.318	21.109
Summe bis Stufe 7		352.002	348.551

Tabelle D.6 – Rechenaufwand für die Zerlegung bis 7ter Stufe des DMWTs

$$Additionsanzahl_j = (2M - 1) \times (L_j + 2M - 1) \qquad (D.30)$$

Hier steigt die Anzahl der Multiplikationen ebenfalls quadratisch mit der Länge der Impulsantwort der DMWT-Filter und linear mit der Signallänge, die sich jedoch bei jeder Stufe halbiert.

Wieder sei ein konkretes Zahlenbeispiel anhand der Signalepisodenlänge $L_0 = 1024$ Samples gegeben. Die Länge der Impulsantwort des diskreten Meyer-Wavelets ist $2M = 102$ Samples. Es reicht aus, den Rechenaufwand der Approximationsfolge abzuschätzen und zu verdoppeln, da die Detailfolgen wegen der gleichen Filterlänge auch den gleichen Rechenaufwand erfordern. In Tabelle D.6 sind der Rechenaufwand jeder Stufe bzw. die Summe davon aufgelistet.

Die berechnete TW entspricht der rekonstruierten Approximationsfolge der 7.Stufe, wobei die Detailfolgen nicht weiter verarbeitet wurden.

Da Zerlegungs- und Rekonstruktions-Filter gleiche Länge haben, benötigt die Rekonstruktion den gleichen Rechenaufwand. Im Unterschied zur Zerlegung wird bei der Rekonstruktion eine Überabtastung (Interpolation) fällig, die die Signallänge bei jeder Stufe verdoppelt. Infolgedessen sind für die Schätzung der TW die Summen bis zur 7.Stufe von Tabelle D.6 zu verdoppeln, was zu insgesamt 704.004 Multiplikationen und 697.102 Additionen führt.

Bei der hfR-Entfernung besteht das gefilterte PW-Signal aus der rekonstruierten Approximationsfolge der 3.Stufe. Für die Zerlegung sind 258.774 Multiplikationen und 256.237 Additionen nötig. Einschließlich der Rekonstruktion werden insgesamt 517.548 Multiplikationen, 512.474 Additionen gebraucht. Zudem müssen die Rechenoperationen für das Denoising-Verfahren des DMWT-Filters berücksichtigt werden. Obwohl nur der herausragende Anteil von Detail rekonstruiert und die restlichen Werte zu Null gesetzt werden, wurde der Aufwand für eine vollständige Zerlegung und Rekonstruktion angesetzt. Deswegen verdoppeln sich die Anzahl der Multiplikationen und der Additionen insgesamt zu 1.035.096 Multiplikationen und 1.024.948 Additionen.

D.8.2 Merkmalsakquisition

Die Verfahren zur Merkmalsberechnung erfordern die in Tabelle D.7 benannten Operationen, deren Rechenaufwand nachfolgend abgeschätzt wird.

Merkmal	Operationen
SNR	Auswertung von DMWT-Komponenten
GFP	FFT
ARP	Min-Max-Detektion, DHWT
KKZ	Faltung der Zyklen
AUC	Flächenberechnung

Tabelle D.7 – Operationen zur Merkmalsberechnung

1. Für das Merkmal SNR entsteht bei Nutzung der DMWT zur Signal-vorverarbeitung nur geringer zusätzlicher Rechenaufwand, da frequenz-abhängige Signalkomponenten bereits vorliegen. Diese Approximations-folge $A3$ und die Detailfolgen $D1, D2, D3$ müssen wie auf Seite 89 be-schrieben, gemäß nachstehender Beziehung quadriert, aufsummiert, darüber ein Verhältnis gebildet und dieses logarithmiert werden:

$$SNR = 10 \log \frac{\sum_i A_{3i}^2}{\sum_i D_{1i}^2 + \sum_i D_{2i}^2 + \sum_i D_{3i}^2} \qquad (D.31)$$

Dafür sind entsprechend der Längen der Signale $\#M = \frac{L}{8} + \frac{L}{8} + \frac{L}{4} + \frac{L}{2} = L$ Multiplikationen und $\#A = L + 2$ Additionen erforderlich. Bei Nutzung der FIR-Filter ist die Signalleistung des Nutzsignals zur Summe aus TW und hfR zu berechnen, was zusammen $\#M = 3L$ und $\#A = 3L + 2$ entspricht.

2. Für die Grundfrequenzbestimmung (GFP) muss ein Algorithmus zur schnellen, diskreten Fouriertransformation gerechnet und das Spektrum auf Peaks untersucht werden. Hier fallen für die FFT bei einer dyadischen Fensterlänge von $L = 2^n$ insgesamt jeweils $L \cdot log_2 L$ Multiplikationen und Additionen an.

3. Ein wesentlicher Aufwand liegt in der Erkennung von Referenzpunkten $(ARP$ u.a.$)$, die mit den beiden Verfahren Peak-Detektion und DHWT realisiert werden.

4. Basierend auf den erkannten Referenzpunkten wird für die KKZ eine Fal-tungsberechnung fällig, wobei der mittlere Pulszyklus schrittweise über das gesamte Signalfenster verschoben wird. Bei einer Signallänge L_S und einer Pulszyklenlänge L_Z fallen dafür maximal $L_Z \cdot L_S$ Multiplikationen und Additionen an.

5. AUC erfordert über die Signallänge insgesamt $\#M = L$ und $\#A = L - 1 + n_Z$ und eine Division zur Berechnung der mittleren Signalleistung pro Zyklus.

	# Vergleichsoperationen
Bestimmung des Schwellwerts	$n \cdot (L_{PZ} - 1)$
Selektion der Signalwerte	L
Bestimmung der lokalen Maxima	$(n + 1) \cdot (L_{PZ} - 1)$
Summe initiale Berechnung	$(2n + 1) \cdot (L_{PZ} - 1) + L$

Tabelle D.8 – Anzahl der Vergleichsoperationen für die Referenzpunktberechnung bei initialer Pulszyklenlänge

Aufwand zur Berechnung der Referenzpunkte nach dem Peak-Detektions-Verfahren

Das Verfahren (vgl. Algorithmus 5.6.3 auf Seite 91) berechnet in einem Signal-Fenster, welches einer Länge 5 – 10 PW-Zyklen entsprechen soll, zunächst die erste Ableitung der Signalepisode, die bei der Signallänge $L = 1024$ genau $L - 1$ Subtraktionen entspricht.

Da das entwickelte Verfahren auf einer Fensterung basiert, hängt die Anzahl der Vergleichsoperationen von der Vorgabe der initialen Fensterbreite und der gefundenen Anzahl von Pulszyklen ab. Zunächst wird eine initiale Pulszyklenlänge vorgegeben, die die Fensterbreite gemäß $L_{PZ} = f_a \times \frac{60sec}{P_r min}$ bestimmt, wobei P_r der Pulsrate $[\frac{1}{min}]$ und f_a Abtastfrequenz $[\frac{1}{s}]$ entspricht. Die Anzahl der Vergleichsoperationen jeder Fensterung beträgt $L_{PZ} - 1$. Die Bestimmung der Referenzpunkte auf dem abgeleiteten PW-Signal erfolgt in drei Schritten (vgl. Algorithmus 5.13 auf Seite 92) in :

1. Bestimmung eines Schwellwertes aus n Pulszyklen ($n = 6$)

2. Selektieren der Signalwerte oberhalb des Schwellwertes auf der Signal-Episode

3. Bestimmung der lokalen Maxima in jedem Pulszyklus

Die erforderlichen Vergleichsoperationen sind in Tabelle D.8 aufgelistet.

Da eine zweite Suche der Maxima mit berechneter Fensterlänge erforderlich ist, verdoppelt sich die Anzahl der Vergleichsoperationen zu insgesamt $\#Vergleichsoperationen = 2 \cdot ((2n + 1) \cdot (L_{PZ} - 1) + L) \approx 6L$.

Aufwand zur Berechnung der Referenzpunkte nach dem DHWT-Verfahren

Das DHWT-Verfahren (vgl. Unterabschnitt 5.6.3 auf Seite 94) bedient sich einer dreistufigen Wavelet-Zerlegung mit dem Haar-Wavelet, welches mit Abtastwerten im Zeitbereich extrem kompakt ist. Die Länge der Signalepisode sei wie bisher $L = 1024$, und die Länge des Wavelets $L_{WL} = 2M = 2$. Diese Werte in Formel D.29 und D.30 eingesetzt, ergibt den in Tabelle D.9 dargestellten Rechenaufwand, der verdoppelt werden muss, um den Prozess der Rekonstruktion zu berücksichtigen. Beim DHWT-Verfahren werden nur die Detailfolgen verarbeitet.

Stufe	Länge	# Multipli- kationen	# Addi- tionen
0	L	$2L+2$	$L+1$
1	$\frac{L}{2}$	$L+2$	$\frac{L}{2}+1$
2	$\frac{L}{4}$	$\frac{L}{2}+2$	$\frac{L}{4}+1$
3	$\frac{L}{8}$	$\frac{L}{4}+2$	$\frac{L}{8}+1$
Summe		$\approx 4L$	$\approx 2L$

Tabelle D.9 – Rechenaufwand für Zerlegung nach DHWT

Die für die weitere Merkmalsberechnung (KKZ, AUC) erforderliche Extremwertsuche erfordert ebenfalls Vergleichsoperationen, allerdings auf weniger kürzeren Signalabschnitten innerhalb der einzelnen Pulszyklen. Nach oben abgeschätzt werden kann dies, wenn man den Aufwand zur Referenzpunktberechnung halbiert. Die $3L$ Vergleichsoperationen sind daher sowohl für den Peak-Detektions- als auch für den DHWT-Ansatz zu berücksichtigen. Vergleichsoperationen erfordern vergleichsweise wenig Rechenzeit, da Mikrocontroller hierfür eine Reihe von Registern bereitstellen und eine Parallelisierung unterstützen.

Anhang E

Grundlagen

E.1 Wavelet-Transformation

Biologische Signale, wie beispielsweise das Elektrokardiogramm (EKG), Elektroenzephalogramm (EEG), Elektromyogramm (EMG) und die Photoelektrische Plethysmographie (PPG) sind sogenannte nicht stationäre Signale mit zeitvarianter Periodizität.

Eine Analyse des Frequenzspektrums über ein Zeitfenster endlicher Länge mit der Fouriertransformation (FT) liefert die Frequenzinformation als Integral über die gesamte Signaldauer. Abgesehen davon, dass ein zeitbgrenztes Signal ein unendliches Spektrum nach sich zieht, und die FT hier eine wenn auch für praktische Anwendungen ausreichende Näherung darstellt, ist eine zeitliche Lokalisierung einzelner Peaks im Signal nicht möglich.

Mit der Kurzzeit-Fouriertransformation (engl. Short Time Fourier Transform (STFT)), welche die FT über einen gefensterten Signalabschnitt vornimmt, ist zwar eine auf ein Zeitintervall bezogene Frequenzinformation möglich [1], jedoch nur bei einer festen durch die Abtastrate und Fensterlänge vorgegebenen Zeit- bzw. Frequenz-Auflösung. Um die Zeitauflösung zu verbessern, kann die Fensterlänge verkleinert werden, was jedoch zu Lasten der Frequenzauflösung geht.

Die kontinuierliche Wavelet-Transformation (CWT) erlaubt die Extraktion von Frequenzinformation in bestimmten Zeitintervallen und mit variierenden Auflösungen. Vorteilhaft ist dabei, dass hochfrequente Anteile in der Zeitdimension besser aufgelöst werden, während niederfrequente Anteile eine erhöhte Frequenzauflösung erlauben. Dies bedeutet, dass hochfrequente Komponenten ("zeitlich kurze Ereignisse") auf der Zeitachse besser lokalisierbar sind, während niederfrequente Signalanteile im Frequenzbereich besser aufgelöst werden. Diese Eigenschaft ist auch für die PW wichtig, die sich durch eine variante Periodizität auszeichnet.

Abbildung E.1 zeigt die Reduktion der (zeitlichen) Abtastwerte bei höheren

---

[1] Hinweis: Zeitlich begrenzte Signale besitzen ein unendlich ausgedehntes Spektrum. Die STFT arbeitet mit begrenzten Spektren und stellt daher eine Näherung dar, die für die meisten praktischen Anwendungen ausreicht.

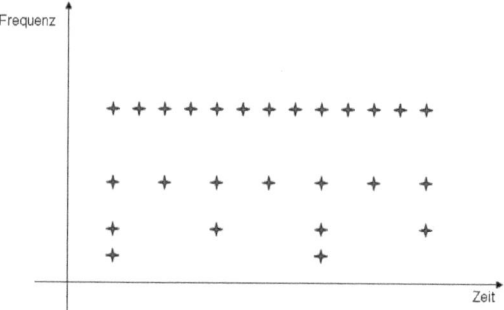

Abbildung E.1 – Korrespondenz der Zeit- und Frequenzauflösung bei DWT.

Frequenzen der diskreten Wavelet-Transformation (DWT) in einer Prinzip-darstellung. Die Wavelet-Transformation bietet aufgrund dieser Eigenschaften Vorteile für die Analyse biologischer Signale, bei denen sowohl kurzzeitige Peaks als auch niederfrequente Schwankungen der Signalbasis auftreten. Es ist daher naheliegend, die WL-Methode auch in der PW-Analyse einzusetzen. In Arbeiten von Xu et al. [2005, 2006] wurde sie insbesondere zur Filterung der niederfrequenten Signaldrift und zur Berechnung von Signalenergien in bestimmten Spektralbereichen eingesetzt.

E.1.1 Kontinuierliche Wavelet-Transformation (CWT)

Ausgangspunkt Kurzzeit-Fourier-Transformation Die CWT stellt eine Erweiterung des Verfahrens der STFT dar. Die STFT entspricht einer Serie von FTen ausgeführt an überlappenden, gefensterten Abschnitten des Eingangszeitsignals. Mathematisch entspricht dies der FT des Produkts aus Zeitsignal und einer zeitlich verschobenen Fensterfunktion, die einer Faltung im Frequenzbereich entspricht und wie folgt mathematisch beschrieben wird:

$$STFT_x^w(\tau, f) = \int\limits_{-\infty}^{+\infty} x(t)w(t - \tau) \cdot e^{-j2\pi f} dt \qquad (E.1)$$

Dabei bezeichnen $x(t)$ das Zeitsignal und $w(t)$ ist die Fensterfunktion, mit dem Verschiebungsparameter τ. Die kontinuierliche Wavelet-Tansformation realisiert wie die FT eine Transformation einer Zeitfunktion in einen neuen Funktionsraum, mit dem Ziel einer eineindeutigen Abbildung. Im Unterschied zur FT werden jedoch nicht Sinus- und Cosinusfunktionen als Basisfunktionen vorgegeben, sondern es wird lediglich eine Klasse möglicher Basisfunktionen definiert, an die Bedingungen geknüpft sind.

Das System der zulässigen Basisfunktionen muss im Funktionsraum L2 absolut integrabel, (zumindestens paarweise) orthogonal und normiert sein.

Die Anforderung nach einem schnellen Abklingen der Wavelet-Basis-Funktion (WBF) sowohl im Zeit- als auch im Frequenzbereich lässt sich aufgrund der Heisenbergschen Unschärferelation nur näherungsweise erfüllen.

Definition der CWT Die CWT ist mathematisch definiert als Integral über das Produkt der Zeitfunktion $x(t)$ mit einer durch den Parameter τ zeitverschobenen und den Parameter s zeitskalierten WBF $\psi(t)$:

$$CWT_x^\psi(\tau, f) = \Psi_x^\psi(\tau, s) = \frac{1}{\sqrt{|s|}} \int\limits_{-\infty}^{+\infty} x(t)\psi^\star(\frac{t-\tau}{s}) \cdot dt \qquad \text{(E.2)}$$

Das transformierte Signal beschreibt eine Funktionenschar mit zwei Variablen, wovon τ den Parameter der Zeitverschiebung und s die Skalierung der Zeitachse des Mutter-Wavelets beschreibt. Der Skalierungsparameter bewirkt eine Streckung bzw. Stauchung von $\psi^*(t)$ und beeinflusst damit deren Form und Frequenzspektrum.

Vergleichbar mit dem Integral der Kreuzkorrelation liefert Gleichung E.2 abhängig von τ und dort s hohe Beträge, wo beide Funktionen formähnlich sind und zeitlich synchron auftreten. Diese Eigenschaften können gezielt zur Wahl der WBF genutzt werden. Aufgrund der Randbedingung der absoluten Integrierbarkeit, kann die WBF auch als Fensterfunktion verstanden werden.

Betrachtet man den Parameter s als konstant, so beschreibt Gleichung E.2 die Multiplikation des Zeitsignals mit der WBF, welche im Frequenzbereich der Faltung der Spektren beider Funktionen entspricht. Diese Eigenschaft bietet Vorteile, da die FT der WBF in der Regel ein kompaktes Spektrum hat. Dabei kann es Vorteile bieten, das Zeitsignal in den Frequenzbereich zu transfomieren, eine Multiplikation mit der FT der WBF durchzuführen und die Wavelet-Komponente über die Rücktransformation in den Zeitbereich zu berechnen.

Die WBF bildet die Formvorlage ("Mutter-Wavelet") zur Generation weiterer Basisfunktionen, welche sich in der Form nur durch den Skalierungsparameter s unterscheiden. Zum besseren Verständnis kann man die Bedeutung von s mit einer Landkarte vergleichen, wo ein großer Maßstab ein Überblicksbild erzeugt, welches einer globalen Information im Signal, etwa einer niederfrequenten Schwingung entspricht, die über die gesamte Signaldauer verteilt ist. Ein kleiner Maßstab kann in der Bildwelt nur einen kleinen Ausschnitt des Gesamtbilds darstellen. Übertragen auf die Signalwelt bedeuten kleine Werte von s kurze Signalabschnitte (Peaks), in denen Details besser aufgelöst dargestellt werden können.

Berechnung der CWT Die WBFen werden anwendungsspezifisch ausgewählt. Vielfach eingesetzt werden Morlet-, Mexican-Hat- und Haar-Wavelets, deren Form sollte eine gewisse hnlichkeit mit den im Signal zu detektierenden Mustern aufweisen.

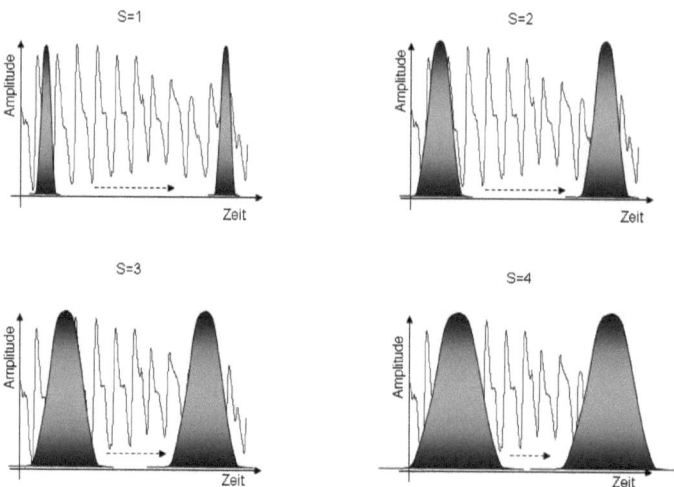

Abbildung E.2 – Skalierung und Verschiebung des WBF

Der Prozess der Skalierung beginnt bei $s = 1$ und wird mit ansteigenden Skalarwerten fortgesetzt, was die WBF zeitlich streckt und ihr Spektrum zu niederen Frequenzen hin verschiebt. Wie Abbildung E.2 illustriert, führt die Multiplikation der WBF mit dem Zeitsignal $x(t)$ nur dort zu nicht verschwindenen Werten, wo beide Funktionen betragsmäßig größer Null sind. Die Auswertung des Integrals bei $\tau = 0$ und $s = 1$ über die gesamte Dauer von $x(t)$ liefert einen Wert der Wavelet-Komponente. Danach wird die WBF um jeweils einen infinitesimalen Schritt gedanklich nach rechts verschoben und wieder der Integralwert berechnet. Der Vorgang wiederholt sich, bis die WBF das Ende des Zeitsignals erreicht. Dann steht die WL-Komponente als Funktion von τ bei $s = 1$ zur Verfügung.

Mit der ebenfalls infinitesimalen Erhöhung des Parameters s wird eine neue Zeile mit Koeffizienten berechnet. Dies geschieht solange, bis der Maximalwert für $s = s_{max}$ erreicht wird. Zur Normierung der Signalenergie werden anschließend alle Ergebnisse durch $\sqrt{|s|}$ geteilt. Ein Beispiel der resultierenden Skalar-Translations-Ebene zeigt die Falschfarben-Darstellung in Abbildung E.3.

E.1.2 Diskrete Wavelet-Transformation (DWT)

Im Vergleich zur CWT analysiert und synthetisiert die DWT das Signal mit wesentlich reduziertem Rechenaufwand. Der Algorithmus der Fast Wavelet Transformation (FWT), basiert auf der Theorie der Multiskalenanalyse und der Quadratur-Spiegel-Filterbänke. Er wird auch als Zwei-Kanal-Subband-

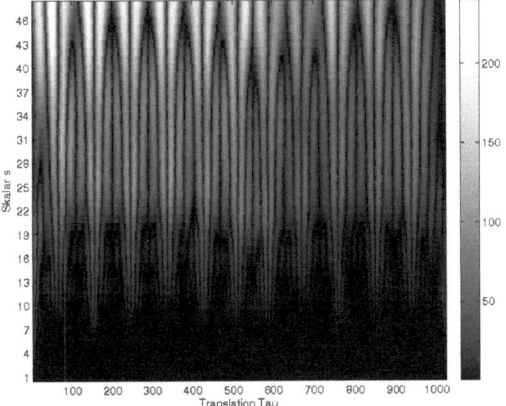

Abbildung E.3 – Skalar-Translations-Ebene mit Farbkodierung der Werte

Codierung mithilfe eines Quadratur-Spiegel-Filters bezeichnet (engl. Quadrature Mirror Filter (QMF)). Mallat [1989] und Meyer belegten damit die quvalenz des FWT-Verfahrens zu klassischen Verfahren der Signalanalyse.

Wesentlich dabei ist, dass das Innere Produkt, welches bei der kontinuierlichen WT zwischen Zeitsignal und WBF berechnet wird, bei der FWT durch eine Serie von Frequenzbandteilungen ersetzt wird die jeweils mit einem Hoch- und Tiefpassfilter vorgenommen wird. Dadurch wird die Komplexität der Wavelet-Transformation von $NlogN$ auf N reduziert.

Generierung der QM-Filter

QMF erlauben die Generierung der Impulsantworten des Hochpassfilters $g(n)$ aus einem vorgegebenen Tiefpassfilter $h(n)$ mit der Länge der Impulsantwort $(L = 2N)$, gemäß folgender Gleichung:

$$g(n) = (-1)^n \cdot h(L - n) \qquad \text{(E.3)}$$

Im Betragsfrequenzgang ergänzen sich die Übertragungsfunktionen gemäß

$$|H(\omega)|^2 + |G(\omega)|^2 = 1 \quad \omega \in [0, \pi] \qquad \text{(E.4)}$$

Abbildung E.4 zeigt, wie gemäß der QMF bei Vorgabe der Übertragungsfunktion $h_0(n)$ des Tiefpassfilters für die Signalanalyse auch die Filterkoeffizienten für die Rekonstruktion zu bestimmen sind: Für den Tiefpass durch Vertauschung der Reihenfolge und für den Hochpass durch Multiplikation aller ungeraden Elemente mit (-1). Dabei muss die Länge der Impulsantwort $(2N)$ gerade sein.

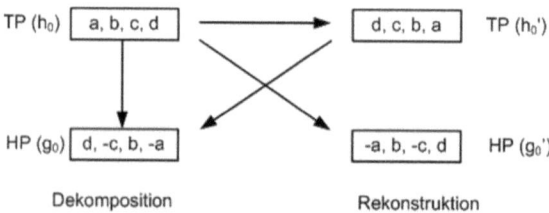

Abbildung E.4 – Ableitung der QMF-Filterkoeffizienten aus dem vorgegeben
Tiefpassfilter h_0 (Quelle Stollnitz et al. [1995])

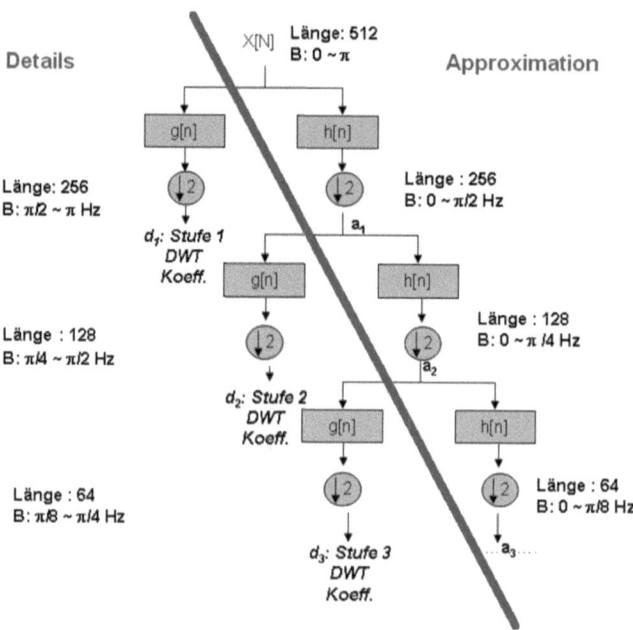

Abbildung E.5 – Prinzip Bandpass-Zerlegung

Dyadische Abtastung der WBF

Die FWT unterteilt das Zeitsignal in jeder Verarbeitungsstufe in einen nieder-frequenten (Approximation) und hochfrequenten Anteil (Details), wie in Ab-bildung E.5 dargestellt. Das Signal durchläuft eine Serie vom Hochpass- und Tiefpassfiltern. Dabei wird die Zeitskalierung (Skalar) durch Verringerung der Abtastungsrate reduziert und die Frequenzauflösung erhöht. Der Parameter für die Zeitverschiebung der WBF τ und der Skalar s der Skalierungsfunktion werden dyadisch entsprechend $s = 2^j$ und $\tau = k \cdot 2^j$ abgetastet. Die Wavelet-Funktion im dyatischen Raster hat folgende Form:

$$\psi_{j,k}(x) = 2^{-j/2}\psi\left(2^{-j}x - k\right), \, j, k \in Z \qquad (E.5)$$

wobei j der Skalierungsstufe und k der Zeitverschiebung entspricht.

Das diskrete Eingangs-Zeitsignal $x(n)$ mit der Länge $l_e = N$ wird ei-nem Halbband-Tiefpassfilter $h(n)$ und einem Halbband-Hochpassfilter $g(n)$ zugeführt, d.h. die Grenzfrequenz beider Filter f_c entspricht der halben, maxi-mal möglichen Signalfrequenz f_g und damit einem Viertel der Abtastfrequenz f_a, gemäß $f_c = \frac{1}{2}f_g = \frac{1}{4}f_a$.

Das Tiefpassfilter $h(n)$ entfernt den Frequenzanteil oberhalb $f > f_c$. Das re-sultierende Signal entspricht dem rechten Zweig in Abbildung E.5. Dieses kann ohne Informationsverlust durch Weglassen jedes zweiten Samples unterabge-tastet werden. Der unterabgetastete Vektor repräsentiert die Koeffizienten der sogenannten Signal-Approximation der 1. Stufe mit der Länge $l = \frac{N}{2}$. In den meisten Anwendungsfällen ist die relevante Information in der unteren Hälfte des Frequenzbands enthalten, daher wird der Vorgang der Halbband-Filterung und Unterabtastung auch auf diesem Approximation genannten Signal-Anteil wiederholt.

Signalbandzerlegung

Dadurch entsteht eine Zerlegung in Signalbänder, deren Signalenergie durch WL-Koeffizientenfolgen repräsentiert werden. Dies eröffnet die Möglichkeit, Si-gnalanteile unterschiedlicher Bänder zu selektieren und zu kombinieren. Durch jede Stufe wird das Frequenzband des Approximationszweigs halbiert, so dass dadurch im unteren Frequenzband die Frequenzauflösung erhöht, aufgrund der sukzessive, reduzierten Vektorlänge jedoch die Zeitauflösung verringert wird.

Für die Rekonstruktion des Signals ist das umgekehrte Vorgehen erfor-derlich, jeweils mit komplementärer Filtercharakteristik wie oben beschrieben. Zusätzlich müssen die rücktransformierten Anteile bei jeder Stufe zweifach überabgetastet und addiert werden. Das Eingangssignal kann dann verlustfrei rekonstruiert werden.

Als Filter werden hier bevorzugt Filterfunktionen eingesetzt, die sowohl im Zeit- als auch Frequenzbereich rasch abklingen. Filter mit endlicher Impuls-santwort (FIR) werden bevorzugt eingesetzt, da sie als linearphasige Systeme mit konstanter Gruppenlaufzeit verzerrungsfrei arbeiten. Da alle Polstellen im Nullpunkt liegen, sind FIR-Filter in allen Fällen stabil und ihre Impulsantwort entspricht den Filterkoeffizienten, die im Sinne der Vorschrift von Abbildung E.4 leicht von der Tiefpass zur Hochpasscharakterisitik für Analyse und Synthese überführt werden können.

Durch die dyadische Skalierung, die der Frequenzbandteilung bei der FWT zugrundeliegt, werden die Skalierungsfunktion und die zu ihr orthogonale WBF implizit festgelegt. Eine detaillierte Darstellung vor allem auch zur Auslegung der Filter findet sich in Strang and Nguyen [1996].

Beispiele DHWTund DMWT

Als Beispiele werden die diskrete Haar-Wavelet-Transformation (DHWT) und die diskrete Meyer-Wavelet-Transformation (DMWT) vorgestellt, die für die Peak-Detektion und Signalvorverarbeitung verwendet wurden.

Abbildung E.6 zeigt die vier Filter der DHWT. Das erste Teilbild links oben zeigt die Original-Skalierungsfilterfolge, welches nach Normierung (Teilbild Zeile 2, links) für die Berechnung der Approximationsfolge verwendet wird. Es ist bei der DHWT identisch mit dem Rekonstruktion-Skalierungsfilter (Teilbild Zeile 3, links).

Auf der rechten Seite Abbildung E.6 oben ist zunächst das Zerlegungshochpassfilter (die WBF) bestehend aus nur zwei Koeffizienten zu sehen. Das Rekonstruktion-Hochpassfilter mit speigelsymmetrischen Koeffizienten folgt eine Zeile darunter.

Sämtliche Filterfunktionen folgen der QMF-Vorschrift. Die Frequenzgänge des Zerlegungs- und Rekonstruktionsfilters zeigen die Teilbilder in der unteren Zeile. Auffallend ist die lineare Dämpfung über dem gesamten Spektrum, so dass sich die DHWT weniger für einer Bandfilterung eignet. Die Frequenz ist eine auf die Länge der Impulsantwort normierte Größe.

Die DMWT wurde in dieser Arbeit als Vorfilter eingesetzt. Abbildung E.7 zeigt die graphische Darstellung der Waveletfunktion und der Skalierungsfunktion.

Die Übersicht der Filter für Rekonstruktion und Zerlegung für die DMWT zeigt Abbildung E.8. Die Impulsantwort der Filter sind relativ ausgedehnt aber das Fequenzspektrum ist demgegenüber kompakt. Der überlappende Anteil zwischen den QM-Filtern, ist minimal. Wegen der steilen Flanken im Frequenzgang ist die DMWT für die Signalvorfilterung geeignet.

Die FWT wird insbesondere zur Bildanalyse und Codierung eingesetzt. Vorteile für die vorliegende Aufgabe bietet die FWT vor allem für die Signalvorverarbeitung bei der Elimination niederfrequenter Störanteile, bei der Berechnung von Signal-Spektren aber auch bei der Erkennung markanter Punkte im Signal (Maxima-/Minima-Detektion).

E.2 Clusterverifikation

Die Qualität der Zuordnung eines Testereignisses zu einem Cluster kann durch den Silhouette-Wert [MathWorks, 2007] verifiziert werden. Dieser berechnet

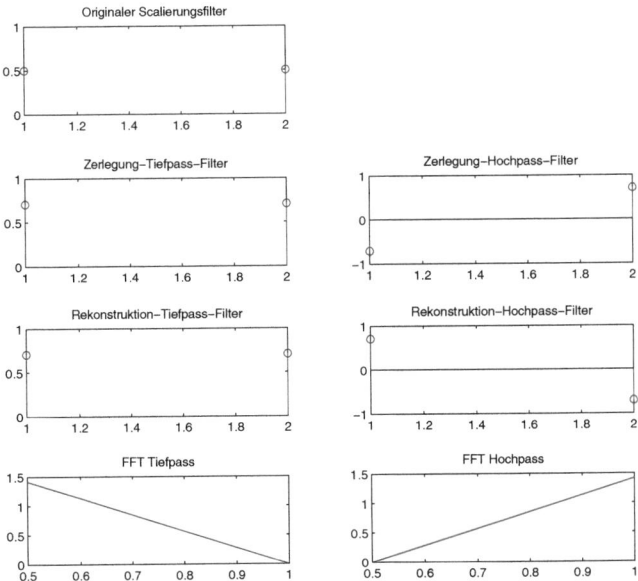

Abbildung E.6 – Zerlegungs- und Rekonstruktionsfilter aus DHWT [MathWorks, 1996]

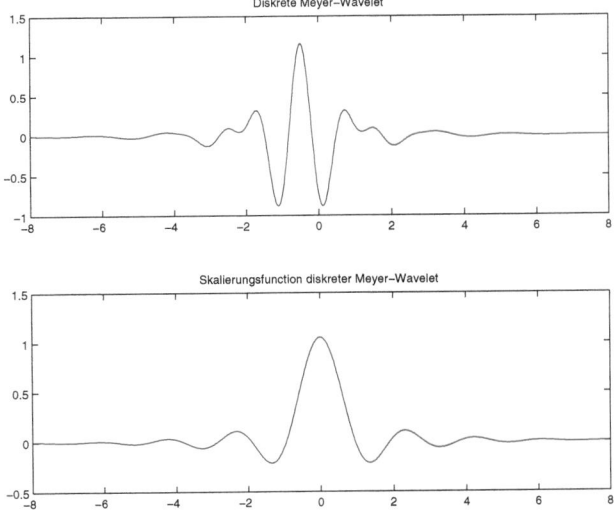

Abbildung E.7 – Meyer-Wavelet und Skalierungsfunktion [MathWorks, 1996]

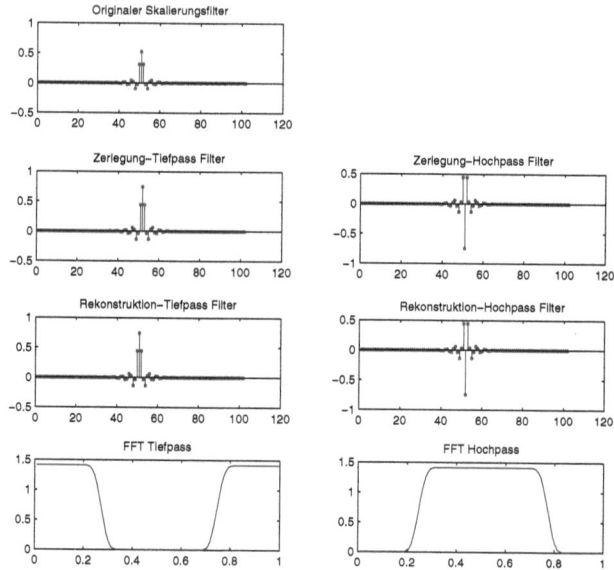

Abbildung E.8 – Zerlegungs- und Rekonstruktionsfilter der DMWT [MathWorks, 1996]

die durchschnittliche Distanz eines Trainingsereignisses zu den Objekten des eigenen Clusters und setzt sie in Relation zu den Objekt-Abständen in benachbarten Clustern.

Es seien A und B Cluster mit N bzw. M Mitgliedern ($N, M \in N$). Dann bezeichnet $a(i)$ die durchschnittliche Distanz des Objekts i der Klasse A zu den Objekten in Klasse A gemäß

$$a\left(i\right) = \frac{1}{N-1} \sum_{j=1, j\neq i}^{N-1} d_{ij}. \tag{E.6}$$

d_{ij} steht für die Distanz zwischen Objekt i der Klasse A und Objekt j Klasse B gemäß

$$d\left(i, B\right) = \frac{1}{M} \sum_{j=1}^{M} d_{ij}. \tag{E.7}$$

$b(i)$ bezeichnet das Minimum der Distanzen des Objekts $a\left(i\right)$ von Klasse A zu den Objekten von Klasse B nach

$$b\left(i\right) = min_{B\neq A} d\left(i, B\right). \tag{E.8}$$

Daraus berechnet sich der Silhouette-Wert aus der Differenz zwischen dem Minimum des Inter-Clusterabstands und dem Intra-Clusterabstand bezogen auf das Maximum von $a\left(i\right), b\left(i\right)$ wie folgt

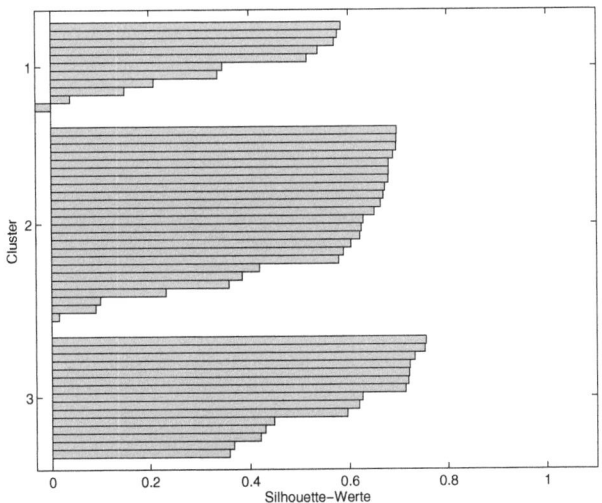

Abbildung E.9 – Silhouette Plot [MathWorks, 2007]

$$s\left(i\right) = \frac{b\left(i\right) - a\left(i\right)}{Max\left\{a\left(i\right), b\left(i\right)\right\}} \quad s \in \left[-1, 1\right] \tag{E.9}$$

Der zulässige Wertebereich des Silhouette-Werts liegt zwischen -1 und 1. Dabei bedeutet

- der Wert $s\left(i\right) = +1$, die Objekte in $\boldsymbol{A}$ sind weit entfernt vom benachbarten Cluster $\boldsymbol{B}$,

- der Wert $s\left(i\right) = 0$, die Cluster $\boldsymbol{A}$ und $\boldsymbol{B}$ unterscheiden sich nicht eindeutig,

- der Wert $s\left(i\right) = -1$, der Cluster $\boldsymbol{A}$ wird falsch zugeordnet [MathWorks 2007].

Die grafische Visualisierung zeigt Abbildung E.9. Das letzte Element von Klasse 1 zeigt einen negativen Wert und damit eine suboptimale Klassenzuordnung.

Aktuelle Forschung Medizintechnik

Herausgeber:

Prof. Dr. Thorsten M. Buzug

Institut für Medizintechnik, Universität zu Lübeck

Editorial Board:
Prof. Dr. Olaf Dössel, Karlsruhe Institute for Technology; Prof. Dr. Heinz Handels, Universität zu Lübeck; Prof. Dr.-Ing. Joachim Hornegger, Universität Erlangen-Nürnberg; Prof. Dr. Marc Kachelrieß, Universität Erlangen-Nürnberg; Prof. Dr. Edmund Koch, TU Dresden; Prof. Dr.-Ing. Tim C. Lüth, TU München; Prof. Dr. Dietrich Paulus, Universität Koblenz-Landau; Prof. Dr. Bernhard Preim, Universität Magdeburg; Prof. Dr.-Ing. Georg Schmitz, Universität Bochum.

Themen
Werke aus folgenden Themengebieten werden gerne in die Reihe aufgenommen: Biomedizinische Mikro- und Nanosysteme, Elektromedizin, biomedizinische Mess- und Sensortechnik, Monitoring, Lasertechnik, Robotik, minimalinvasive Chirurgie, integrierte OP-Systeme, bildgebende Verfahren, digitale Bildverarbeitung und Visualisierung, Kommunikations- und Informationssysteme, Telemedizin, eHealth und wissensbasierte Systeme, Biosignalverarbeitung, Modellierung und Simulation, Biomechanik, aktive und passive Implantate, Tissue Engineering, Neuroprothetik, Dosimetrie, Strahlenschutz, Strahlentherapie.

Autorinnen und Autoren
Autoren der Reihe sind in der Regel junge Promovierte und Habilitierte, die exzellente Abschlussarbeiten verfasst haben.

Leserschaft
Die Reihe wendet sich einerseits an Studierende, Promovenden und Habilitanden aus den Bereichen Medizintechnik, Medizinische Ingenieurwissenschaft, Medizinische Physik, Medizinische Informatik oder ähnlicher Richtungen. Andererseits stellt die Reihe aktuelle Arbeiten aus einem sich schnell entwickelnden Feld dar, so dass auch Wissenschaftlerinnen und Wissenschaftler sowie Entwicklerinnen und Entwickler an Universitäten, in außeruniversitären Forschungseinrichtungen und der Industrie von den ausgewählten Arbeiten in innovativen Gebieten der Medizintechnik profitieren werden.

Begutachtungsprozess
Die Qualitätssicherung erfolgt in drei Schritten. Zunächst werden nur Arbeiten angenommen die mindestens magna cum laude bewertet sind. Im zweiten Schritt wird ein Mitglied des Editorial Boards die Annahme oder Ablehnung des Werkes empfehlen. Im letzten Schritt wird der Reihenherausgeber über die Annahme oder Ablehnung entscheiden sowie Änderungen in der Druckfassung empfehlen. Die Koordination übernimmt der Reihenherausgeber.

Kontakt
Prof. Dr. Thorsten M. Buzug
Institut für Medizintechnik
Universität zu Lübeck
Ratzeburger Allee 160
23538 Lübeck, Germany

Tel.: +49 (0) 451 / 500-5400
Fax: +49 (0) 451 / 500-5403
E-Mail: buzug@imt.uni-luebeck.de
Web: http://www.imt.uni-luebeck.de

Stand: Mai 2012. Änderungen vorbehalten.
Erhältlich im Buchhandel oder beim Verlag.

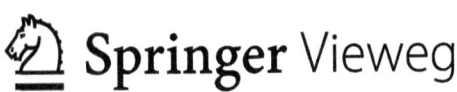
Springer Vieweg

Abraham-Lincoln-Straße 46
D-65189 Wiesbaden
Tel. +49 (0)6221. 345 - 4301
www.springer-vieweg.de

MIX
Papier aus verantwortungsvollen Quellen
Paper from responsible sources
FSC® C105338
FSC
www.fsc.org

If you have any concerns about our products,
you can contact us on
ProductSafety@springernature.com

In case Publisher is established outside the EU,
the EU authorized representative is:
**Springer Nature Customer Service Center GmbH
Europaplatz 3, 69115 Heidelberg, Germany**

Printed by Libri Plureos GmbH
in Hamburg, Germany